北京大学深圳医院
PEKING UNIVERSITY SHENZHEN HOSPITAL

医院高质量发展案例汇编

智慧医院建设篇

北京大学深圳医院◎编

南方日报出版社
NANFANG DAILY PRESS
中国·广州

图书在版编目（CIP）数据

医院高质量发展案例汇编. 智慧医院建设篇 / 北京大学深圳医院编. — 广州：南方日报出版社，2024.11
ISBN 978-7-5491-2850-1

Ⅰ. ①医… Ⅱ. ①北… Ⅲ. ①智能技术－应用－医院－管理－案例－深圳 Ⅳ. ①R197.32

中国国家版本馆CIP数据核字（2024）第025973号

YIYUAN GAOZHILIANG FAZHAN ANLI HUIBIAN ZHIHUI YIYUAN JIANSHE PIAN
医院高质量发展案例汇编：智慧医院建设篇

编　　者： 北京大学深圳医院
出版发行： 南方日报出版社
地　　址： 广州市广州大道中289号
出 版 人： 周山丹
责任编辑： 曹　星　刘淑桦
装帧设计： 邓晓童
责任校对： 阮昌汉　符文达
责任技编： 王　兰
经　　销： 全国新华书店
印　　刷： 广州市尚铭印刷股份有限公司
成品尺寸： 185 mm×260 mm
印　　张： 20.5
字　　数： 377千字
版　　次： 2024年11月第1版
印　　次： 2024年11月第1次印刷
定　　价： 88.00元

投稿热线：（020）87360640　　读者热线：（020）87363865
发现印装质量问题，影响阅读，请与承印厂联系调换

编委会

编审组

主　编：周丽萍　陈　芸　易　黎

副主编：赖文娟　黄贤君　吴世超　许　昌　孙　杨

成　员（按姓氏笔画排序）：

丁小容　王立军　王　玲　王晓奕　王　霜　尹为华
石　宇　卢　红　成官迅　成　思　吕　衡　朱思奇
刘天钊　刘丽娟　许　辉　孙咏梅　李　贝　吴延杰
吴雅林　张宁波　张　敏　张　辉　陈春涛　陈晓红
陈　涛　陈寒杰　周小虎　周　健　郑明明　钟振煌
段　俊　侯毅芳　洪乃坤　姚　辉　袁少轩　贾晨阳
倪　彬　高　楠　郭胜伍　喻林果　蔡永江　漆正宇
薛　灏

点评专家：

国家卫生健康委医院管理研究所医疗政策部主任、研究员　董四平

四川大学华西医院互联网医院管理办公室主任、高级工程师　师庆科

广州医科大学附属妇女儿童医疗中心信息中心主任、研究员　曹晓均

南京鼓楼医院信息管理处副处长、高级工程师　鲍　瀛

杭州市第一人民医院互联网医院办公室信息中心主任、高级统计师　陈　斌

基于公立医院高质量发展的“三位一体”智慧医院建设探索

随着社会经济快速发展，人民群众对医疗卫生服务的需求日益增长，对优质高效的医疗服务呼声也越来越大。建立“与社会经济相适应相匹配的公立医院体系，推进深化医药卫生体制改革政策落地见效”，以新发展理念引领公立医院高质量发展已成为大势所趋。

但现实中，公立医院在管理上仍有诸多痛点、难点问题亟待破解。例如：“如何解决门诊患者就诊‘三长一短’的问题以改善其就医体验？”“如何提高慢病患者用药的依从性以改善其预后？”“如何解决公立医院床位‘忙闲不均’现象，破解‘一床难求’问题？”“如何缩短患者住院时间，减轻费用负担？”“如何固化执行核心医疗制度以保障医疗质量与安全？”……

大数据时代，云计算、物联网、区块链、人工智能等数字技术正以新理念、新业态、新模式全面融入人类的生产生活。数字技术赋能转型升级，正在给很多传统行业插上腾飞的翅膀，同时也给医疗健康领域带来前所未有的变革。在高质量发展背景下，如何为人民群众提供既便捷高效又优质安全的医疗服务？智慧医院建设，无疑从医疗、服务、管理三个维度提供了一条现阶段兼顾质量与效率的新路径。

建设背景：智慧医院建设是公立医院高质量发展的“翅膀”

中国特色社会主义进入新的发展阶段，我国的经济发展也进入新阶段。《中共中央关于制定国民经济和社会发展第十四个五年规划和二〇三五年远景目标的建议》明确提出，在“十四五”时期，把新发展理念贯穿发展全过程和各领域，构建新发展格局，切实转变发展方式，推动质量变革、效率变革、动力变革，实现更高质量、更有效率、更加公平、更可持续、更为安全的发展。

社会各行业领域也纷纷吹响高质量发展的号角。医疗，是民生所系。2021年

6月，国务院办公厅印发《关于推动公立医院高质量发展的意见》。2021年9月14日，国家卫生健康委、国家中医药管理局联合印发《公立医院高质量发展促进行动（2021—2025年）》，通过五年行动计划，建设“与国民经济和社会发展水平相适应，与居民健康新需求相匹配”的公立医院体系。在这份文件中，同时明确提出建设“三位一体”智慧医院，结合国家卫生健康委出台的《电子病历系统应用水平分级评价标准（试行）》《医院智慧服务分级评估标准体系（试行）》等标准文件，分别从电子病历应用、智慧服务等级、智慧管理等级三个方面对智慧医院建设作出明确要求。通过以上措施，力求更好助力公立医院发展方式从规模扩张向提质增效转变，运行模式从粗放式管理向精细化管理转变，资源配置从注重物质要素向更加注重人才技术要素转变，从而推动我国公立医院整体进入高质量发展阶段。

北京大学深圳医院作为国家首批数字化示范医院、国家建立健全现代医院管理制度试点单位、广东省第三批高水平医院重点建设医院、广东省公立医院改革与高质量发展示范医院，从2016年以来就较早在行业内开展智慧医院建设探索，充分认识到智慧医院建设是公立医院高质量发展的“翅膀”，并将智慧医院建设作为医院“一体两翼3.0”发展战略的其中一翼，推动丰富的智慧医院运用场景建设。医院在广东省综合医院中率先通过国家电子病历系统应用水平分级评价六级和信息互联互通五级乙等，先后荣获深圳市“智慧医院建设奖”“中国十大价值医疗案例”“中国现代医院管理典型案例”“第四届‘绽放杯’5G应用征集大赛全国赛一等奖”等荣誉。在医院“十四五”发展规划中，北京大学深圳医院严格按照公立医院高质量发展要求，践行“以人民健康为中心”的价值医疗理念，推动智慧医疗、智慧服务、智慧管理“三位一体”的智慧医院建设，助力医院综合实力不断提升，连续五年在全国三级公立医院绩效考核中入围全国百强，获得A+等级，2022年度排名全国第38位、深圳市第1位。

以质量安全为核心，构建全生命周期“智慧医疗”平台

以电子病历为核心的智慧医疗，是智慧医院建设的核心基石。聚焦医疗质量安全和医疗效率提升相兼顾的难点问题，北京大学深圳医院建设集智能决策支持、AI诊断、智能闭环管理、数字签名和无纸化等功能于一体的智慧医疗体系，为医、护、技提供全面的信息化支撑。

人工智能助力患者安全。医院“急危重症一体化平台”实现院前院内的救治无缝衔接，成功救治21楼高坠伤患儿，缔造生命奇迹。“一站式医务管理智能化平

台”集手术管理、电子交接班、ERAS管理、MDT管理和会诊等功能于一体，为每个诊疗环节安装质量安全“电子狗”。“手术风险分层筛查系统”建立住院患者术前风险评估体系，智能抓取年龄、血压、Caprini评分和餐后血糖等关键信息并由医护审核后智能计算风险分值和风险级别，相关信息同步到医生工作站。“智镜双链”消化内镜管理平台，实现内镜清洗、消毒、存储全程智能化管理，消毒质量和效率大幅度提升。“智慧病理平台”实现从病理登记、标本签收、病理取材到会诊管理、质控管理等全流程管理，助力病理科成为深圳市首家通过CNAS-ISO15189认可的公立医院病理科。

人工智能助力临床诊疗更快速、更精准。医院自主研发“5G智能超声诊断云系统”，实现甲状腺恶性肿瘤和深静脉血栓等疾病快速、精准自动判别，灵敏度和特异度均超过90%。医学影像科开展多项人工智能辅助诊断项目，如与传统的冠脉CTA检查需要1—2个工作日才能取报告相比，应用冠脉AI只需2—3个小时就能取得报告。肺结节人工智能影像辅助诊断系统，可大大提升医师对于肺结节的检出率，且目前该系统对于单个病例的整体计算时间可缩短至30秒内。

智慧病房让医护更安全舒适。医护人员通过病房智能化临床风险防控系统的智能化交互中台，围绕专科常见并发症，对风险实施量化分级管理，实现以核心制度落实为底线、以患者结局为中心的医护一体化闭环管理，医护患风险等级知晓率达95%以上，临床护理风险事件大幅下降。通过护患交互系统，围绕现存或潜在的护理问题及风险，自动推送健康教育的内容，患者可以更清晰、自主地了解自身病况和注意事项。通过围手术期管理中台，预先识别手术相关风险，串联术前—术中—术后的风险管理，形成手术风险链式管理，在全院三、四级手术占比和数量大幅度增长的情况下，非计划再次手术发生率持续下降至0.22%。“智能衣领夹”利用自然语义识别技术实现智能记录医生查房信息，准确、高效完成医学文书录入。病区智能采血车，免除人工贴管、人工核对、人工清点的“烦恼”。

智能药房助力用药更安全高效。在医院里，药品管理已实现从药品供应到药库、再到在线审方和医嘱执行以及药房和患者用药的全流程闭环管理。智能药柜、送药机器人、配药机器人、药品核对台等多种智能设备助力药品采购、调配、派送的智能、高效、闭环管理，数据全程可追溯，让患者更安全，医护更高效。

通过全生命周期“智慧医疗”平台的建设，医院在病种复杂程度和手术难度不断加大的情况下，实现了医疗质量安全持续提升，手术并发症发生率等多个指标优于“国考”满分要求，医疗质量指标连续多年排名广东省前列。

以患者为中心的“智慧服务”，改善患者就医体验

聚焦患者就医痛点，北京大学深圳医院建立全周期“云服务”体系，畅通诊前流程，优化诊中服务，延续诊后服务，改善患者就医体验。

医院推出智能导诊系统，集成于官方微信公众号，基于“诊前—诊中—诊后”架构建立系统化的服务功能，线上挂号、缴费、取药、采血等流程的“线上化”，给患者就医带来了极大便利。同时，为解决因看结果不排队而造成诊疗秩序混乱的问题，医院自主开发了二次报到（看结果）系统，患者到自助机进行二次报到候诊，通过“拉链式”同行的方式，有效维持就诊秩序，保护患者隐私，该项目获得第五届医院全面优质服务管理擂台赛金奖及最佳价值奖。医院还大力推进互联网医院建设，成为广东省“互联网+医疗健康”示范单位，目前已上线医生600多名，覆盖60多个科室，提供疾病咨询、护理咨询、线上复诊、线上开药、送药到家等服务。

优化患者“诊中”体验。一方面，早在2017年医院就率先在广东省内推出X光、CT、磁共振等影像检查的“云胶片”服务，患者通过手机就能查看医学影像及影像诊断报告等信息，快捷又方便。2019年上线了“住院移动服务平台”，在全国率先实现住院医保线上支付、电子发票下载，患者办理出院手续满意度达91.93%。2020年上线“一键扫码”，在线轻松办理出院和费用结算。医院通过这些举措真正实现“让患者少跑腿，信息多跑路”。另一方面，医生看诊时，可以采用智能语音夹，使患者填写内容、对话内容在工作站右侧弹出，并经医生审核补充后，一键生成标准电子病历，平均每份病历节约3分钟，同时能杜绝流行病学史、过敏史等关键信息遗漏的情况。采用智能采血系统，可避免人工差错，缩短患者采血等候时间，实现对分析前标本的质量控制。

至于诊后服务，建立“云随访平台”，将医院42个科室的14种慢性病纳入“云随访平台”，覆盖患者超30万名。在“云随访”推广使用后，腹透患者腹透相关性腹膜炎发生率为0.10次/年，远低于0.40次/年的国际标准，有效减轻了肾衰患者的医疗负担。医院在全国三级公立医院绩效考核中“住院患者满意度”获得满分，并入选“全国进一步改善医疗服务先进单位”名单。

以降本增效为目标的“智慧管理”，助力医院高质量发展

高质量发展，离不开管理精细化，而探索依托数据管理平台构建高质量的医院管理型数据治理服务体系，充分应用医院大数据增强辅助决策分析能力，提升管理

精细化程度，助力公立医院高质量发展，具有重要意义。

北京大学深圳医院分层次打造基于数据治理的可视化驾驶舱。院长驾驶舱围绕医院人力、财务、物资、设备、运营数据、综合决策等核心关键管理指标，实时掌握、提取、展示、分析、预警、处理、统计医院管理各个工作事项，用数据辅助做好管理决策。职能部门围绕多层次精细化管理需求，打造各职能部门的分支驾驶舱，如医务驾驶舱、护理驾驶舱、质控驾驶舱、人力资源驾驶舱等，展示体量更为庞大且精细化程度更高的各部门业务相关数据。

门诊驾驶舱实时预警业务异动，全过程、全方位、全天候掌握门诊运营动态，切实解决既往门诊信息化管理系统操作复杂、数据滞后等棘手问题。后勤驾驶舱集成机电报修、安全巡查、设备巡查等后勤工作核心模块，并开发基于BIM技术的智能楼宇管理，实现高低压配电、中央空调、医用气体、宿舍等精细化管理，实现医院空间、环境、设备的可感知，保障医院运行安全。基于SPD创新理念的“医用耗材精益化创新管理服务平台”，实现了医用耗材供应物流信息化、医用耗材储存使用智能化、医用耗材消耗数据精细化、医用耗材“零”库存、全流程追溯和精细化管理。“设备全生命周期数字化管理平台”，构建了集“采购+管理+养护+质控”于一体的设备全生命周期管理系统，提升了设备的使用效率和经济效益。

通过各类管理“驾驶舱”建设，医院实现智慧医院建设的再次迭代升级，赋能现代医院管理，多个案例获得了全国智慧医院建设优秀案例、中国现代医院管理典型案例、深圳市现代医院管理创新项目“簕杜鹃”一等奖等荣誉。

“三位一体”产学研转，打造全国智慧医院研究示范

2022年，北京大学深圳医院正式成立全国首家、医院内设的智慧医院研究院，将智慧医疗、智慧服务、智慧管理“三位一体”的智慧医院实际应用提升至理论研究高度，同时促成医工、医信、医管学科有机融合并进行成果转化。成立至今，智慧医院研究院已发表高水平SCI论文6篇、中文核心期刊论文（医院管理类）13篇，获得2项专利、5项软件著作权和10项团体标准，并获得了国家卫生健康委医院管理研究所智慧后勤大型课题立项和深圳市发展改革委“立足双区，构建5G+智慧医疗健康服务平台”课题立项。2024年获批广东省首个国家自然科学基金卫生管理面上项目。

2023年，智慧医院研究院新建图像型超算中心。该超算中心拥有目前全球最高密度、性能最好的显卡16块，总算力达到5P，是目前国内医院中整体算力和设备

规格最高的超算中心。北京大学深圳医院成为国内第一家搭载5P算力图像型超算中心的医院。依托超算中心技术平台，医院开展多种疾病下各类预测及诊断模型的开发，真正实现智慧医院相关领域的技术创新及研发。

综上，“三位一体”智慧医院建设，为医院高质量发展提供“新质生产力”驱动力，促使年轻的北京大学深圳医院取得瞩目成绩，成为智慧医院建设的“深圳标杆”之一。2024年是北京大学深圳医院建院25周年，医院作为首开深圳政校合作办医先风的创新型医院，风华正茂，活力无限。医院将继续秉承北大医学“明德为先、厚道为蕴、尚仁为本、出新为常”办学精神，坚持党建引领、质量为本、厚道出新，围绕医疗质量与医疗安全主体，大力推动科技赋能与数字驱动，聚焦保障医疗服务质量、提升医疗服务效率、改善患者体验，积极向信息技术产业界开放应用场景，推动医研企协同创新，以“新”提“质”，推动医院高质量发展。

北京大学深圳医院党委书记

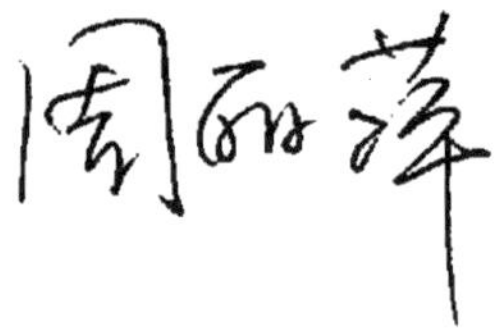

2024年11月

目录 CONTENTS

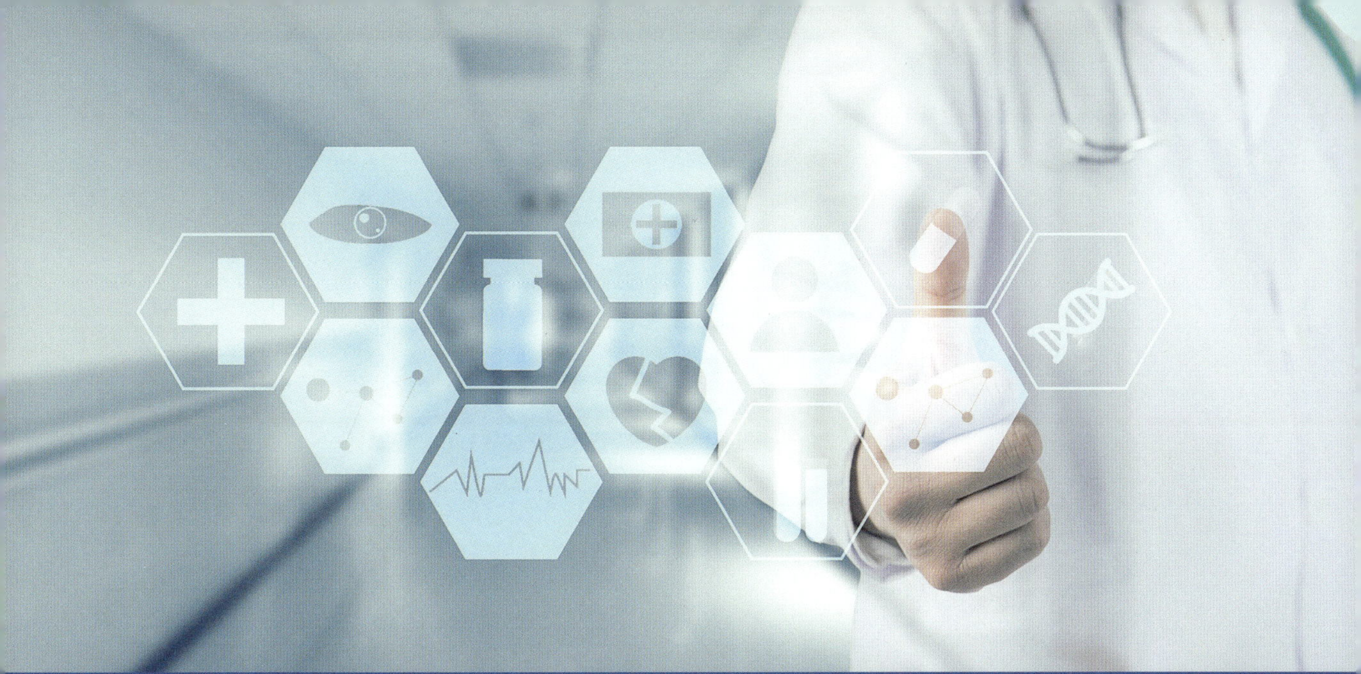

第一章 智慧医疗

MDT 管理信息系统
用信息化“换”多学科会诊的时间和效率

部门：医务部
编写人员：张宁波　朱思奇　郭胜伍　黄永晖　蔡美健

一、案例背景

如果把人的身体比作机器，当机器运作时，一环扣一环，一处出现问题，维修不能只是“头痛医头，脚痛医脚”，而应该是研究机器各部位的专家一起，将机器视为一个整体进行分析、讨论、维修。

人的疾病同样需要多学科专家的“合力”。多学科诊疗（Multi-disciplinary Treatment，MDT）模式应运而生。该模式即由多学科专家针对某一种或某一系统疾病的病例进行讨论，在综合各学科意见的基础上为病人制定出最佳的治疗方案的治疗模式。

MDT和传统专家会诊有何不同?

传统专家会诊没有标准化的团队结构与科学的医疗指南，具有随机性、临时性的特点。传统专家会诊往往是指在疾病治疗过程中对新问题的诊断和治疗，或者对错误治疗方案的纠正。但在MDT模式下，多位学科专家可以在第一时间综合分析患者病情，确保能考虑到所有的治疗方案，给患者制定最合理的治疗方案，从而避免误诊，可以提高医疗效率和医疗质量。

MDT诊疗在国外已有约70年发展历史，在美国、英国、德国、法国、意大利等国家被不断推广完善。自1981年四川大学华西医院结直肠外科组建了我国最早的MDT团队以来，许多医院相继开展了MDT诊疗服务。自2011年起，三级综合医院评审标准实施细则中，就开展多学科诊疗进行全面系统的要求。多学科诊疗模式，从“以疾病为中心”转向“以患者为中心”，对医院而言是现代医学发展的要求；对临床工作人员而言，则是专业水平的整体展现，是更高视野的诊疗经验；对患者而言，则意味着最优化的治疗方案。

2019年3月，北京大学深圳医院启动MDT工作，2019年5月成立MDT管理工作委员会，规范了MDT团队组建流程、MDT申请及讨论流程，健全了MDT考核标准、奖惩规则等管理制度。截至2023年12月，北京大学深圳医院已建立了60多个MDT团队。但是，随着MDT团队和工作量的迅速增加，在开展MDT过程中存在一定的难点，需要探索通过信息化建设破解MDT开展的“难点”和“堵点”。

二、管理痛点

（一）MDT病例材料繁杂，准备耗时长

MDT团队开展MDT讨论时，前期需要投入大量时间、人力准备病历和PPT等相关材料。讨论结束后，归档材料繁多复杂，需要设置专门的材料归档处，耗时耗力，工作效率低，不利于提高医护人员参与的积极性，也容易耽误救治。

（二）病例信息传递不及时，讨论质量打折

传统参会人员需要在讨论现场花费较多的时间了解相关病例信息，导致讨论总时间拉长，真正讨论的时间压缩，直接影响了讨论的深度和质量。

（三）人工统计汇总，质控管理难度高

由于MDT讨论的病例数较大，既往都是由工作人员人工统计各项质控指标和工作量，再进行汇总分析，耗时耗力，且容易出错，增加了质控难度，也就影响了MDT的质量。

三、解决方案

北京大学深圳医院基于医院的智能化体系，通过对MDT工作全流程进行信息化管理，建设MDT闭环信息化管理系统，供MDT团队和医务管理者使用。系统包含确定讨论病例、准备病例材料、发起MDT、讨论互动、汇总意见、归档材料、质控管理、工作量统计、绩效统计等多个模块。

（一）导入病例信息，轻松完成关键第一步

系统确定MDT病例信息。让医生从庞杂的病例信息中解放出来，是MDT优化管理关键的第一步。进入“MDT管理系统”，医生确定需要讨论的病例后，可以在系统上进行多学科诊疗线上申请，直接导入病历、检查、检验等相关信息，并填写申请表（见图1）内容，包括病例信息、申请的必要性、讨论的目标等。

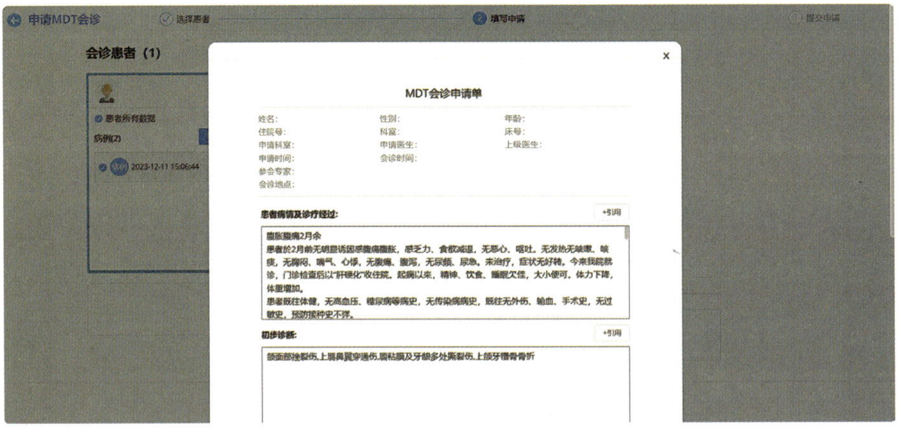

■ 图 1　MDT 申请表

（二）审核反馈一键通，降低沟通成本

基于信息化管理，MDT团队秘书和医生之间可形成高效的沟通。秘书通过系统进行线上审核，并填写审核意见进行回传反馈，申请医生收到通过审核的通知后即可整理导入病例讨论材料，双方省去递交申请、等待的时间和精力。

不仅如此，系统内还设有病例资料整理模板（见图2），打通与HIS、检查检验系统等的连接，可直接引入病历和检查、检验报告等信息。此外，系统还增设了编辑器，可对检验数据等进行个性化编辑，极大方便了医生整理病例和讨论材料，提高了工作效率和质量。

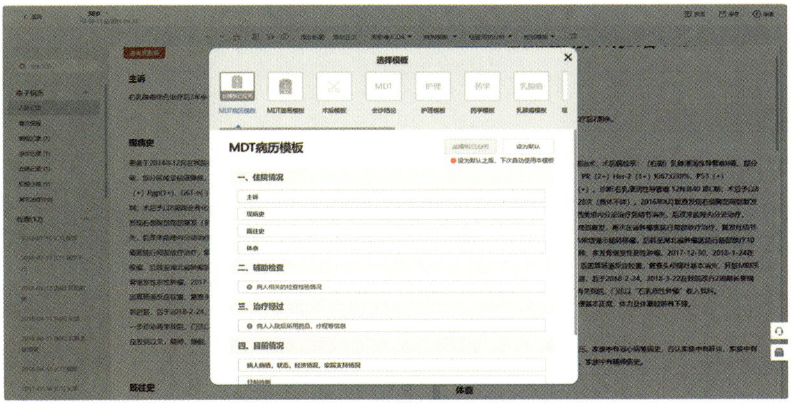

■ 图 2　病例资料整理模板

（三）MDT团队线上“预习”，提高讨论质量

通过信息化，发起人可通过系统通知MDT团队人员参加讨论的时间、地点、人

员，并向他们传送病例。参与讨论的团队人员可通过系统提前了解病例资料（见图3），进行“预习”，做好讨论准备，缩短现场讨论时间，提高讨论效率和质量，为患者提供更为优质的会诊意见。

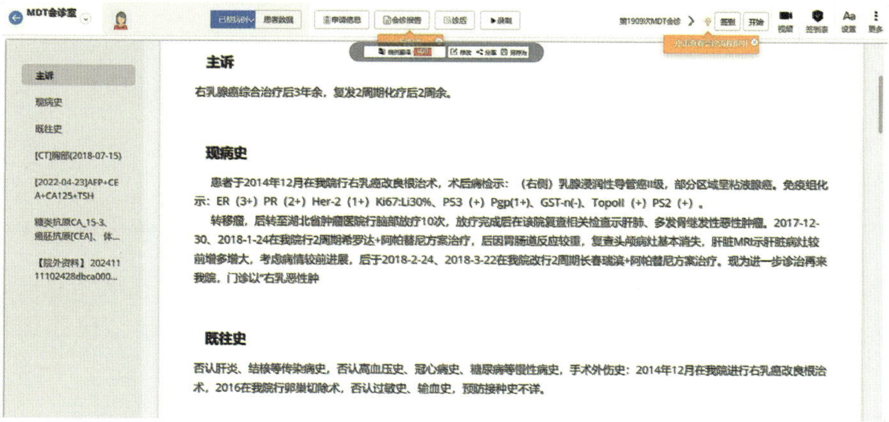

■ 图 3　病例资料

（四）意见汇总快速便捷，加快报告生成

参与讨论的专家通过系统填写意见，讨论结束后由秘书汇总各位专家的讨论意见，提交给主持讨论的专家，让其线上审核并签字，形成最终的讨论报告（见图4），指导临床诊疗。

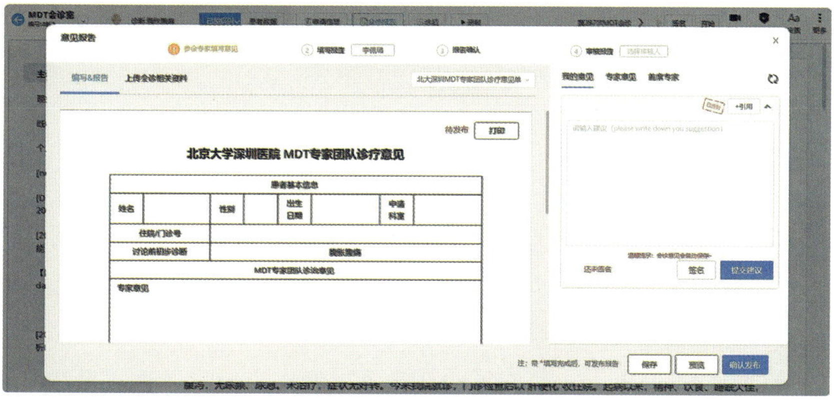

■ 图 4　讨论诊疗意见记录

（五）一键归档材料，全面质控快又准

MDT讨论流程完成后，各MDT团队可安排专人通过系统整理材料并提交，通过

系统自动归档，方便相关人员对MDT讨论进行全面的质量控制。

（六）质控指标信息化，全面评估MDT工作情况

依托MDT管理系统，质控指标信息化后，医院可以针对各科室、各MDT团队的相关指标进行实时监控，分析总结后对相关团队进行督导，不断完善MDT的工作流程。

四、实践成效

（一）大幅缩短会诊时间，高效规范准备会诊材料

MDT全流程效率大幅提高。以前，开展MDT讨论需要耗费大量的时间来准备病例材料、整理PPT、归档材料等，每次至少需要4至6小时。使用该系统后，工作人员可以直引病历（包括检查、检验情况）、快速签到、高效互动、自动归档、轻松质控，全流程整理一份直观的病例仅需30分钟，实现了MDT线上质控及全流程信息化。

（二）提升工作积极性，助力增加MDT病例数量

全流程信息化后，MDT团队工作效率和积极性提高，使用后，全院每月完成MDT讨论的病例数由原来的130例左右，提高到200余例，进而保障医疗质量安全。

（三）建立共享信息数据库，质控科研皆受益

建立共享的信息数据库，各团队成员通过共享信息随时检索、增加、利用信息，不仅可以增强团队成员共同工作的凝聚力，而且能够将相关数据进行整合，更便于医院和MDT团队进行质控管理和提取科研数据。

五、工作经验

一是信息系统建设要以MDT管理流程为基础。建设系统应该根据临床需求，讨论流程中的申请、审核等不同环节的需要和痛点进行建设，使相关质控数据信息化，能够进行动态监测和分析评估，得以实现管理目标。

二是信息系统建设前，需建立完善的管理制度作为保障。建立系统前首先要有完善的管理制度作为保障，包括审核准入、退出机制，奖惩制度等。医院通过系统加强质控监督，保障MDT工作积极有序地开展。

专家点评

点评专家： 杭州市第一人民医院互联网医院办公室信息中心主任、高级统计师陈斌

多学科诊疗（MDT）完全根据患者的病情需要来选择专家，提出适合患者的最佳治疗方案，并由相关学科单独执行或多学科联合执行该治疗方案，从而保证形成高质量的诊治建议和最佳的治疗计划，避免过度诊疗和误诊误治，使病人受益最大化。

同时，对以上MDT的临床工作模式进行有效的流程梳理，并很好地考虑医院临床的自身特点与管理要素进行量身定制，医信融合，从而形成医疗业务信息功能模块，推动临床业务持续提升，这充分体现了北京大学深圳医院在“智慧医疗”与“智慧管理”两大智慧医院建设方向上的深入思考与执行创造。若能在该多学科诊疗系统的应用基础上，增加远程诊疗系统或联合人工智能辅助决策（CDSS）等相关功能，使之能够应对更加复杂的患者病情，并满足医院专病医师的忙闲时间调配工作，让MDT能够在智慧设备赋能下跨越障碍，打造一个更加人性化、专业化、集成化的智慧MDT平台，或将使医院的MDT工作产生质的飞跃。

MDT的优势：缩短患者诊断和治疗的等待时间，争取治疗的最佳时机；避免重复检查与治疗，大大降低了患者诊疗费用；多学科全面了解病情，有助于高效找到最佳的个性化治疗方案，提高患者就诊体验和生存质量。

该案例实用性强，具有长期实效实用和推广复制的意义，在抓取管理MDT适应症和评价指标上可以量化和详细描述，建议进一步梳理、明确流程，为推广线上、线下一体化和AI智能会诊做好准备。

智能手术分级管理系统
手术室的“质量安全卫士”

部门：医务部
编写人员：张宁波　黄诚章　陈涛

一、案例背景

手术作为医务人员诊断和治疗疾病的重要手段，是医疗机构服务患者的重要方式之一。同时，外科手术也具有高技术、高风险、团队协作完成等特点。医院开展手术的成熟程度以及手术医生的技术能力直接影响患者的生命安全与医疗质量。如何管理好主刀医师的手术权限，避免大医师开小刀造成的资源浪费和小医师开大刀导致手术质量缺陷等问题，是手术质量与安全的关键内容。

为解决这些行业问题，保障和提升手术质量安全，国家卫生健康委发布《医疗机构手术分级管理办法》规定（以下简称“管理办法”），强化了医疗机构在手术分级管理中的主体责任，各医疗机构和医务人员应当按照规定，科学、规范地开展手术管理，防范医疗风险，进一步提升手术质量安全。

为了落实这一规定，针对管理难点，北京大学深圳医院构建“智能手术分级管理系统”，建立一套信息化、智能化的手术分级管理系统，进行科学的手术分级管理，实现手术申请、手术审批、手术查询、手术资格授权、手术资格查询功能，并在医生申请手术时规范手术名称和自动限定手术资格。智能手术分级管理系统的建立，进一步规范了临床手术行为，切实保障了患者的手术质量和安全。

二、管理痛点

（一）一院难容“两库”，数万名字“搅浑水”

北京大学深圳医院同时在用两套手术名称库，一套在HIS系统（Hospital Information System），即医院信息系统使用，一共有多个手术名称，一套在EMR系统（Electronic Medical Record）即电子病历系统使用，一共有3万多个手术名称，并且医师可以自定义增加手术名称，导致手术名称五花八门，手术名称库日趋臃肿。不同系统、两套手术等级字典库，如果并行会导致手术名称库没有统一和标准化，医务管理部门也就无法精准统计手术名称的使用频次、评估医师的各项手术能力指标。

（二）存在医生申请越级手术隐患，源头把关有效拦截

在我国，手术权限的精准审核一直是管理难点。医生直接向手术室提交申请，仅依靠手术室护士主观判断，甚至无法直接判断主刀医师的手术权限，不能有效拦截越级手术。医院虽然大力强化手术申请、审核关，但是缺乏信息系统强控，存在主观审核的缺陷，就会让医生越级手术的风险依然存在。

（三）医师资质有变动，系统信息跟不上

手术权限和医生的资质应相匹配。一般来说，手术分级管理，是根据医师取得的专业技术、职务、任职、资格、受聘技术职务及从事相应技术岗位工作的年限，在审核其专业能力后授予相应的手术权限。而在实际操作中，当医院的医师职务、职称、转科以及职称年资等信息时有变更时，如何及时匹配上手术审核系统，是个难点问题。假如这个问题没有解决好，则容易出现手术医师信息不匹配、手术管理混乱的现象。

（四）指标“散落四周”，手术质控难管理

医生的能力有多高？医生的手术做得好不好？反映在一些硬指标中，包括主刀手术量、一助手术量、三四级手术占比、平均手术时长、平均住院日、平均住院费用、平均手术费用、交叉手术分析、手术效益分析、手术开台情况、非计划再次手术率、手术死亡率等。如果没有一个规范统一的数据系统，这些医师的能力指标就不够规整，也就不利于医务部门进行质控管理，无法形成有效的反馈机制。

三、解决方案

基于这种现状，建立“手术分级管理系统”来进行科学的手术分级管理，显得极为迫切。北京大学深圳医院参考原卫生部出台的相关手术分级管理办法，结合本

院医疗管理制度，对现有手术名称库进行标准化管理，并通过挖掘医疗大数据，体现手术医师各项手术能力指标，对其进行手术授权、再授权，构建一套基于信息化、符合本院实际、可推行的手术分级管理系统。

北京大学深圳医院智能手术分级管理系统基于C/S架构（客户端/服务器架构），开发工具选用PowerBuilder 9.0，数据库选用SQL SERVER 2008，运行于Windows 7/Windows 10操作系统下与HIS、EMR以及手麻系统互联互通，实现闭环管理（见图1）。

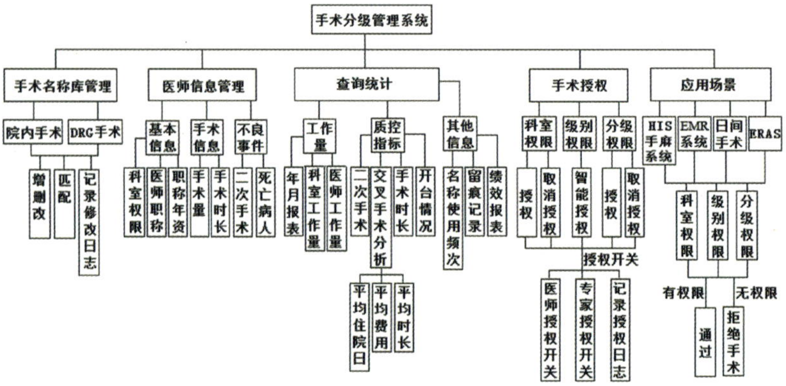

■ 图 1　系统架构

（一）“瘦身”手术名称，建立统一标准化名称库

第一，弃用两库中的EMR系统，停用HIS手术等级字典库，统一使用HIS手术名称库。第二，停用系统自定义手术名称的功能，回收手术名称管理权限，统一管理手术名称库。第三，根据《手术分级目录（2011年版）》和《深圳市医疗技术临床应用及手术分级管理规范（试行）》，结合医院临床实际，由医务部牵头，信息科提供技术支持，作废了没有科室认领的、没有CCHI编码或历史使用频率过低的手术名称，停用重复的院内手术名称，最终形成1742条院内手术名称，7051条DRG手术名称，一共8793条手术名称。

（二）双系统“齐步走”，手术医师信息全掌握

针对存在的医师信息不同步等问题，从2017年开始，北京大学深圳医院加强医师信息管理，利用信息化、网络化的优势，实现HIS系统和人力资源管理系统的数据同步，同时系统通过挖掘医疗大数据，体现手术医师手术能力，更新手术医师技术档案，为手术授权提供数据依据，为进一步的医师管理、手术质控提供数据便利。

（三）智能识别权限，掐断越级手术苗头

“智能手术分级管理系统”上线后，像装上一双“火眼”，可以智能判断手术权限。医师申请手术时，系统会智能判断主刀医师的手术权限。如果主刀医师不具备手术权限，系统将智能拒绝其手术行为，杜绝越级手术，把风险消灭在初始状态。根据手术开台情况，如果主刀医师不在，手术室护士可通过本系统，智能判断第一助手是否具备手术权限，如果没有权限，系统将智能拒绝其手术行为，手术室护士有权作废此手术，杜绝挂名手术，保证手术安全。在手术录入界面，增加了手术分级控制，如果主刀医师不具备手术权限，系统将智能拒绝保存，杜绝越级手术、挂名手术。同时，在手术记录和病案首页之间增加了手术录入的桥梁，手术记录为手术录入的唯一入口，填写病案首页时，可把手术记录中的手术信息引入到病案首页，避免重复录入，保证两边数据的一致性和安全性。

（四）“操盘”能力指标，复盘提升手术质量

系统可直观体现医师的各项手术能力指标，包括主刀手术量、一助手术量、三四级手术占比、平均手术时长、平均住院日等。通过建设医师手术能力指标采集功能，可抓取手术医师（科室）的各项指标，客观公正地评估其能力水平，可为手术再授权、医师职称（职务）晋升等提供参考；通过系统可采集再次手术名单，医务管理部门可通过调阅手术申请、手术记录、病程录等，手工筛选非计划再次手术，以此加强管理，督促PDCA循环改进，有效地防止相关不良事件的发生；通过手术死亡病人采集功能采集手术死亡病人名单，医务管理部门可调阅手术记录、病程录等，手工筛选手术死亡病例，找出病例特点及死亡与手术间隔的相关因素，以此加强管理，降低手术死亡率。

（五）动态授权手术权限，审核过程清晰明了

系统创造性增加手术的科室权限。基于手术名称库，手术科室可向医务部申请手术名称，医务部审核通过后，进入科室手术名称库。通过进一步研发手术分级管理，在手术分级授权界面和医师申请的各项手术名称后智能联动其对应的主刀手术量、一助手术量、手术时长、非计划再次手术等手术能力指标，为医务部对手术名称逐一授权、再授权提供数据依据。手术授权流程如图2。

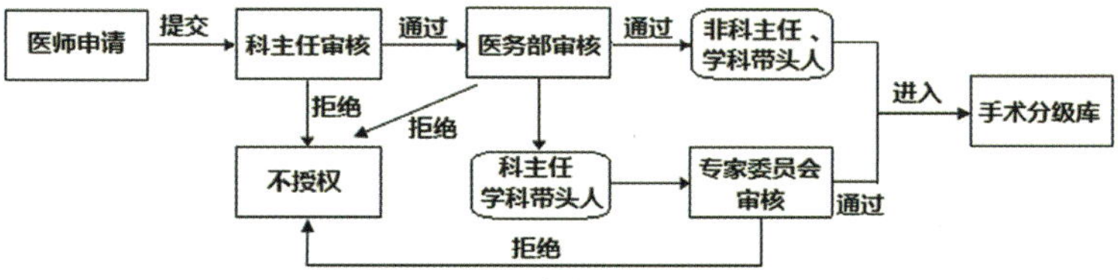

图2　手术授权流程

1. 医师申请：打开医师手术权限申请界面，系统智能识别科室的手术名称库和医师的级别权限，抓取医师可申请的手术名称目录，医师可从中勾选需要申请的手术名称，然后提交给科主任。

2. 科主任审核：科主任组织科室质量管理小组对科内医师进行手术能力综合讨论和评估，对医师申请的手术目录进行授权审核，形成授权意见。科主任作为代表，在医师手术权限审核界面，对符合条件的手术名称进行勾选审核，并提交到医务部。

3. 医务部审核：医务部根据科主任的审核结果和医师的各项手术能力指标对手术医师进行手术权限复核，对符合要求的手术名称进行勾选审核。如果是非科主任、学科带头人，医务部审核后，直接进入手术分级库；如果是科主任、学科带头人，医务部审核后，系统将提交到专家委员会。

4. 专家委员会审核：医务部组织院内专家委员会对科主任、学科带头人的手术能力进行讨论评估，形成授权意见，并委托专家代表在医师手术权限审核界面，对科主任、学科带头人的手术名称进行勾选审核，审核通过后进入手术分级库。

5. 在院内公示手术授权、再授权结果。

四、实践成效

（一）手术质量与安全指标持续向好

手术分级管理系统正式上线，“国考”指标Ⅰ类切口手术部位感染率连续5年保持为0，在全院手术量和三四级手术占比与数量大幅度增长的情况下，非计划再次手术发生率和手术并发症发生率下降至0.22%和0.08%（见表1），术前安全核查执行率提高至99.7%，手术分级和手术质量自动监控，手术质量和安全性得到显著提升。

表1　手术质量与安全相关指标

相关指标	2019 年	2020 年	2021 年	增加
平均住院日	6.89	6.3	5.77	-1.12
手术室三四级手术量	24 013	24 848	34 618	10 605
四级手术占比	22.08%	24.08%	25.69%	3.61%
非计划再次手术发生率	0.42%	0.30%	0.22%	-0.2%
手术并发症发生率	0.12%	0.08%	0.08%	-0.04%

（二）精细化管理促提升效率

智能判断手术医师权限与手术的匹配度，从源头做好手术分级管理，降低医务部手术授权的管理成本，提高手术分级的审核效率。系统在手术记录和病案首页之间增加了手术录入的桥梁，手术记录为手术录入的唯一入口，填写病案首页时，可把手术记录中的手术信息引入到病案首页，避免重复录入，保证两边数据的一致性和安全性，提高手术医师的效率。

五、工作经验

以手术安全和质量为管理目标，以精细化管理为脉络，依托医疗大数据，构建了一个客观、公正的智能手术分级管理系统，取得成效，经验如下：

（一）手术分级管理系统要围绕手术分级目录进行建设

医院需要建设一套统一的手术分级目录，利用信息系统可以梳理和集成医院不同管理目的的手术分级目录，并根据国家政策实时更新。系统建设应该力求简化，提升工作效率。

（二）系统设计以患者安全为核心，建设前充分调研

考虑患者医疗质量安全，遇到急危重症患者需要进行急诊手术时，若现场无相应手术权限术者，系统设计应考虑让其他术者超权限开展手术，并且可以记录、追踪相关信息，保障患者生命安全。

（三）建立持续改进机制

信息系统建设不是一蹴而就的，在实施过程中会面临诸多问题，以及随着国家政策规定的优化和进步，需要根据使用情况和反馈情况进行持续改进。

未来，北京大学深圳医院将以2022年《医疗机构手术分级管理办法》为建设标准，以《全面提升医疗质量行动计划（2023—2025年）》为要求，从医务管理角度出发，以保障手术质量安全为核心，逐步建立更加精细化、智能化的手术分级管理系统，进一步加强医院手术分级管理，提升手术质量，保障手术安全。

专家点评

点评专家： 杭州市第一人民医院互联网医院办公室信息中心主任、高级统计师 陈斌

医疗质量是医院管理的核心，而手术质量又是医疗质量中的重点内容。在对手术质量管理过程中，我们通过手术的相关指标来反映手术质量，如主刀手术量、一助手术量、三四级手术占比、平均手术时长、平均住院日、平均住院费用、平均手术费用、交叉手术分析、手术效益分析、手术开台情况、非计划再次手术率、手术死亡率等。该院的手术分级管理系统从手术字典和规范源头出发，全方位梳理和规范流程，从源头规范手术诊疗行为，动态管理医生和手术资质匹配信息，从而使系统和医疗手术流程科学规范，在医疗质量管理上有科学有效的实际使用价值。

但正如之前所提到的，指标的“好转”问题需要明确，比如从后面的医疗评价指标上，是以前的字典库和流程不规范，导致以前的手术数量和手术质量低落；建立新的字典库和规范后，导致手术数量和质量指标明显提升的是归属划分和数据计算规则，而非医院核心医疗技术的提升。那么，到底如何科学评价该系统的实施效果，这是一个关键性的问题。当然，从前瞻性角度来讲，个人觉得该系统的成效是可以预见的。

建议明确该核实校正系统的具体内容，补充标准化系统和流程如何结合医院核心技术，提升品牌，吸引病人，提升手术数量和质量的内容和措施。

住院患者围手术期风险筛查系统为手术安全“保驾护航”

部门：护理部
编写人员：丁小容　孙咏梅　代玲玉　李春荣　汪玲　鲍瑞芝　曾祥华　彭丽娟

一、案例背景

围手术期的管理是保障患者安全的重中之重。全球每年进行约3.19亿次手术，老年手术患者占全部手术患者的45.6%—52.0%，且约17%的患者会出现严重的术后并发症。基础情况差、共病（同时患 2 种以上慢性病）、焦虑、抑郁、多重用药等多方面因素，增加了患者围手术期死亡、手术并发症、麻醉并发症等负性事件的发生风险，严重影响患者的远期临床结局。因此，患者是否需要手术，如何客观评估手术风险以降低围手术期并发症的发生率和死亡率，保证手术安全，维持术后功能状态，已成为临床重点关注的问题。

2022年，国家卫生健康委颁布实施的《医疗机构手术分级管理办法》明确规定，医疗机构四级手术开展前必须进行多学科讨论，综合评估患者的风险获益比，制定全面的诊疗计划及最佳的手术风险防范处置方案，从而最大程度降低手术风险和并发症发生的概率，保障手术质量和医疗安全。《2023年国家医疗质量安全改进目标》将降低住院患者围手术期死亡率作为十大目标之一。在此基础之上，国家卫生健康委官网发布《手术质量安全提升行动方案（2023—2025年）》，方案围绕术前、术中、术后风险管理和系统持续改进4个方面，提出以科学评估为抓手，加强术前风险管理。

综上，北京大学深圳医院着力于围手术期风险管理与手术质量安全管理体系持续改进，以形成科学规范、责权清晰、运行顺畅的系统管理策略。医院在连续运行ISO9001护理质量管理体系的基础上，以患者安全为核心，借助医院现有的信息化平台，结合护理风险防控的各项要求，识别围手术期临床护理风险点。

2020年起，北京大学深圳医院借助智能化手段及设备，以围手术期患者安全为切入点，围绕手术、麻醉安全，自主研发了术前患者手术风险筛查系统，以有效识别患者手术风险，早期发现相关并发症，保障患者手术安全。

二、管理痛点

国内外手术风险评估研究中，虽明确了具体评估内容，但是筛查清单内容繁多，缺乏标准化的评估流程与方法，导致临床可操作性和实用性不强，易出现错评、漏评等问题。此外，国内医护麻联动机制不足，导致术前评估主体不明确、术前评估管理体系不完善等问题，不利于临床围手术期风险管理策略的实施。

若要满足临床需求，我们需从术前风险评估的弊端入手，研发术前风险评估的标准与流程，医护麻三方实时根据评估结果采取针对性的防控措施，方可减少住院患者的手术风险，保障住院患者的围手术期安全。

（一）评估方式多样繁冗，导致依从性差

术前评估至关重要，国内外手术风险评估研究中，虽明确了具体评估内容，但是国内外推荐的共识与评估工具多样，评估清单内容繁多，操作烦琐，评估耗时长，临床使用依从性差，导致评估结果不完整。评估量表的内容不统一，风险筛查多集中于术前麻醉评估，且我国尚缺乏信效度良好的住院患者围手术期风险评估工具。由于要保证病情复杂的患者的评估内容客观准确，其术前准备时间被不同程度地延长。

（二）评估主体职责不明确，医护麻三方联动不足

临床未将术前风险评估与患者的健康状况、手术危险性紧密结合，医护麻三方未针对各自的职责完成风险评价与管控，未形成医护麻三方联动，容易导致出现术前风险评估不全面、评估标准不一致、漏评漏筛、评估内容重复等问题，浪费人力物力，不能有效识别手术风险及最大限度地保障患者手术安全。

（三）缺乏实时风险共享，手术风险感知性不足

临床缺乏一体化的术前评估，医护麻三方协作难。由于缺乏信息化，无法实时共享术前、术中和术后三个阶段的风险评估，会导致患者病情观察与干预的连续性不足。在临床评估过程中，患者的病情是动态变化的，但评估量表无法及时对患者发生变化的项目进行复评，导致医护人员对患者病情变化感知不及时，影响手术风险评估。

（四）手术风险要素分层不明确，指引警示不足

目前，国内外的研究虽然梳理了各项术前评估内容，其中包含风险评估因素或量表，但对术前的风险要素未明确指出，同时无法做到整体风险分层，不利于手术风险的早期识别，对是否及时取消手术引导性不强。

三、解决方案

患者的储备功能、对手术能否耐受、手术是否获益、发生并发症的潜在风险有哪些是住院患者的术前风险管理及风险筛查的要点。

北京大学深圳医院由分管副院长牵头，成立由医务、护理、质控、麻醉及临床专家组成的术前风险评估攻关小组。参考国内外指南及专家共识，根据共病理念、ASA分级、老年综合评估、围手术期管理及围手术期麻醉管理等相关理念，设计住院患者围手术期风险筛查系统。

从入院开始即评估，系统筛查出针对手术风险的风险因素，将风险分层管理，相关风险因素推送至医生、护士、麻醉师，提示相关方有针对性地进行干预处理，形成贯穿围手术期全过程的风险管理，力求将手术风险降至最低，从而保障手术安全。

（一）智能化评估系统，实时评估手术风险

在智能化评估系统的帮助下，从患者入院起，手术风险评估即“一路相随”。入院后，护士即进行评估，将风险分层与风险要素传递给医生或麻醉师，再由医生确认评估结果并进行针对性管理（见图1）。由麻醉师确认应对措施与效果，提高临床的可操作性和评估效率，减少住院患者的手术风险。同时，对患者评估数据进行实时监测并进行分类汇总，包括评估人次、评估例数、低/中/高危风险例数、风险分层占比等，数据实行实时自动抓取及统计分析。客观数据，如血压/血糖变化、VTE风险升级等，系统提醒并进行再次评估，实现患者手术风险动态管理。

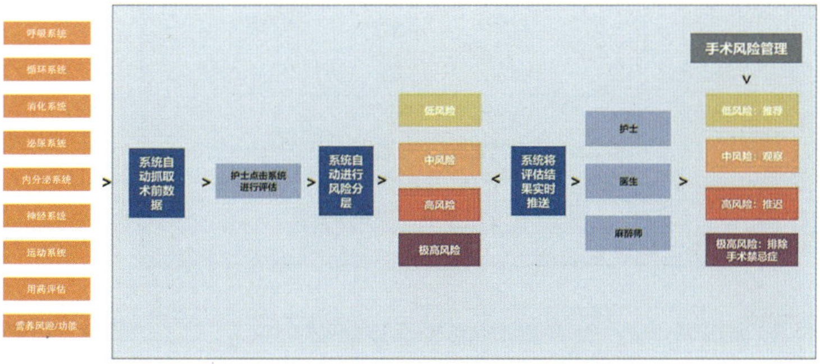

■ 图1　手术风险分层筛查系统运行路径

（二）建立信息化“一体化”评估标准，明确医护麻主体责任

以ASA麻醉分级管理理论为依据，将术前风险评估与患者的健康状况、手术危险性紧密结合。依托住院患者手术前风险筛查表，建立住院患者手术前风险筛查系统一体化评估标准。按照八大系统+用药评估、22项风险因素，通过后台软件系统的测算，根据每项风险因素对手术的影响进行权重赋分。依据评估后的总分值进行手术风险分层，每个风险分层再自动生成明确医护麻三方责任的手术方案、护理措施、麻醉方案（见图2）。最终形成以护士为主导，医生—护士—麻醉师“三位一体”的术前序贯性管理策略，明确了不同阶段的管理主体，减少了重复性的评估，保证了评估的完整性。通过前置预警提高术前管理效率，提高医护麻工作质量，缩短患者术前准备时间，加强围手术期风险评估与管理。

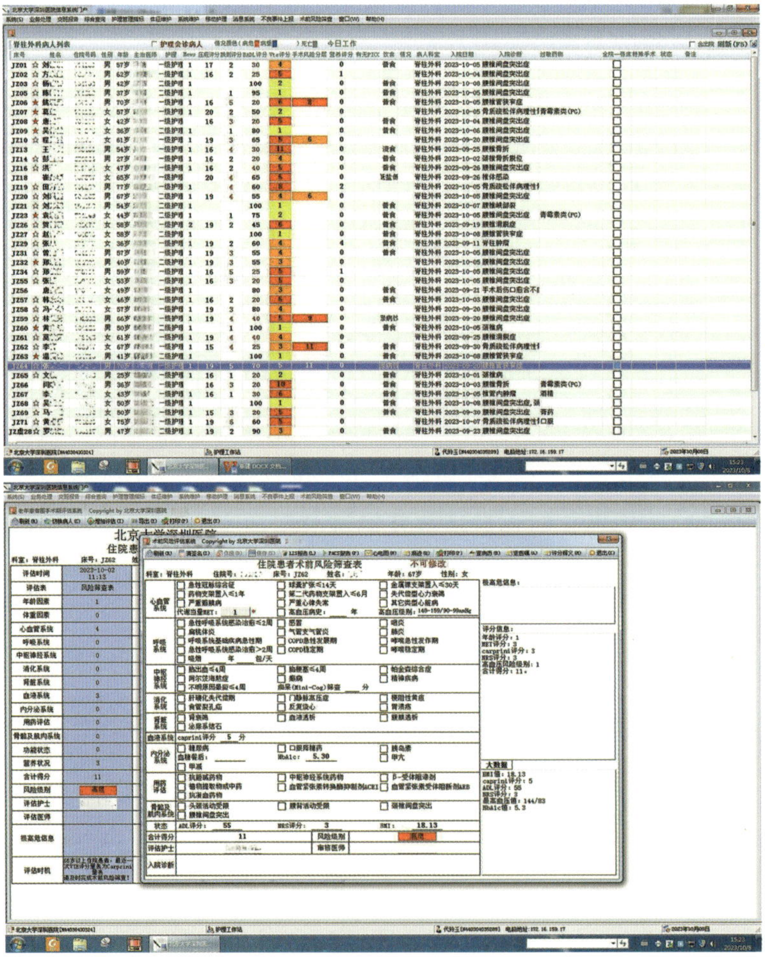

图2　手术风险分层筛查系统

（三）系统自动锁定评估程序，实现主客观数据“全面评估”

依托医院信息HIS系统，规定评估的对象与时机，在患者入院后24小时内，由护士进行首次的评估筛查，然后由医生或麻醉师对评估筛查结果进行确认。为了提高全面评估效率，减少缺漏，通过系统设置，锁定住院患者首次病程记录及时间限定（入院后24小时内）的方式，强制要求医护人员必须完成患者术前风险筛查，保证风险筛查率。评估数据中主观数据评价来源于护士面评，如患者主诉、既往病史等；客观数据来源于系统动态抓取，如住院患者病程记录、医嘱、体温单、检验或影像结果等，进一步保证了筛查评估的准确性和全面性。

（四）手术风险看颜色，实现手术风险预警式干预

将住院患者术前风险分为4组，并以颜色标识，同时制定相关针对性措施：低风险（黄色）3—4分：保持观察，无需特殊处理；中风险（橙色）5—6分：加强观察；高风险（红色）≥7分：存在较大手术风险，完善相关检查及治疗，慎重手术。极高危（紫色）：具有极大手术风险，院内上报，相关科室介入，进行综合干预和决策，建议延期手术，排除手术禁忌症，详见图3。

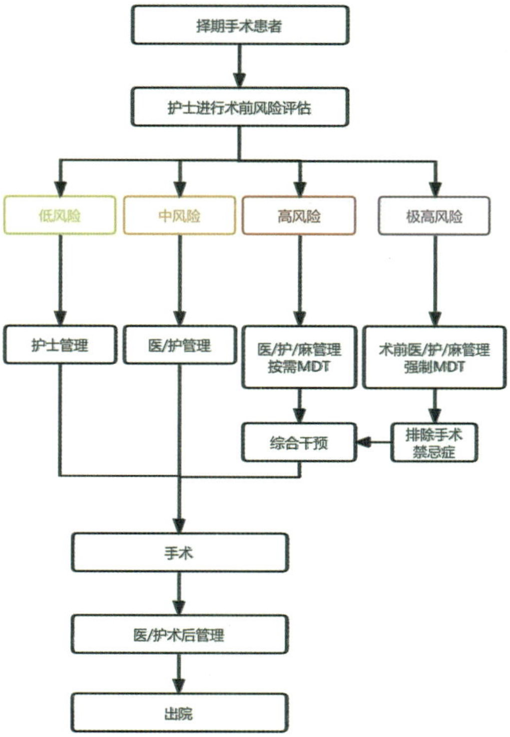

■ 图3　住院患者手术风险管理流程图

（五）智能分析数据，手术风险管理质量持续改进

医护麻根据手术风险和患者情况，在术前对患者进行即时评估，制定科学性的手术风险管理策略，从准确、实时的角度动态分析患者数据。

在手术风险评价过程中，规范医护麻术前评估风险流程，统一风险评估标准，制定科学性、针对性的手麻方案和护理措施。针对手术风险极大的患者，及时进行院内上报，强制执行多学科会诊模式，以评估手术风险，制定处置预案。

在评估结局方面，医护麻三方可实时监测患者手术风险点，持续改进手术风险管理质量，完善患者术前评估管理制度和流程，缩短患者术前准备时间。借助智能化手段，提升质量管理精细化程度，制定过程性指标：如筛查评估率、医护麻确认率等，结局指标：如术前准备时间、非计划二次手术（又称“非计划再次手术”）、围手术期死亡率等客观数据，将质量管理落到实处，以降低手术相关不良事件的发生率。

四、实践成效

北京大学深圳医院通过项目应用，实施事前预防、事中监管、事后反馈提升，打造安全的工作环境、科学的工作模式，解放护理人力，提升工作效率，保障患者的安全，促进医疗高质量发展，手术风险评估率达100%，筛查评估近千例。

（一）统一手术风险评估标准，提高评估筛查率

根据手术风险评分表的内容，研发手术风险分层筛查系统，统一评估标准与评估时机，并在老年患者手术占比较大的科室试点运行，效果良好，最终在全院推广应用。系统于2023年6月至9月在脊柱外科、胃肠外科、泌尿外科及肝胆外科四个试点科室试运行，期间累计筛查评估择期手术患者941例，术前风险筛查评估率达100%。其中，低危257例，占比27.31%；中危239例，占比25.40%；高危411例，占比43.68%；极高危34例，占比3.61%。

（二）“非二”手术下降明显，风险管理质量持续提升

通过手术风险筛查系统的临床应用，试点科室患者非计划二次手术、围手术期严重并发症等情况下降明显，科室住院患者围手术期的风险管理质量持续提升。

（三）项目获得业界认可，成为手术风险评估信息化标杆

该项目获得2023年深圳市护理学会护理管理创新项目二等奖，成为业界学习的典型案例，树立手术风险评估信息化的标杆。

五、工作经验

（一）优化软件系统，实现数据互联互通

优化后的软件系统，实现了HIS、LIS、PACS、护理风险评估系统等系统的数据联通，保证了数据动态监测、实时抓取的准确性，同时也大幅提升了系统的响应速度。

（二）实现大数据抓取，保证动态监测的准确性

以实时大数据抓取获得客观数据，不做主观评价，保证了数据的准确性。大数据抓取中，评分子项目数据发生变化（引起风险分层变高）时，弹框提醒进行风险筛查再评估，保证风险筛查的连续性及准确性。

（三）形成筛查评价系统，建立风险筛查标准

结合ASA分级、老年综合评估、脑健康管理等相关理念，梳理出以八大系统+多重用药管理+功能/营养状态等的住院患者术前风险分层筛查系统，形成围手术期风险管控筛查标准。

（四）医护麻联动，将围手术期风险控制在前端

由责任护士完成前端的初筛过程，保证了整个围手术期风险筛查过程医护麻三方联动，同时将风险分层管理，采取针对性措施，更有效实现早发现、早筛查、早处理、保安全。

专家点评

点评专家： 南京鼓楼医院信息管理处副处长、高级工程师　鲍瀛

该医院开发的住院患者围手术期风险筛查系统与当前卫生政策热点相契合，如国家卫生健康委发布的《手术质量安全提升行动方案（2023—2025年）》，强调了手术风险管理的重要性。这一系统通过智能化手段和统一评估标准，实现了围手术期风险的动态监测和管理，提高了医护麻三方对手术风险的识别能力。此举有效降低了围手术期不良事件的发生率，确保了患者安全。

该系统的创新之处在于：在结构层面，医院建立了多学科团队，整合了医务、护理、质控、麻醉等多方资源，形成了一个全面的风险评估体系。在过程层面，通过智能化系统，实现了风险评估的标准化和流程化，提高了评估的准确性和效率。在结果层面，该系统显著提高了手术风险评估率，降低了非计划二次手术和围手术期死亡率，体现了医疗质量的显著提升。该案例的实践不仅响应了政策要求，还为其他医疗机构提供了可借鉴的模式。

然而，仍需在以下几个方面进行改进：一是持续优化评估模型，以便更准确地识别手术风险。二是完善数据监测体系，以实现对手术风险趋势的预测。三是提高系统的用户友好性和灵活性，同时加强培训，确保每位医护人员都能熟练使用，充分发挥系统的作用。

围术期手术安全闭环管理 全程为住院患者“保驾护航”

部门：护理部
编写人员：丁小容　孙咏梅　黄鹤亮　李春荣　王云霞　严峰　夏帆　冯远宇

一、案例背景

手术作为医务人员诊断和治疗疾病的重要手段，是医疗机构服务患者的重要方式之一。全球每年约进行3.19亿次手术，其中约17%的患者会出现严重的术后并发症。有分析表明，住院围手术期患者死亡的原因与基础状态、手术类型、紧迫程度、技术能力、围手术期管理水平等密切相关。尤其是围手术期管理，至关重要。

住院患者围手术期是由术前、术中、术后三个阶段构成。手术安全闭环管理是在患者住院期间出现病情变化（症状、合并症、并发症等）等情况时，医护人员能够早期识别、前瞻性干预、针对性处理并持续改进质量的过程。因此加强围手术期管理可有效降低风险的发生概率。

2023年，“降低住院患者围手术期死亡率”成了国家医疗质量安全改进的目标之一，要求所有医疗机构必须建立和完善手术闭环安全管理机制，确保手术全程的安全和质量。在国家卫生健康委发布的《手术质量安全提升行动方案（2023—2025年）》中更明确要求全国二级以上医疗机构，应以科学评估为抓手，加强术前风险管理；以强化核查为基础，严格术中风险管理；以精细管理为保障，强化术后风险管理；以优化机制为手段，实现系统持续改进。

北京大学深圳医院护理团队以临床需求为导向，于2021年开始进行住院患者围术期手术安全闭环管理的相关实践。借助智能信息化技术，以患者的症状、合并症与并发症的安全管理为导向，实施全过程的闭环管控，确保病情变化的早期识别、前瞻性干预、针对性处理及持续质量改进，进而提升围手术期的安全和质量。

二、管理痛点

在手术安全闭环的术前、术中、术后等阶段，仍存在着以下的难点与痛点：

（一）术前

1. 评估内容繁杂，耗时长，一线人员依从性受影响

术前风险评估可以让医护人员更了解患者情况。但在手工操作中发现，评估项目多、内容繁杂，耗时长，临床应用依从性差，一线人员往往根据自身经验进行处理，导致评估不全面，影响术前评估质量。

2. 医护容易“各扫门前雪”，评估联动共享不及时

术前评估，医护麻三方往往是各自从自身的专业特点出发进行术前评估，导致评估内容重复，重复性工作多。三方评估结果共享不及时，应用不充分，干预措施不及时。

（二）术中

1. 信息传递不通畅，增加术中风险

患者手术的安全管理需要病房、转运部、手术室、麻醉科、恢复室等多部门协同完成。任何一方或一个环节出现问题均需关注与对症处理，才能降低损害。但部门间的信息沟通不畅，易导致风险信息传递延迟、可及性不够、准确性不够、交接前后准备不足、对相关风险的关注度不够等问题，以上问题会进一步增加患者风险。

2. 手术分级管理存盲区，影响手术安全

手术能力与手术严重并发症密切相关，各医院均建立了手术分级管理制度，以保证准入级别符合要求，但在工作现场的管控力度仍有待落实。

（三）术后

1. 医护资质各不相同，能力参差不齐

术后患者因基础疾病、手术术式、术中发生的问题等因素，经常会出现病情动态变化的情况，及时发现、处理可降低病情的严重度。然而，不同年资、不同工作经历的医护人员的工作能力也随之不同，工作质量也参差不齐。

2. 信息数据分散于多个系统，影响应对效率

对已出现症状、合并症、并发症等情况，需要用药、检验、检查等。目前，相关信息分散在HIS、LIS、PACS等系统。调取信息过程花费时间长，时间成本高，影响应对术后情况的闭环管理效率和质量的持续提高。

3. 健康教育推送不精准，降低患者获得感

《手术质量安全提升行动方案（2023—2025年）》要求加强术后恢复管理，鼓励患者主动参与术后康复活动。目前，有文本、图片、视频等多种形式的健康教育

资料，患者可以通过护士宣教、科室小讲课、公众号等多渠道获取资讯，但无法按患者病程进行主动推送，信息推送不够精准，影响宣教效果与患者的获得感。

三、解决方案

针对痛点，北京大学深圳医院建设“围术期手术闭环安全管理系统”，以症状、合并症、并发症管理为导向，应用智能化技术，对术前、术中、术后不同节点进行全闭环管理。该模式实现了围手术期各阶段智慧信息化管理，涵盖了评估、信息共享、知识库、健康教育等内容，并能保持持续复盘和优化（实施路线见图1）。

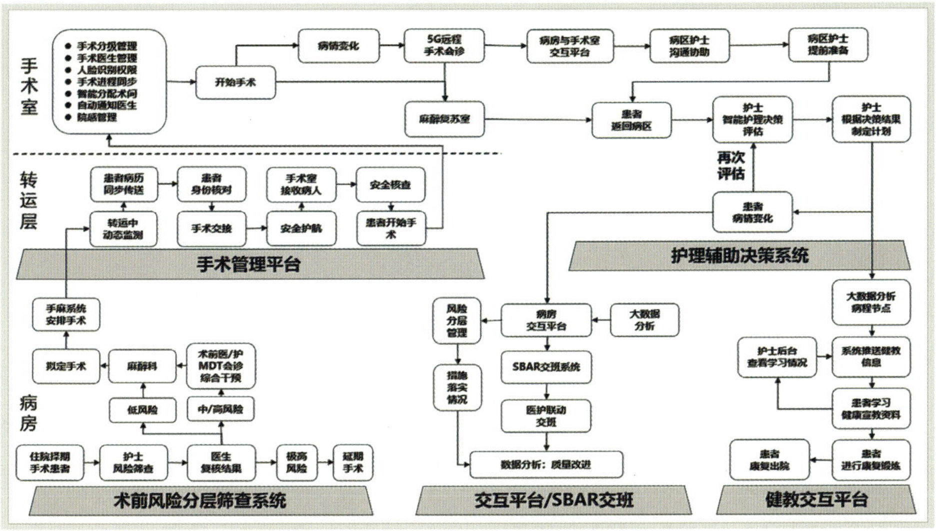

■ 图1　围术期手术安全闭环管理实施线路图

（一）智能计算患者风险，把住术前风险关

围绕手术、麻醉安全，自主研发了术前患者手术风险筛查表，并将筛查表进行信息化强制固定。从入院起，即对手术患者实施多系统、多维度评估，对手术风险因素进行识别，将手术风险分为极高、高、中、低风险四个层级，明确医、护、麻三方主体责任，制定手术风险分层级管理策略，并监控落实。在管理策略保障之下，系统通过智能算法和人工智能技术，对风险数据进行抓取分析，总结出患者症状、合并症、并发症的风险，并作为基线数据，为术后评估提供参考。

（二）打通信息共享通路，各部门预知风险

通过信息化管理，建立病房、转运部、手术室、麻醉科、恢复室等多部门信息

通道，头部科室共享风险信息，各部门接收到新增风险信息后传达到每个部门、科室的“细枝末节”，下转下传，提高风险信息的可及性，确保相关部门对患者风险全程感知，促进了协同管理。如手术室将手术术式、术中异常体征（如低体温、出血过多等）、手术中存在的问题、发生的并发症等，与病房提前沟通，强化病房与手术室的协作，病房护士提前做好患者手术归来的准备。

（三）“扫脸”确认主刀信息，手术全程可追溯

智能系统自动匹配手术权限，当医生进入手术室时，通过人脸识别，保证主刀与准入条件相符。耗材智能化管理、器械包全程可追溯。手术过程中，医生通过语音识别系统自动打开患者的各项检查报告，查看检查资料，遇紧急情况，需上级医生或其他专科会诊，开启5G远程手术会诊，进行病情分析与技术指导。

（四）建立大数据知识库，助力护理同质化

通过各科工作规范、专科指引与询证资料，整理出护理措施与专科知识库，建立九大系统风险模型与专科风险模型。患者术后返回病房，系统结合术前筛查的内容、手术术式、手术中存在的问题与相关并发症，辅助护理人员进行专科评估，针对患者的专科特点和护理风险，提供相关的护理措施、注意事项和知识库等材料，帮助护士制定更有效的护理方案。同时，系统可以进行动态评估，帮助护理人员及时发现并应对潜在的护理风险，实现均质化护理。

（五）建立交互平台，患者风险不看“脸色”看“颜色”

通过将HIS、LIS、PACS、护理风险评估等系统数据信息端口共享，建立智慧交互平台，实现信息管理、病人管理、专科管理三大板块的功能。交互平台可快速获取患者动态信息，按各风险进行分类，根据不同颜色进行分级警示，并显示具体的风险因子和预防措施。同时，各风险信息可实时在病房门口屏、患者床头屏上显示，实现风险可视化管理，使医、护、患都能快速获悉风险等级。

对于特殊病情变化的患者，通过交互平台中智能化SBAR交班系统进行交班，且交班系统信息联通护士站显示屏，护士可以通过投屏实现快速阅读交接，交接内容清晰准确、循证依据明确。通过智能化SBAR交班系统，交班护士可检索引用患者所有病史信息，减少了重复性的工作，提高了工作效能。

（六）智能辨析诊疗阶段，提供个性化健康教育

整理术后的健康宣教资料，对宣教内容进行规则管理，研发了健教交互系统，该系统提供健康教育、疾病管理、康复指导以及病历资料查询的功能。通过智能交互，系统能够根据患者的病程，按照规定的诊疗节点，提供个性化的健康教育内容，帮助患者了解当前的用药、饮食、康复计划等，帮助患者更好地管理自己的疾病，同时锻炼了患者的健康管理能力，提高了医护人员的宣教效率和质量。

四、实践成效

手术闭环安全管理项目的实施，旨在提高手术过程中的安全性和质量，减少手术意外事件的发生，保障患者的手术安全。通过对该项目的全面实施，医院取得了以下成效：

（一）创新研发五个智能化系统，完善两个工作流程

通过研发住院患者术前风险筛查系统（见图2）、单病种辅助决策系统（见图3）、SBAR标准化沟通系统（见图4）、交互平台系统（见图5、图6）、护患交互系统，建立了两个工作流程，为实现高质量手术全闭环管理打下坚实的智能化与信息化前提。

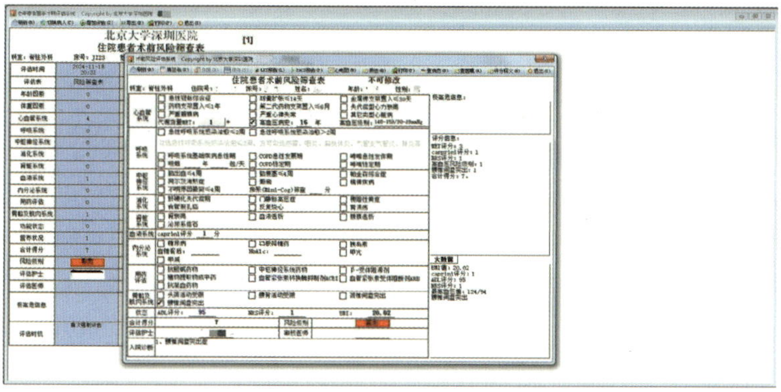

■ 图 2　术前风险筛查系统

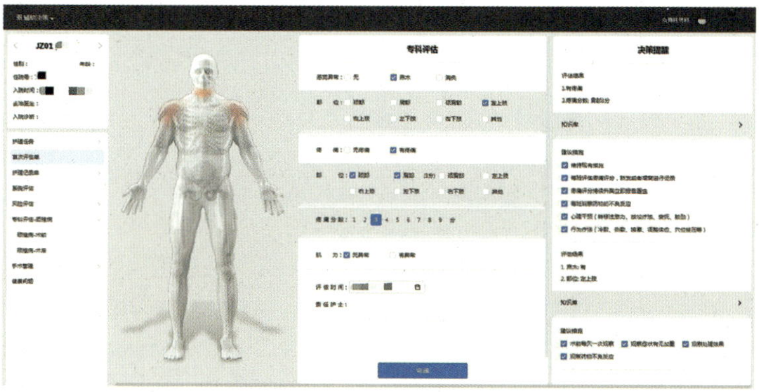

■ 图 3　单病种辅助决策系统

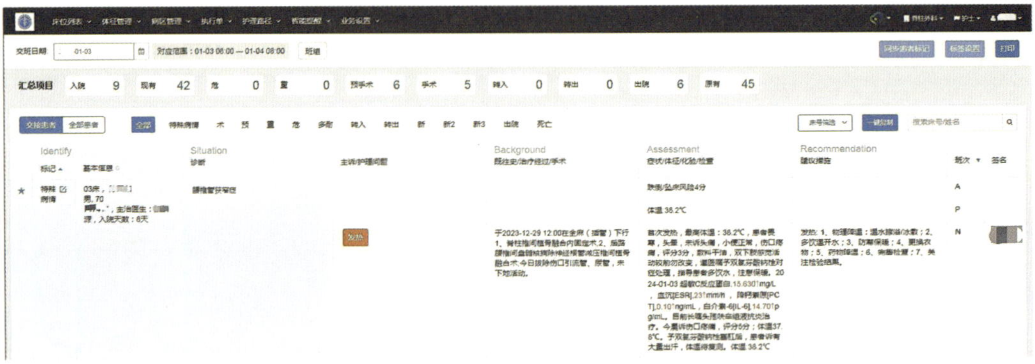

■ 图 4　SBAR 标准化沟通系统

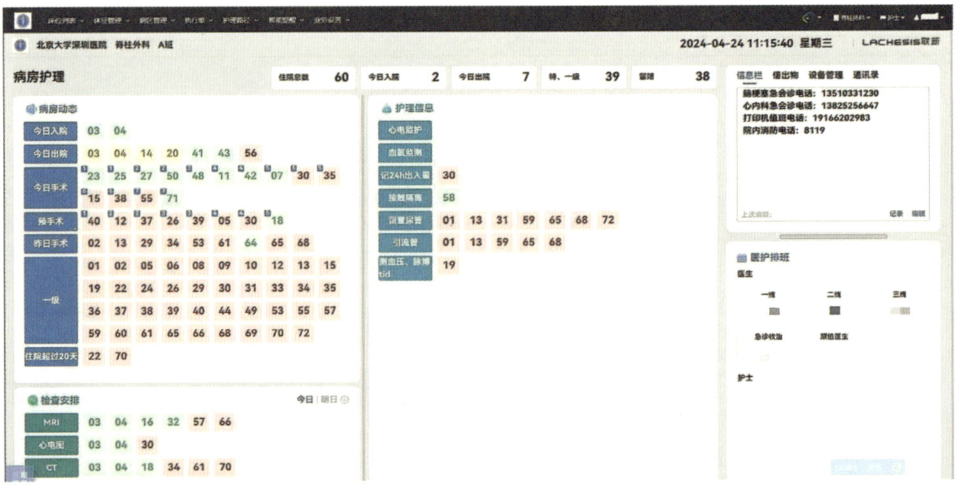

■ 图 5　交互平台系统

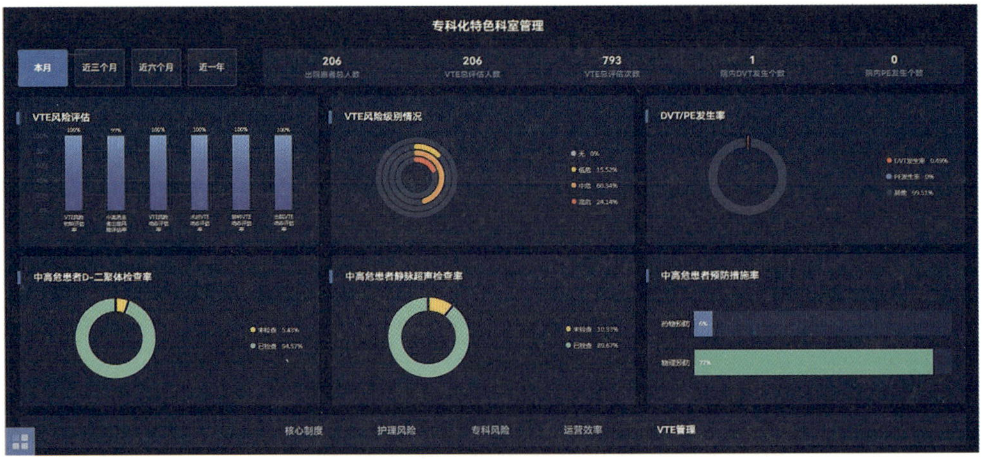

■ 图 6　交互平台系统（质控界面）

（二）手术质量全面提升，试点科室实现“0”并发症

通过安全闭环管理，医护麻三方实现联动，在对症状、合并症、并发症等病情变化的早期识别、前瞻性干预、针对性处理、持续质量改进方面得到有效改善。通过手术风险筛查系统的临床应用，试点科室患者非计划二次手术、围手术期严重并发症等情况下降明显，科室住院患者围手术期的风险管理质量持续提升。

（三）持续复盘优化，质量改进精益求精

使用过程中可以实现数据的存储和共享，利用这些数据建立综合分析平台。通过整合和分析各类风险数据，及时发现围手术期安全管理中的潜在问题和趋势。科室可以利用这些数据进行质量改进和风险管理的决策，优化围手术期安全管理的流程和策略。此外，智能信息化手段还可以利用数据分析技术来识别手术风险因素和改进措施，利用智能化手段优化机制，实现系统持续改进。

（四）多次交流和获奖，护士专业价值获认可

始于护士术前风险筛查的手术全闭环管理，对降低重大手术风险、改善患者结局起到了积极的促进作用，受到医疗与管理团队的高度认可。该项目相关成果多次参加学术交流会，其中参加中华护理学会学术交流会5次。2023年获得深圳护理学会护理管理创新二等奖。

五、工作经验

应用智能技术在手术闭环安全管理中取得一定成效，经验如下：

（一）团队成员术前科学评估，为提升手术质量打好基础

术前，医护团队充分了解患者的病情和身体状况，应用智能化工具进行全面、动态的术前评估和准备是提高手术质量的基础。

（二）领导重视、多部门联动，保障信息传递及时和完整

在手术全闭环管理过程中涉及多部门，领导重视及多部门联动支持，才能够理顺工作流程，真正保证信息及时、完整地传递。

（三）智能化体系与质量体系并行发展，提升手术质量管理

质量体系的建设与质量持续改进是医院质量管理的关键，智能化建设只有与质量管理共同发展，才可以解决质量发展中的瓶颈问题，为质量改进提供新思路。

专家点评

点评专家：南京鼓楼医院信息管理处副处长、高级工程师　鲍瀛

该项目紧密结合了现代医疗质量管理理论，以及国家卫生健康委发布的《手术质量安全提升行动方案（2023—2025年）》的相关要求。通过建立闭环管理机制，实现了对手术围术期的监控和优化，符合当前医疗质量管理的趋势和政策导向。

该项目通过智能信息化技术，针对术前、术中、术后各阶段的痛点进行了有效的解决方案设计。通过智能算法和人工智能技术的应用，提高了风险评估的准确性和信息共享的及时性，有效降低了手术风险，保障了患者安全。此外，通过建立大数据知识库和交互平台，为医护人员提供了决策支持，实现了护理的同质化管理和信息的可视化管理，提高了医护人员的工作效率和患者的满意度。同时，针对患者个体情况推送健康教育，提高了宣教效果。此项目取得了显著成效，手术并发症和死亡率显著下降，说明闭环管理对保障手术安全起到了重要作用。

该项目在数据分析和质量持续改进方面还有提升空间，应建立更完善的数据分析平台，以便更精准地发现问题和制定改进措施。此项目中的经验值得推广，但在推广时需要根据不同医院的情况进行适当调整，以确保效果的实现。

智慧手术平台系统　打造安全闭环手术生态

部门：护理部
编写人员：丁小容　肖明　侯毅芳　吴小华　赵蕾　周诩川　张传亮　余雅倩　谢梦月

一、案例背景

手术室管理与患者安全密切相关，现代手术室护理正朝着专科化、信息化、数字化的方向迅速迈进。2018年4月，国家卫生健康委员会办公厅印发《全国医院信息化建设标准与规范（试行）》，提出应利用信息化技术、物联网技术，对手术室的人员、物品实现精细化管理和围手术期全过程管理，同时应利用条形码、RFID标签等物联网技术，实现手术人员及着装的手术室智能化洁净管理，明确手术室管理应以智慧化、精细化为方向。

2023年5月，国家卫生健康委、国家中医药局联合印发《全面提升医疗质量行动计划（2023—2025年）》，从基础质量安全管理、关键环节和行为管理、质量安全管理体系建设等维度提出了28项具体措施和5个专项行动。2023年8月，国家卫生健康委印发《手术质量安全提升行动方案（2023—2025年）》（以下简称“《方案》”），从术前、术中、术后风险管理和系统持续改进4个方面，针对全国二级以上医疗机构提出15条具体举措。同时，《方案》还特意强调，相关医疗机构和质控组织应利用信息化手段对手术质量安全情况进行分析评估，以循证依据为基础，以问题为导向，科学精准地开展行动。

北京大学深圳医院手术室坚持“以病人为中心，让病人满意，让术者满意”的服务宗旨，以制度为纲领，建立了智慧手术平台系统，充分利用信息技术、互联网平台建设、流程优化、细节管理等手段实现病房—手术室的围手术期护理无缝衔接，全面保障患者安全，实现实时高效全程手术室人财物闭环管理。

二、管理痛点

（一）手工书写文书，“费”人工易出错

在未实现信息化之前，手术室麻醉科的各类文书均依靠手工书写，医护人员的负担重且手工书写的错漏率高，易出现字迹不清晰、信息遗漏、数据错误等问题。如果由于时间紧迫或者人为疏忽，在记录患者的手术过程或病情变化时出现关键信息的遗漏或记录错误，可能会影响到后续的治疗决策和患者的康复进程。此外，手工书写的文书在存储和查询方面也存在不便，需要占用大量的物理空间来存放纸质文档，而且在需要查找特定信息时也费时费力。随着科技的发展和医疗需求的变化，采用更加高效、准确的电子文书系统已成为提升医疗质量和效率的必然趋势。

（二）人工清点耗材，“耗”工时易错漏

手术室的耗材品规种类繁多，传统的耗材清点完全依靠人力，不仅耗费大量的工时，还易出现计数错误和遗漏。首先，目前手术复杂程度增加，一台手术可能需要使用数十种不同的耗材和器械，人工清点这些物品无疑会增加出错的概率。此外，任何计数错误或遗漏都可能导致手术延误，甚至影响患者的安全。同时，人工清点耗材还会增加医院的管理成本。医护人员在手术室内花费大量时间进行耗材清点意味着直接护理活动的时间减少，这不仅影响了工作效率，还可能导致医院需要增加人力资源以满足手术室的运作需求。经过综合考虑，科室通过引入信息化管理技术，有效解决了这一问题，为患者提供更安全、更高效的医疗服务。

（三）病人交接未闭环，信息不畅易致错

手术室与病房之间的交接是医院工作流程中的一个关键环节。在这一过程中，确保信息的准确无误传递是保障患者安全和提高治疗效率的重要前提。但是手术室病人与病房的交接流程往往无法形成有效的信息化闭环，仅依赖于人工的口头交代或书面记录来传递信息。这种依靠个人记忆和理解的信息传递方式，极易因为沟通不充分、信息遗漏或误解而导致交接信息的不准确。例如，手术室的医护人员可能忘记告知病房护士某些重要的术后护理要点，或者病房护士可能误解了手术室传达的信息，这些都可能对患者的恢复产生不良影响。同时缺乏有效的信息追踪和反馈机制是导致信息沟通出错的另一个重要原因。在未闭环的交接流程中，一旦信息传递出现问题，往往难以及时发现和纠正，因为缺乏系统性的监控和反馈机制来确保信息的准确性和完整性。这种情况下，即使出现了信息传递的错误，也可能要到问题显现时才被发现，而这时候可能已经对患者的健康造成了影响。再者，未闭环的

交接流程还会导致信息的重复录入和查询，降低工作效率。由于信息传递的不畅，病房的医护人员可能需要多次回到手术室核实信息，或者反复询问手术室的医护人员，这不仅耗费了大量的时间和精力，还可能因为频繁地打扰而影响手术室的正常运作。总之，建立有效的闭环管理系统，优化手术室与病房之间的病人交接流程，是提高医疗服务质量、确保患者安全的重要措施。

（四）重复性工作技术含量低，人力资源浪费多

在手术室，手术器械的准备、医疗污物的处理等日常工作往往由护士负责，这些工作不仅重复性高，而且在处理过程中可能会接触到潜在的感染源，增加了职业暴露的风险。这类工作虽然对手术的顺利进行非常重要，但其“含金量”并不高，即它们不需要高水平的专业技能，因此更适合通过改进工作流程或采用自动化设备来提升效率和降低风险。

（五）缺乏移动办公系统，降低工作效率和灵活度

在手术室这一特殊工作环境中，时间就是生命。手术室护士需要时刻观察患者病情，关注手术进程，随时准备应对紧急情况，单一的、固定式的办公系统，意味着医护人员不能实时获取和更新手术信息，影响决策的及时性和准确性。一个高效的移动办公系统能够让医护人员在任何时间、任何地点都能访问到必要的信息和资源，从而大大提高工作效率和灵活性，确保手术室运作的高效和患者的安全。

三、解决方案

基于手术室护理管理难点，北京大学深圳医院构建智慧手术平台系统，加强细节管理，优化流程，提高效率。

（一）构建在线平台，一切数据皆有章可循

充分利用移动互联网功能，用手术室跟踪看板、护理移动端记录数据，数据包括：手术安排、公告信息推送（见图1）；首台开台率、手术量等数据公布；手术分级、手术权限查阅；查询仪器设备所在位置（见图2）、大型设备效益分析等。

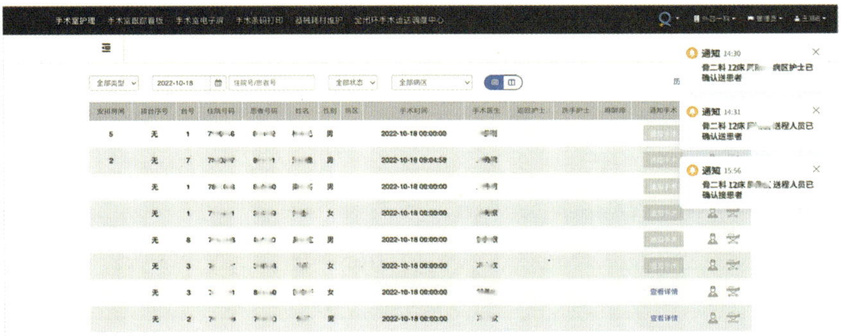

■ 图 1　手术室跟踪看板

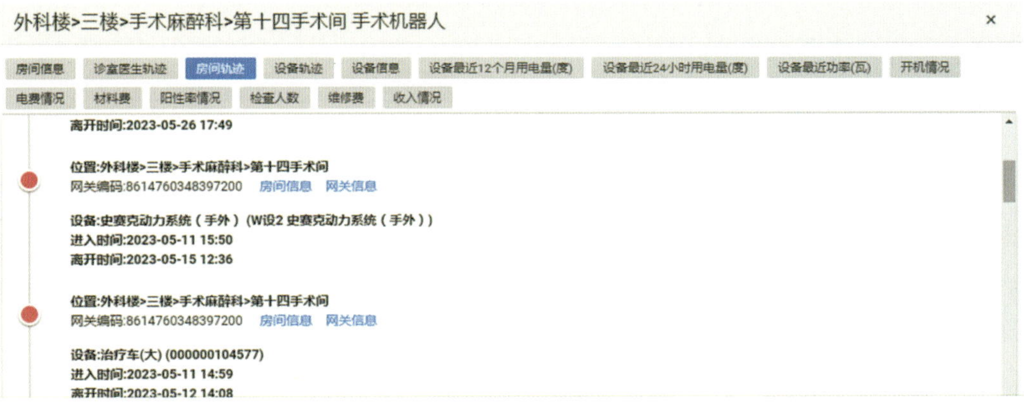
外科楼>三楼>手术麻醉科>第十四手术间 手术机器人
房间信息
诊室医生轨迹
房间轨迹
设备轨迹
设备信息
设备最近12个月用电量(度)
设备最近24小时用电量(度)
设备最近功率(瓦)
开机情况
电费情况
材料费
阳性率情况
检查人数
维修费
收入情况
离开时间:2023-05-26 17:49
位置:外科楼>三楼>手术麻醉科>第十四手术间
网关编码:8614760348397200 房间信息 网关信息
设备:史赛克动力系统（手外）(W设2 史赛克动力系统（手外）)
进入时间:2023-05-11 15:50
离开时间:2023-05-15 12:36
位置:外科楼>三楼>手术麻醉科>第十四手术间
网关编码:8614760348397200 房间信息 网关信息
设备:治疗车(大) (000000104577)
进入时间:2023-05-11 14:59

■ 图 2　手术室仪器设备管理系统

（二）研发物流机器人，重复低技工作有“人”顶

研发了手术室第一代物流传输机器人，该设备能够替代人工进行手术器械、医疗污物的运送工作，将护士从一些重复性的、低技术含量的工作中解放出来，让护士有更多的精力从事技术性的工作，同时也减少了职业危害。

（三）开发全闭环管理系统，手术护理流程全覆盖

系统覆盖了与手术护理工作相关的各个工作环节，将手术护理的日常工作标准化、流程化和自动化。在护理文书规范化的基础上，合理优化手术护士的工作流程和手术室的管理流程，与医院现有的信息系统实现集成，实现手术病人基本信息、检验信息、放射信息、病理信息、输血信息以及各种报告资料的共享。

对仪器、耗材、手术器械等和手术护理密切相关的环节进行闭环式管理，极大地降低了医护人员的工作负担，提高了整个工作流程的效率，方便科室管理和工作量的统计（见图3、图4）。

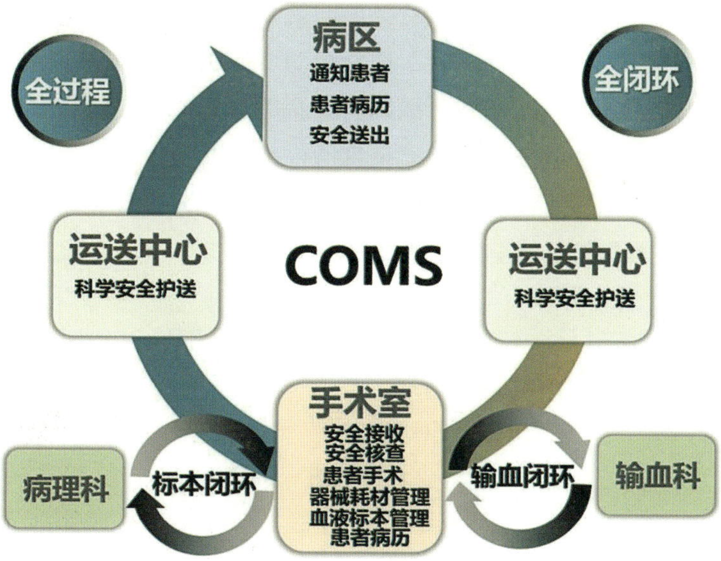

■ 图 3　手术室全闭环管理系统 1

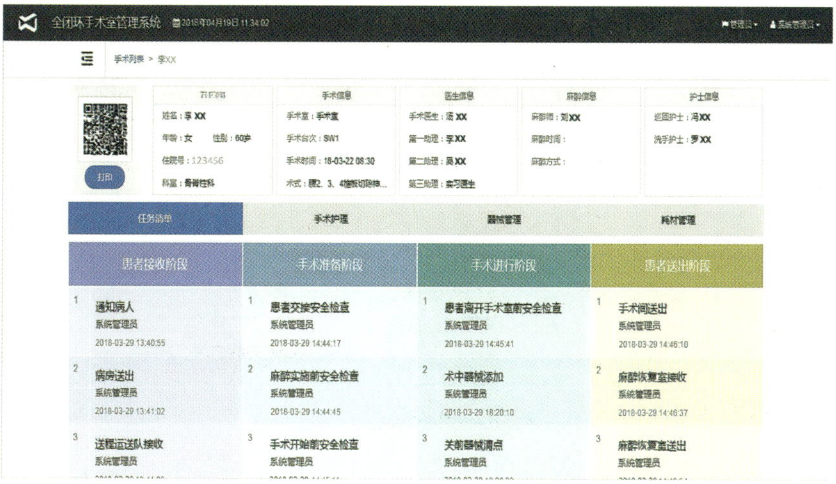

■ 图 4　手术室全闭环管理系统 2

（四）建立高值耗材管理系统，实现耗材智能化管理

手术室通过应用射频识别（RFID）技术和数字化信息手段，建立了“手术医用耗材数字化管理SPD中心库”系统（见图5）。通过使用RFID技术，实现了对手术室耗材的自动追踪和管理。这种方式不仅减少了人工清点的时间和出错率，还能实时监控耗材的使用情况，确保耗材的及时补充和有效利用。同时系统能够根据历史数据和使用趋势自动调整耗材的库存量，避免过度库存或库存短缺的情况发生。通

过自动化的耗材管理，医护人员可以将更多时间和精力集中在患者护理上，而不是耗材的清点和管理。系统还可以提供数据分析功能，帮助医院了解耗材使用的具体情况，包括耗材使用频率、成本分析和趋势预测等。这些数据可以作为医院决策支持的重要依据。此外，系统还能追踪记录每一件耗材的使用情况，为患者提供透明和可追溯的医疗服务。随着技术的不断进步和应用的深入，预计未来耗材智能化管理将在更多医院的手术室环节发挥更加重要的作用。

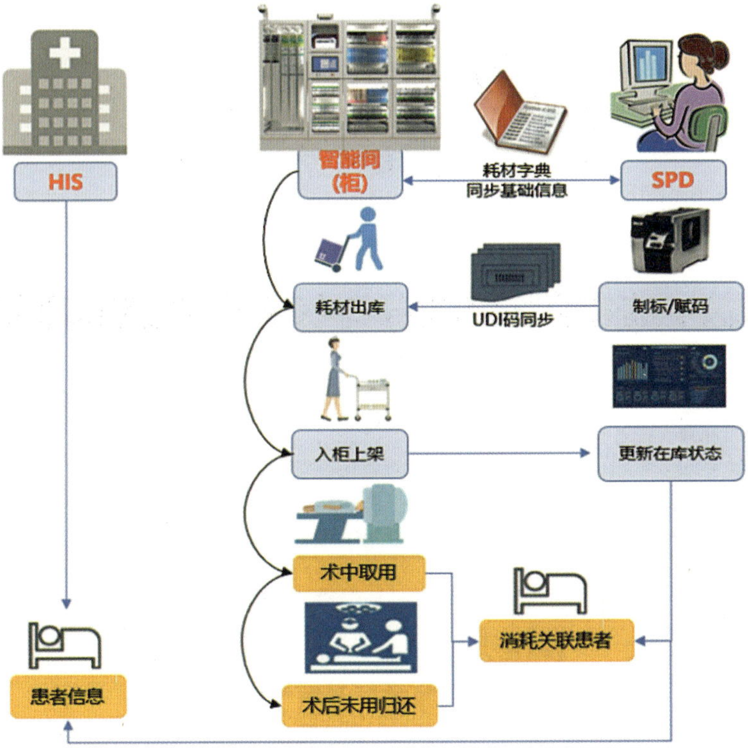

■ 图 5 “手术医用耗材数字化管理 SPD 中心库”系统

（五）优化工作流程，注重细节管理

通过使用移动个人数字助理（PDA）设备，极大地改善了手术室与病房之间的信息沟通和记录管理。登录PDA后，护士可以随时随地查询当天的手术安排和患者的手术状态，包括手术的预计开始和结束时间、手术队伍的成员、患者的基本信息等。这种实时的信息访问能够帮助护士更好地安排自己的工作，确保护士在手术前后能够及时做好准备和跟进，并使护士可以实时完成观察记录和护理文书的书写，无需返回护士站或使用纸质文件。PDA不仅提高了记录的准确性和及时性，还减少了重复工作和手工转录的错误，提高了工作效率。我们还在PDA上加入了病人引流管位置的交接示意图，使手术室护士能够清晰地记录引流管的确切位置，并通过图示的方式传递给病房护士（见图6）。这种直观的信息传递方式减少了口头交接时可能出现的误解，确保了术后护理的连续性和准确性，从而提高了患者的安全性和护理质量。

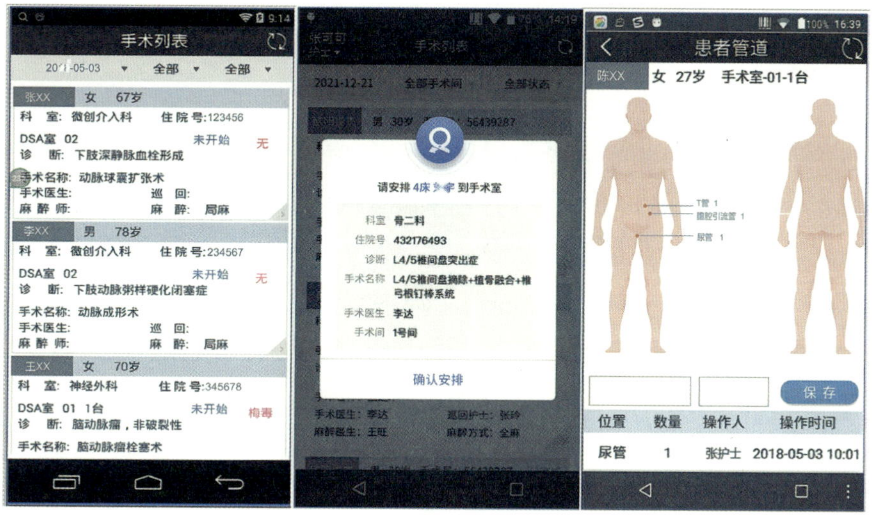

■ 图6 PDA移动护理系统

四、实践成效

（一）越级手术“无所遁形”，一年内降至0例

建立手术室医师手术权限管理平台后，手术医生越权提交手术单及进行手术的现象由体系建立前1年（2017年全年）的15例下降至体系建立后（2018年全年）的0例。

（二）手术接台时间缩短，手术间日均台次5.1台

手术接台时间为20.2分钟，工作效率明显提高。

（三）医护患三方共赢，满意度提升

病人满意度、医生满意度及护士满意度提高（见表1）。

表1　体系建立前后患者满意度、医生及护士的满意度比较

项目	患者满意度（%）	护士满意度（%）	医生满意度（%）
体系建立前	584（80.3）	61（86.9）	50（82.0）
体系建立后	600（96.0）	78（97.4）	49（95.9）
X^2	70.33	4.24	4.85
P值	＜0.005	＜0.05	＜0.05

（四）“三率”明显提升

各环节错误率降低，手术同意书书写合格率、手术部位标记完善率、Time out执行正确率上升（见表2）。

表2　体系建立前后手术同意书书写合格率、手术部位标记完善率、Time out执行正确率比较（n/%）

项目	手术同意书书写合格率	手术部位标记完善率	Time out 执行正确率
体系建立前	539（89.83）	558（93.00）	271（75.28）
体系建立后	575（95.20）	588（97.35）	325（90.28）
X^2	12.53	12.43	28.41
P值	＜0.005	＜0.005	＜0.005

通过信息化促进细节管理，把握核对、清点、标本留置及体位摆放等关键环节，手术过程异物遗留发生例数、术中物品清点不符发生例数、手术标本遗失发生例数、手术标本留置不合格例数、手术标本漏送发生例数、术中压疮发生率等专科护理质量指标逐步降低。

五、工作经验

通过构建智慧手术平台系统，全面整合工作人员管理系统、手术病人管理系统、手术器械管理系统、手术耗材管理系统、手术设备管理系统，可确保手术室安全高效运转；应用精益管理理念和方法，对手术室流程进行优化，通过推行手术间物资统一配送、设立术前等候区、优化体位管理流程、改革质量控制流程等措施，提升手术室运行效率；通过设置手术间专用白板、引进新型标本车、关注手术室安全核查等细节管理，保证病人安全。在手术医生、手术室护士、麻醉医生、信息工程师、辅助人员等的共同努力下，智慧手术平台系统助力手术室安全高效运转。

该项目也因此屡获肯定：被评为2019年广东省改善医疗服务行动计划典型案例，以及2020年度中国现代医院管理医疗质量安全管理典型案例。

由于平台系统的构建并非一个科室能够完成的，在系统搭建的过程中，需要部门多学科共同合作，通过与信息科、手术科室、病理科、输血科、运送中心、工程师等反复沟通讨论，不断改进，方可得到最佳方案。初期方案宜在小范围内试运行稳定后，再全面推行。目前智慧手术室尚处于初级阶段，随着新技术的不断产生，智慧手术室的理念也在不断推陈出新，相信未来人工智能技术将全面进入医疗领域，手术室也将迎来真正的智慧时代。

专家点评

点评专家：南京鼓楼医院信息管理处副处长、高级工程师　鲍瀛

该医院智慧手术平台系统的构建，是对当前医疗信息化趋势的积极响应，体现了医院管理向专科化、信息化、数字化转型的决心。该系统通过整合各类资源，优化流程，提升效率，成功打造了一个安全闭环的手术生态，对提高手术室管理质量和保障患者安全具有重要意义。

创新之处在于：一是针对手术室管理的多个痛点，如手工书写文书、人工清点耗材、信息传递不畅等问题，提出了切实可行的解决方案。通过建立在线平台、研发物流机器人、开发全闭环管理系统、建立高值耗材管理系统等措施，实现了数据的可追溯、工作流程的自动化和智能化管理，显著提高了手术室的工作效率和护理质量。二是系统的实施取得了显著成效，越级手术现象得到有效遏制，手术接台时间缩短，患者、医生、护士三方满意度显著提升。“三率”（手术同意书书写合格率、手术部位标记完善率、Time out执行正确率）的提升，更是直接反映了改进的成效。三是该案例的成功实施，体现了信息化建设的重要性、以患者为中心的服务理念、跨学科合作的必要性以及持续改进与创新精神。

改进建议：一是持续推进技术迭代与创新。随着医疗技术的快速发展，建议持续关注和采纳新技术，如人工智能、大数据分析等，以进一步提升手术平台系统的智慧化水平。二是跨学科协作机制。建议进一步加强与其他医疗机构、科研机构的合作，通过跨学科团队的协作，不断优化和升级智慧手术平台系统。三是强化数据分析利用。医院应充分利用数据资源，建立数据分析平台，为质量管理决策提供支持。

构建 VTE 智能防治系统
全面狙击住院患者“隐形杀手”

部门：医务部
编写人员：朱思奇　张宁波　陈涛

一、案例背景

小小的血栓，却是身体中的“定时炸弹”，随时能夺走人的性命。在各种和血栓相关的疾病中，有一种栓塞症经常被忽略，但它一出手就能杀人于无形，已然成为医院内“沉默的杀手”，它就是和缺血性心脏病、卒中一起位列杀手榜前三名的静脉血栓栓塞症（Venous Thromboembolism，以下简称为“VTE”）。VTE是患者在医院内非预期死亡的重要原因之一。

自2018年以来，国家卫生健康委一直在全国范围内推进肺栓塞和深静脉血栓栓塞症（VTE）防治能力建设项目，同时不断完善建设评价标准，希望以此提升医疗机构住院患者VTE风险的评估率，提升住院患者VTE规范预防比例，对于早期发生VTE的患者实施规范和及时的治疗，有效降低致死性VTE的发生率。VTE规范预防也被国家卫生健康委列为2024年国家医疗质量安全改进十大目标之一。

VTE高风险患者无处不在，积极有效的早期预防可以最大程度降低VTE相关疾病的发生率及死亡率，是VTE防治能力建设项目的核心。有研究显示，住院患者中40%—60%的患者处于VTE高风险。当然，这也是一种可以通过恰当措施预防的疾病，研究表明，恰当的预防措施可以将医院相关性VTE事件的发生率降低30%—65%。

因此，全国肺栓塞与深静脉血栓栓塞症防治能力建设项目评审中包括组织管理、医疗技术、信息化建设、护理管理、患者管理、培训教学、科研能力和质量控制8个维度。其中，是否实现“住院患者VTE风险评估与预防信息化”甚至成为全国肺栓塞与深静脉血栓栓塞症防治能力建设项目评审的“一票否决”项。

为推动国家医疗质量安全改进，北京大学深圳医院将VTE防治整个防治信息化贯穿于住院患者VTE风险评估、预防、救治的全流程，助力建设高效、科学的评估体系，打造快速反应的救治团队，降低VTE的发生率和死亡率。

二、管理痛点

有的病人因为腰痛住院救治，最终可能因为VTE肺栓塞而离世；有的住院病人甚至因住院时间延长而发生VTE，导致死亡。以上情况可能是VTE这一“凶手”没有被及时捕捉，评估和预防措施跟不上而导致的。在我国的临床实践中，VTE防治现状并不乐观，合理预防比例不足10%。

为何会出现这种状况？通过观察总结VTE病例，发现医生防治意识不足，容易无意中“放走”潜在的中高危病人是关键点，还有顶层管理不完善、不同学科存在救治标准规范不统一等问题。而在住院患者VTE风险评估与预防过程中存在诸多“痛点”，通过信息化助力解决，可以更好地捕捉这个“隐藏的杀手”：

（一）病人风险信息不足，评估筛查成难题

在计算VTE风险时，医生往往更关注专科疾病、重要的既往病史和部分用药史，但缺少对患者血栓风险的整体评估。但是如果缺少患者的评估信息，临床医生很难获得完整信息，无法筛查出中高危病人，如多米诺骨牌效应，当信息数据关没有“拿捏”住，很容易导致其后预测和分析不足，容易导致漏诊、误诊的情况，防治关口无法提前。

（二）数据采集“纯人工”，统计耗时耗力

由于传统评估筛查的数据没有和医生开医嘱、患者病历相关联，无法强制形成临床路径。医护人员填写完信息采集表后，需要人工计算结果，评估耗时耗力，导致医护主动评估筛查的积极性不强。

（三）无法实时掌握数据，缺乏提前预警提醒能力

患者病情千变万化，没有信息化，就无法对患者的病情、用药变化实施实时监控，无法在关键节点进行自动评估，并及时提醒医护人员。

（四）缺乏全流程数据搜集和追踪，不利于质控和持续改进

VTE患者数据分散在整个诊治的全流程中，传统利用人工统计，不利于快速查看患者的病情诊断、检验检查和用药情况等，不利于数据追溯、深度分析和质量的持续改进。

三、解决方案

要降低住院患者VTE的发生率，就必须实现患者住院期间和出院后接受VTE风险与出血风险评估，并根据评估情况按照有关临床指南规范给予规范预防措施，包括基础预防、药物预防、机械预防等；强化质控，提高VTE规范预防率，实现VTE的早期干预；发生VTE的时候由多学科救治团队给予快速救治，可以有效降低VTE的发生率及致死率。其中，VTE的智能防治系统要积极发挥作用。

北京大学深圳医院自主研发VTE智能防治系统平台，围绕预防、诊断、治疗及管理四个方面开展，利用信息化优化入院评估流程，供一线临床医护人员和医务管理者使用，练就识别VTE的“火眼金睛”，狙击静脉血栓。该VTE智能防治系统包括量表评估、智能识别、临床会诊、实时数据抓取监测、质控管理。

（一）评估量表信息化，实现入院“必评估”

按照VTE管理制度的要求，所有患者入院时进行VTE风险评估，不同类别的患者采用不同的评分量表，对所有中高危VTE风险的住院患者进行出血风险评估，在不同节点进行动态评估。这是VTE管理制度的要求。北京大学深圳医院将Caprini评分量表（手术患者）、Padua评分量表（非手术患者）和产科专用VTE评分量表（孕产妇）嵌入医院信息系统（HIS），由医护人员根据患者情况自主、科学地选择评分量表。为了提高评估率，减少缺漏，医院利用信息化手段，将评估量表锁定入医护病程记录，强制要求医护人员必须完成患者入院的VTE风险评估，才能够进行下一阶段的操作，“卡”住了入院的第一关，保证了风险评估率。同时，也考虑到部分患者不能立即进行风险评估的特殊情况，设置了绕行方式（见图1）。

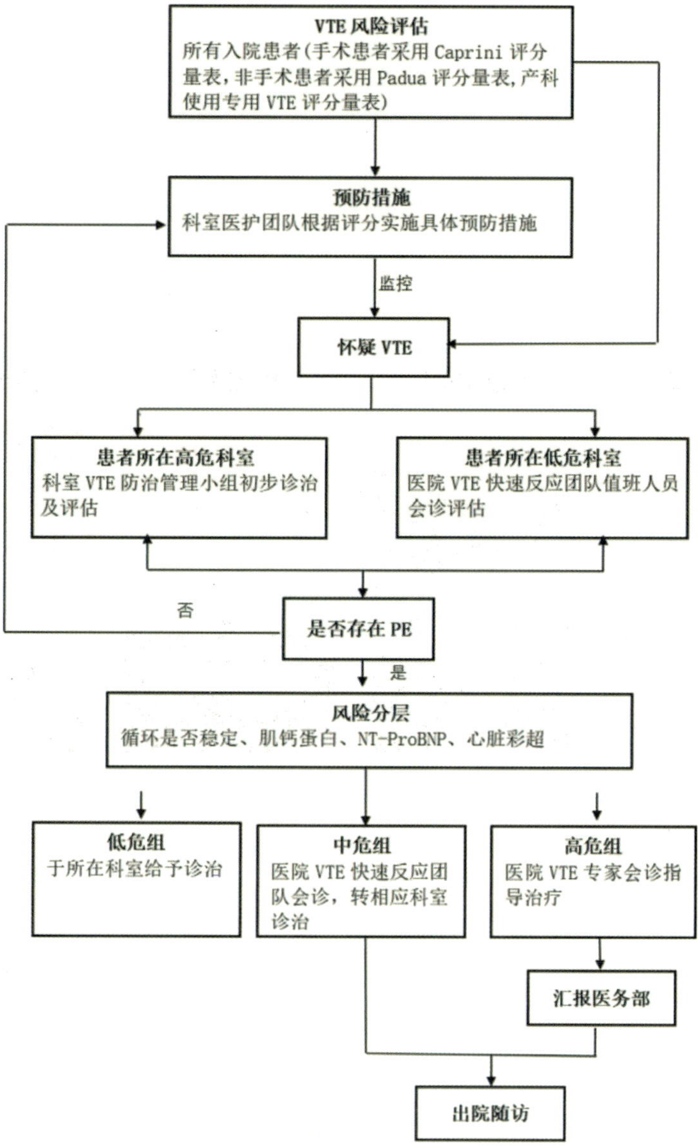

■ 图 1　VTE 管理流程

（二）“火眼金睛”识别患者，智能匹配预防措施

有了信息化的助力，医护人员就像装上了“火眼金睛”，在众多住院患者中识别出“中高危”的患者，根据识别结果，医护人员需进行患者出血风险评估和预防措施的选择，实现评估、预防流程的标准化。动态评估采用危急值提醒的方式，并且设置评估一览表，使医护人员知晓所有在院和出院患者的风险评估、出血评估及预防措施的使用情况。

（三）依托信息化“立规矩”，团队实现快速反应救治

管理制度要求成立VTE快速反应团队（见图2），对VTE患者实施标准化的治疗。快速反应的前提是治疗标准规范统一。北京大学深圳医院依托现成使用成熟的电子会诊系统，添加虚拟的VTE快速反应团队这一科室，建立规范化诊疗标准。医务管理部门还可以实现在HIS系统中实时查看各科室的会诊申请，通过信息后台查看会诊时限和质量，保证会诊的及时性和规范性。

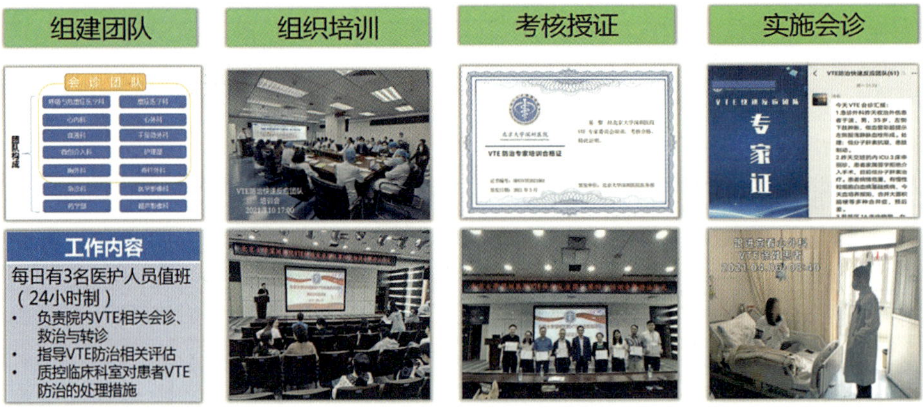
组建团队
组织培训
考核授证
实施会诊
会诊团队
专家证
工作内容
每日有3名医护人员值班（24小时制）
• 负责院内VTE相关会诊、救治与转诊
• 指导VTE防治相关评估
• 质控临床科室对患者VTE防治的处理措施

■ 图2　成立专业团队（VTE快速反应团队）

（四）智能评估数据指标，动态监测实时状态

VTE防治系统按照与VTE防治密切相关的“有用指标”进行分类汇总统计，包括在院患者评估数据实时监测统计、新入院患者评估数据实时监测统计、出院患者风险评估和预防类指标统计、出院患者诊断类指标统计、出院患者治疗类指标统计、出院患者结局相关指标统计、出院患者成本效率相关指标统计。VTE相关评估数据实现自动抓取、自动进行分析和统计，并进行动态监测和评估，为科室VTE管理和医务管理提供重要支撑。

（五）质控指标信息化，让持续改进有依托

依托VTE防治系统，医院可以针对体现评估及时性的相关指标进行实时抓取，每日分析，并及时对相关科室进行督导，保证评估的及时性；选择评估类、诊断类、治疗类、结局类、效益类等全方位的指标，对终末病例进行质控，保证规范化的诊治。基于此，北京大学深圳医院推行“定期质控通报”，VTE管理办公室每月召开月度质控和典型病例分析会，对全院的评估、预防措施落实情况进行通报，对典型病例进行质控分析。

四、实践成效

（一）提高了VTE评估筛查率

目前，北京大学深圳医院自行动以来，累计完成了超20万例患者评估，VTE风险评估率、出血风险评估率均接近100%。基于大数据的判断和分析，VTE潜在风险患者的筛查率也逐年上升，2019年，医院筛查出600多名中高危患者，2021年筛查出1200名患者，与此同时，物理和药物预防率均提升至30%左右，避免了更多VTE成为“漏网之鱼”。

（二）有效降低了VTE发生率

救治方面，医院先后成功救治了一例又一例VTE病例。救治案例有：2022年3月，救治了一名严重肢体离断创伤术后发生三次肺栓塞的老年患者；4月，成功救治了一名因患有遗传性易栓症抗凝血酶缺乏症导致肺栓塞的孕产妇，实现母婴平安。行动以来，医院致死性肺栓塞的发生率下降至0.22‰。因此，医院获评“全国血栓防治中心优秀单位”。

（三）斩获系列医疗质量荣誉奖励

该项目成为2022年度中国现代医院管理典型案例，并先后获得了首届CHITEC“英特尔杯”数字医疗健康创新服务优秀案例大赛优秀案例、第五届智慧医疗创新大赛深圳赛区二等奖、智慧医院HIC案例大赛省单医院一等奖、深圳市品管圈比赛三等奖、全国优秀奖、广东省护理信息专委会大赛特等奖、广东省VTE联盟科普先锋单位、健康报2022年度优秀学科宣传团队等荣誉。

五、工作经验

（一）管理目标明确，信息系统建设有的放矢

系统根据预防、诊断、治疗和质控的不同需求和管理目标进行建设，使VTE相关评估量表（VTE风险评估、出血风险评估和预防措施量表）信息化，相关评估数据可分析和统计，并可以进行动态监测和评估，用以加强医院内VTE防治管理。

（二）医护分工明确，筛查评估防止到位

医护系统分工很关键，北京大学深圳医院经过多次讨论，对医护的分工做了明确的规定。由护士先对入院患者进行VTE风险评估，再由医生复核；对于中高危患者，先由医生对其进行出血风险评估，然后开具医嘱并实施规范化的预防措施；医院通过信息系统强制、提醒等方式，保证了医护评估和预防措施的及时落实。

（三）培训关口提前，信息系统分阶上线

信息系统上线之前，将培训关口提前，入科进行VTE相关知识培训，保证全员

知晓率；采用逐日分科室上线的方式，用最快的速度和最小的代价发现系统存在的问题，并及时整改，最大限度地降低实操阻力；信息系统上线之后，根据管理需求，分阶段逐步调整质控指标，在保证临床医护人员配合度的情况下，满足管理和临床需求。

未来，北京大学深圳医院还将进一步发挥智慧医院优势，在VTE智能防治平台增加临床辅助决策系统模块，建立VTE专病数据库，实现知识库与流程的集成管理，数据抓取更智能更及时，实现VTE防治过程的智能化应用，有效提升VTE防治率，探索医院VTE防治的有效模式，为保障住院患者医疗安全不断发挥示范引领作用。

专家点评

点评专家：杭州市第一人民医院互联网医院办公室信息中心主任、高级统计师陈斌

近年来，我国对VTE防治工作的重视程度逐步提高。其中包括国家卫生健康委2018年发布《关于同意开展加强肺栓塞和医院内静脉血栓栓塞症防治能力建设项目》的通知。不仅如此，国家卫生健康委在2021—2024年连续四年将“提高VTE规范预防率”列入国家医疗质量安全改进十大目标之一。

北京大学深圳医院基于良好的智慧医院建设底蕴，构建了一整套标准化、数字化、智慧化、精细化、信息化的医院内VTE风险防控体系，旨在解决当前VTE风险评估标准不统一，信息化建设水平不均衡，诊疗操作流程不规范，人员分工不精细等问题，并取得了一定的成效。该案例从VTE的风险评估、预警防范措施、风险预警分组管理到治疗措施的给出和出院随访，全方位、全流程地阐述了案例的实用效果和有效评价机制。而且在建设方面，从“科学分工”到“建章立制”，再到“全面培训”，最后到“系统检核”，有着完善的建设方案与逻辑。

该案例实用性强，对全方位推广和复制有较强的适应性，建议在各风险评估的量化取数上做进一步的补充和完善，还应继续参考一些近期的较为权威的VTE评估量表（包含专家意见），促使评估量表的准确性大幅提升。另外，既然是数字化平台，还应通过搭载基于智能化的系统功能，来强化对VTE平台的使用监管，对全流程的管理及质量也有全方位的提升。

药品智慧管理平台　为安全加把“智能锁” 为效率增添“加速度”

部门：药学部
编写人员：王立军　袁劲松　张耀东　刘丽娟　王迎春　郭静　方静

一、案例背景

药品安全事关人民群众的身体健康和生命安全。2022年，国家卫生健康委和国家中医药管理局发布《关于进一步加强用药安全管理提升合理用药水平的通知》，旨在进一步加强用药安全管理，保障医疗质量安全和人民健康权益。该通知提出三个方面、九项工作要求，强调降低用药错误风险，提高用药安全水平，并鼓励医疗机构运用信息化手段，对临床用药全过程进行智能化审核与管理。

此外，由于毒麻精药品的依赖性、成瘾性导致的药品流弊事件不断，国家卫生健康委于2020年9月15日发布了《关于加强医疗机构麻醉药品和第一类精神药品管理的通知》。该通知对完善医疗机构麻精药品管理制度、强化麻精药品全流程各环节管理、规范麻精药品处方权限及使用操作管理、满足临床合理的麻精药品需求、提高麻精药品信息化管理水平、加强监督指导和责任追究等方面提出了详尽的要求。

北京大学深圳医院一直重视药品安全，严格执行药品全流程管理。作为三级甲等综合性医院，北京大学深圳医院在毒麻精药品管理上肩负重任，药品的仓储、出入库工作十分繁重且责任重大，存储及发放均须做到万无一失。

基于精细化管理需求，北京大学深圳医院药学部以药库为切入点，从药库到住院药房、门诊药房及病区，搭建了全院级药品智慧管理平台，深入药品管理的各个环节，打通院外供应链到院内一、二、三级库信息壁垒，服务于全院药师、医师及护士等相关药品管理工作者，提高药事管理效率及用药安全。此外，还通过在各个药房部署智能药品精细化管理柜、智能毒麻药品管理柜等智能硬件设备，配套药品全闭环管理系统软件平台，确保药房发药准确性，有效避免医疗事故的发生。通过药品全闭环管理系统，所有药事工作来可查，去可追，责任可追究，简化药师们的工作流程，降低不良事件的发生率，工作效率得以显著提高。

二、管理痛点

（一）人工操作难免出错，安全问题难保障

过去，药品管理都是人工操作，但再仔细的人也有走神出错的时候，在药品管理面前，一个小错误都可能酿成大祸，药品安全不容“小错误”。在庞大的药品管理工作中，持续人工操作，医护安全和患者安全均难以保障。

（二）药品盘点等管理耗时耗力，工作效率低、质量难保证

药品管理工作繁复而琐碎，如药品的出入库、存储管理、配送、盘点和记账、处方管理等，医护人员往往会耗费大量时间和精力处理事务，导致工作效率低，工作质量不高。

（三）信息缺乏联动，药品数量和需求易发生不匹配

过去，医院药品采购、发放等环节缺乏信息化基础，容易造成药品过多或缺乏的情况发生，医疗资源的利用效率和管理水平较低，不利于医院的整体管理。

三、解决方案

在充分摸透药品管理的每个环节和痛点后，北京大学深圳医院药学部在医院原有的信息化基础上，搭建了全院级药品智慧管理平台，为药品管理效率加“引擎”，为药品安全加“智能锁”。

（一）建平台“归拢”供应商，一键下单高效购药

在整个药品的入口端，通过“智能链”药品统一验收管理平台（见图1），实现供应商、药学部药库验收、一键式入库的一体化管理。

该平台将供应商统一归集到平台，医院下发订单后，供应商在线接收医院订单信息，确认配送数量、预配送日期、批号、效期等，通过平台对配送药品进行赋码并物流配送发至医院，药库人员通过PDA逐箱进行扫码入库。在建立高效的供应模式基础上，实现信息流、物资流及资金流的高度协同。

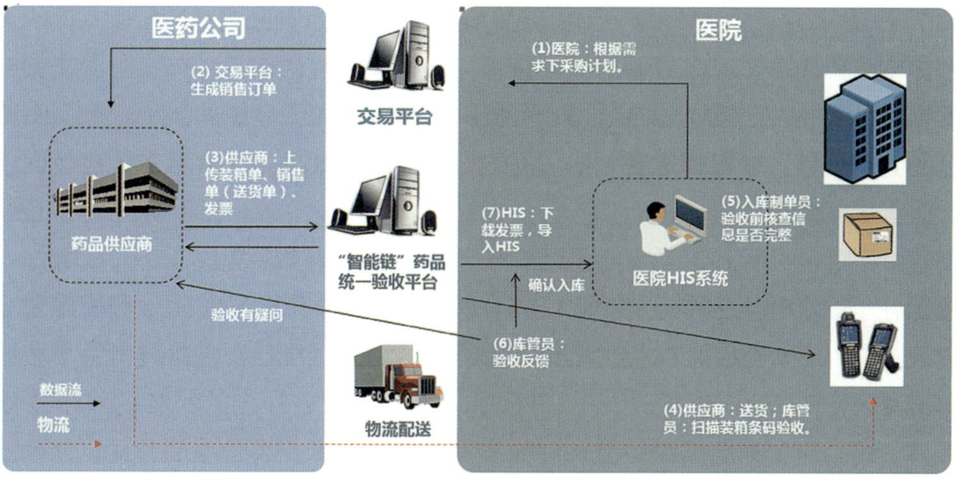

■ 图 1 "智能链"药品统一验收管理平台工作流程

（二）药品有了电子"身份证"，PDA一扫即可追踪

一级库在整体工作量、标准化管理中面临着诸多困难，时效和安全都难以得到有效的保障。基于上述痛点，医院在现有院内药品管理基础上建立了基于电子标签和手持PDA的仓储管理模式（见图2）。

货位标签自动指引货位，扫描货位条码，自动绑定货位信息，电子标签24小时同步更新相关药品信息。库管人员根据申领信息进行拣货，通过货位和外箱条码扫描，完成闭环追溯。

毒麻精药品管理严格遵循国家五专三级等相关管理制度，对接电子入库单，双人认证后放入智能药柜，智能药柜自动核对入库数量，自动录入效期批号信息，完成账册自动登记。取药时，系统自动记录、核对取药药品数量、批号。出库确认后，数据自动传递给申领的下级药房药品管理系统，完成药品名称、批号、数量等数据信息传递。

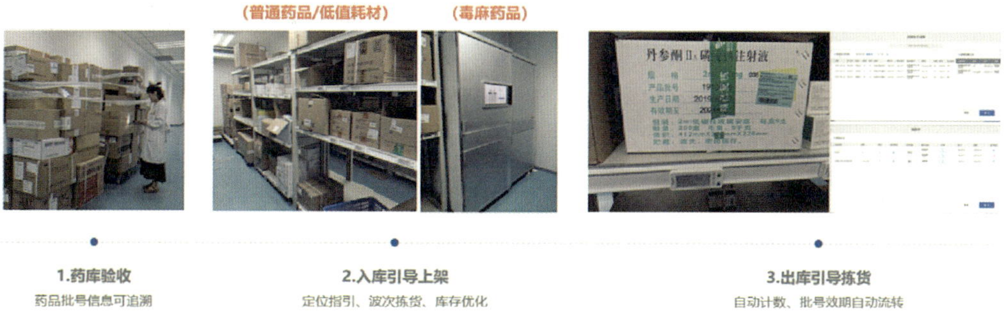

■ 图 2 仓储管理模式

（三）长期医嘱闭环管理，智能链条贯穿全流程

在长嘱药品的管理环节上，引入移动工作站，作为患者床旁开立医嘱的源头。医嘱通过审核系统，自动流转至对应住院药房、静配中心。

在住院药房，智能药架接收医嘱指引取药位置，取药时库存自动计数，取错提醒，保障取药安全。

在静配中心，智能针剂库接收医嘱，自动将药品送出，复核小车同步复核，同时智能溶媒贴签机也接收医嘱配合智能溶媒药架，实现自动贴签。系统搭载全功能配药机器人，高效、安全、智能地完成配液，最后通过自动分拣系统，将成品分拣入科室病区筐。

药品配送前，进行智能化复核，基于图像识别系统，将药品放入指定位置完成快速复核。复核后将药品打包放入智能转运机器人中，转运机器人按照既定路线完成药品的智能转运。

在给药的最后环节，配置床旁给药车，车上搭载按床位分配好的智能药盒，每个药盒模块内有RFID（感应标签），扫描患者腕带，对应药盒自动弹出，扫码药品信息，进行二次核对，完成整个长嘱链条的追溯，以上内容见图3。

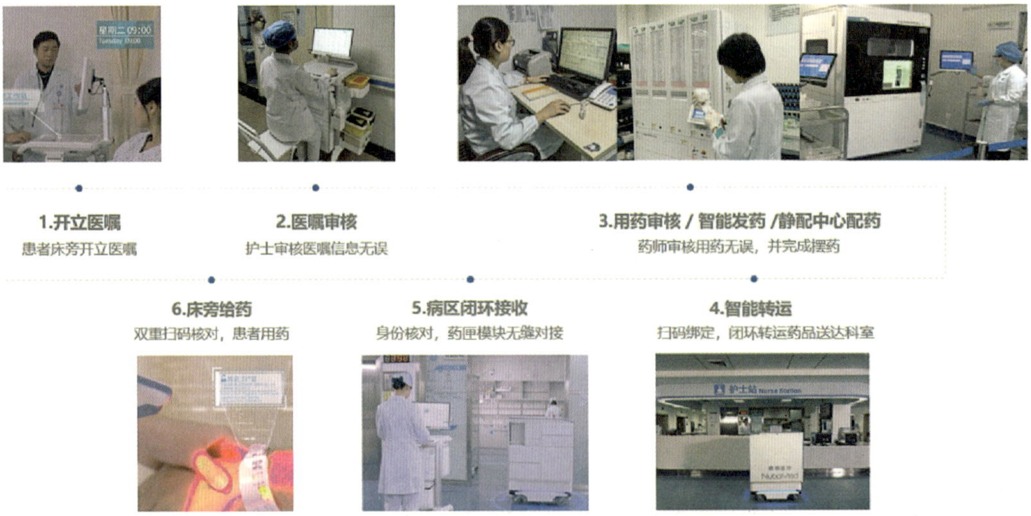

■ 图3　医嘱闭环管理全流程

（四）建立卫星药房，智能监测临时用药安全和补给

临时医嘱管理的核心是分布式卫星药房（见图4）的建立，将临嘱、夜间用药、长嘱首日等在病区通过智能药柜建立基数管理。

智能药柜实时监测药品库存结余，到达预警线时，自动生成补药预警，补药至病区后，系统自动获取相应批号、效期数据，库存数量自动更新。当接收到医嘱时，系统自动指引取药位置，近效期、旧批次自动分配对应取药药盒，取出时系统自动感知取用变化，当取错数量或种类时，系统报警提示，保障用药安全。

在给药的最后环节，基于床旁给药车双重扫码机制，在保障用药准确的同时，实现闭环追溯。

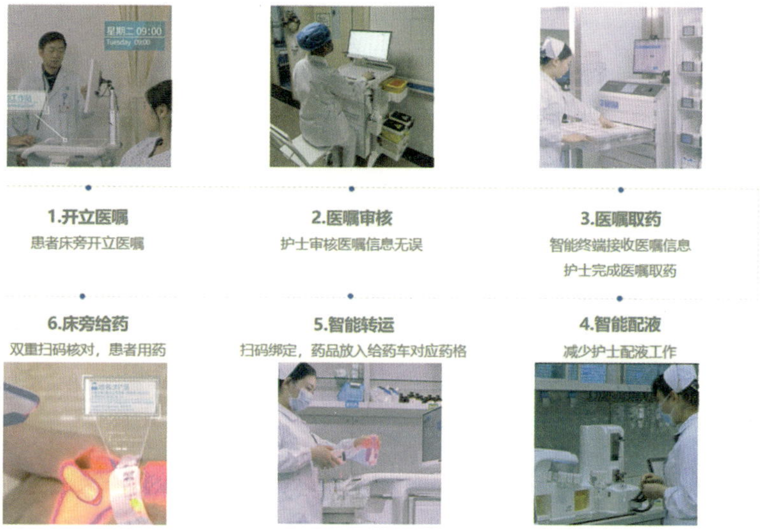

■ 图 4　卫星药房管理

（五）引入AI多种核验技术，建立规范毒麻药品管理闭环

在遵循国家麻醉药品和第一类精神药品管理规范的基础上，结合院内实际业务流程，通过技术赋能，对麻精类药品进行五专三级管理。

在整体管理中，系统通过电子标签进行取药的指引。取用中，通过AI检测技术，进行取药数量核对，核对无误后，系统自动扣减库存。整个业务环节通过人脸核对、指纹核对等方式执行双人管理机制。最后通过流程的规范以及相应技术的赋能，完成专账专册的自动化录入。

通过建立毒麻药品管理的新模式，业务管理的规范性进一步加强，在实现标准作业流程的基础上，所有院内的管理数据通过数据BI分析平台实现了可视化，通过基础数据的集成和处理，形成了毒麻药品消耗数据分析、毒麻药品按病种消耗数据分析、毒麻药品滞销数据分析、毒麻药品缺药数据分析等相关分析报表，助力医院进行数字化运营。

四、实践成效

（一）不良事件发生率显著降低，药品管理质量有效改善

北京大学深圳医院于2017年底上线“‘智能链’药品统一验收管理平台”、于2018年上线药品全闭环管理系统之后，医疗质量和医疗安全性得到了全面的提升，在智慧药品全闭环管理模式下，药品整体管理的安全性及准确性均有明显的改善，主要体现在用药差错、漏计费次数、多计费次数等不良事项的发生率下降了80%，有效改善了药品的安全管理，如图5所示。

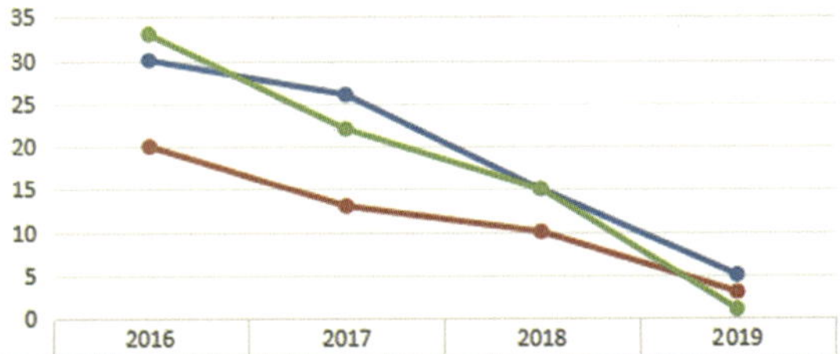

	2016	2017	2018	2019
用药差错	30	26	15	5
漏计费	20	13	10	3
多计费	33	22	15	1

（数据来源于《中国卫生信息管理杂志》2021年4月第8卷第2期）

图5　医嘱执行准确性及安全性成效分析

（二）药品事务性时间成本下降，管理效率有效提升

通过智能药品全闭环管理平台的软硬件一体化设计，对药品的出入库、仓储、配送、消耗等，实现信息化全流程可追溯管理。数据表明，在智能终端与管理平台应用后，药品各项事务性工作时间成本平均下降75%，有效提高了临床的工作效率，北京大学深圳医院自上线智能药品全闭环管理方案后的各项药品事务性工作时间成本统计如图6所示。

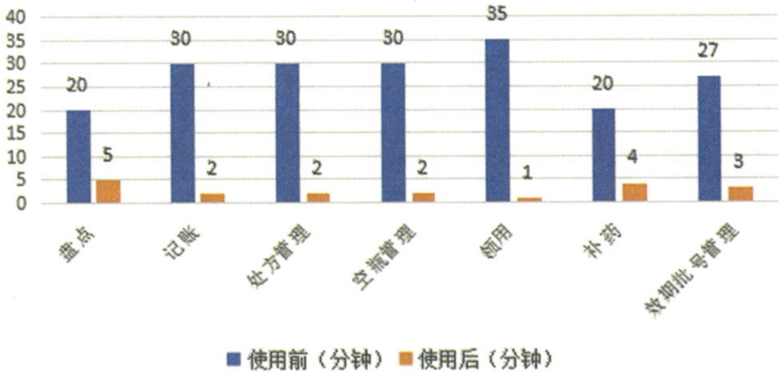

（数据来源于《中国卫生信息管理杂志》2021年4月第8卷第2期）

图6　药品事务性工作时间成本控制成效分析

（三）药品发放准确及时透明，患者体验感得以优化

药品管理的智能化、精细化、全闭环可以使医院在药品管理方面更加专业和高效，确保患者能够及时、准确地获得所需的药品，也减少药品使用过程中的错误和风险，从而提高医疗服务的质量和患者的满意度。同时可以提高药品的质量和安全性，减少药品使用过程中的错误，规避医疗风险，从而提高患者的信心和依从性，促进治疗效果的达成。

在提高患者赋权感上，通过智能化、精细化、全闭环的药品管理，医院可以提供更加透明、公正、高效的药品服务，增强患者的参与感和赋权感，帮助患者更好地了解和掌握自己的医疗情况，从而提升患者的满意度和信任感。

（四）药品全闭环助力节约成本，药品资源配置最大化

药品的全闭环管理可以减少药品库存过多或过少的情况发生，避免药品的浪费和过期，优化药品采购和配送流程，从而降低药品采购和运输成本，节约支出。

五、工作经验

一是在制度方面，建立跨部门审批流程协调机制，打破部门壁垒，实现资源优化配置和共享，避免资源浪费和重复投入。

二是在技术方面，结合敢为天下先的勇气和魄力，在周密论证的前提下，积极采用行业的信息化新技术来实现项目的目标。

三是在设计过程中，善于抓主要矛盾。项目内容多，设计任务重，工期又紧张，应把精力集中在解决主要问题上。

四是实施过程中，统一规划、分步实施、滚动开发。做好打持久战的准备，可采用先试点、后推广的方式等。

专家点评

点评专家：杭州市第一人民医院互联网医院办公室信息中心主任、高级统计师陈斌

药品安全无小事，药品管理工作繁复而琐碎，如药品的出入库、存储管理、配送、盘点和记账、处方管理等。建立一套药事工作来可查，去可追，责任可追究，简化药师们的工作流程，降低不良事件的发生率的系统，对于巩固强化医疗质量安全，对提升药事管理及服务效率而言，至关重要。

该案例以药库为切入点，从供应商开始，在整个药品的入口端，通过“智能链”药品统一验收管理平台，实现供应商、药学部药库验收、一键式入库的一体化管理。继而再从药库到住院药房、门诊药房及病区，利用货位标签自动指引货位，扫描货位条码，自动绑定货位信息，电子标签24小时同步相应内容。库管人员根据申领信息进行拣货，通过货位和外箱条码扫描，完成闭环追溯。同时深入药品管理的各个环节，打通院外供应链到院内一、二、三级库房，在各个药房部署智能药品精细化管理柜、智能毒麻药品管理柜等智能硬件设备，配套药品全闭环管理系统软件平台，确保药房发药准确性，有效避免医疗事故的发生。在静配中心，可实现自动贴签，通过自动分拣系统，将成品分拣入科室病区筐。并通过系统搭载全功能配药机器人，完成高效、安全、智能的配液及运送过程。该案例亦为一整个医院药品管理闭环系统，服务于全院药师、医师及护士等相关药品管理工作者，提高药事管理效率及用药安全。该案例实用性强，具有长期实效实用和推广复制的意义。

智慧病理全流程闭环管理 助力病理科提升诊断服务效能

部门：病理科
编写人员：尹为华　余光银　黄楚强　郑明明

一、案例背景

病理科医生被称为“Doctor's doctor”，其他科的医生往往要根据病理科的判断决定治疗方案，尤其在肿瘤治疗方面，病理科的意见就像是诊疗中的指路明灯，决定医生往哪个方向治疗。

对医院而言，病理科的高质量发展尤为重要。近年来，国家也对病理科的发展提出了目标和方向。2021年6月，国务院办公厅印发《关于推动公立医院高质量发展的意见》（以下简称“《意见》”），明确了公立医院高质量发展的目标、方向、举措。《意见》明确指出：加强临床专科建设。以满足重大疾病临床需求为导向建设临床专科，重点发展肿瘤、病理等临床专科，以专科发展带动诊疗能力和水平提升。持续改进医疗质量管理体系和标准体系，提高不同地区、不同级别公立医院医疗服务的同质化水平。

实现这些目标，需要“强化信息化支撑作用”，推动云计算、大数据、物联网、区块链、第五代移动通信（5G）等新一代信息技术与医疗服务深度融合。北京大学深圳医院病理科建立智慧病理全流程闭环管理系统，帮助病理科实现流程优化、降低运行成本、提高服务质量和工作效率的目标。该管理系统将病理检查所涉及的所有环节以及相应的细节都纳入信息化管理中，使病理管理系统的数据记录更加完整、真实、可追溯，为质控管理和科内事务管理提供数据基础。医生可直接查看病理检查的进度，从而更高效、便捷地分析病情，极大地提高了医疗效率。

二、管理痛点

病理科很重要，标本是病理科的“根”，管理好标本，就是管好了“根”，但在实际临床工作中，由于流程等各种原因，病理科的管理难免存在一些痛点和难点，这些或影响深远，如管理不当，将影响后期的诊疗决定。

（一）标本离开手术室，状态难跟踪易出差错

标本送检过程中，可能会存在如下问题：同一手术中切取的多个病理标本，各标本间位序容易混乱；极小病理标本易丢失等。因此，标本的保存和送检的每个环节都尤为重要，有必要规范每一个细节，确保每一份病理标本都安全送检。

（二）病理业务流程多，标本追溯困难

病理科业务流程涉及标本签收、登记、取材、脱水、包埋、切片、染色、封片、分片、诊断、报告生成和打印、资料借阅等，如何建立可追溯、易操作的业务流程，是病理科全流程闭环管理的重要建设内容。

（三）资料管理工作量大，导致患者等候时间长

病理科的资料，指的是蜡块、切片等，这些资料的管理工作量较大。病理科每天都需要处理大量的外院会诊切片借阅的业务，随着档案资料的不断累积，病理科医生往往需要耗费较长时间来准备资料，导致出现患者排队等待时间长、效率低的问题。

三、解决方案

在“能力提升、服务优化、模式创新”理念指引下，北京大学深圳医院病理科围绕“智慧病理、数字病理”的建设目标，专注高效率和高质量，通过“线下检查数字化、诊断智能化，线上服务智慧化、信息透明化”等创新举措，打造全新的“数智一体化”病理全流程闭环管理系统。

（一）每一步都能追溯，全流程智慧化支撑线下高效运转

病理业务步骤虽然烦琐复杂，但科室通过ISO15189的管理体系对病理业务全流程进行优化提升和设计，精细化、智能化病理科每一步业务流程，使其可以通过扫码的方式，记录操作人、操作时间、操作事项，能够实现标本全流程追溯（见图1），做到在检查全过程的质控和兼容，做到人、机、样本、报告的全流程匹配闭环管理，既保证高效运转，又能保障标本的质量和安全。

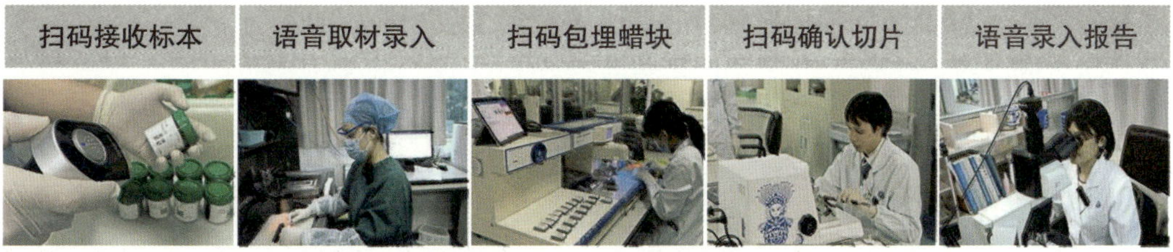

■ 图 1　标本全流程追溯

（二）试剂库存管理、效期管理智慧化，检查更安心

试剂管理涉及试剂的采购、存储、使用、废弃处理等多个环节，改进智能化试剂库存管理系统，为试剂的信息化管理赋能（见图2）。通过系统可以实时了解试剂的库存情况、使用记录、有效期等信息，既能提高管理效率和准确性，同时保证每项检查都符合标准，让患者更安心。

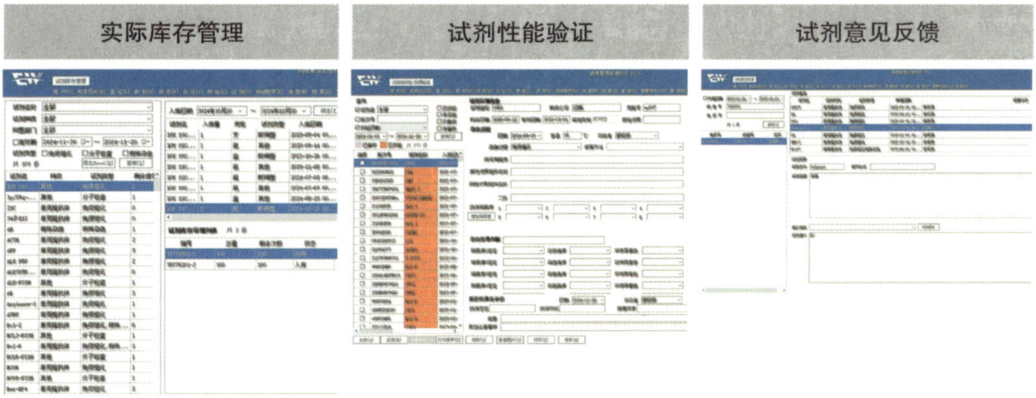

■ 图 2　试剂信息化管理

（三）病理报告结构化、标准化，提高报告效率和质量，为患者提供更好的医疗体验

将病理诊断报告的内容进行结构化处理，提取关键信息并以标准化的格式进行录入。这也有助于临床医生更快速、更准确地获取诊断信息，提高诊断的准确性和效率。

（四）动态管理驾驶舱，及时调整工作部署

面对海量的数据，科室通过后台数据及前端全流程，实时展示数据，实现全流程追溯。结合智能化、动态化的数据分析，根据业务量变化趋势及时调整工作部署（见图3）。

科主任能够在科内或移动端随时查看关键数据、掌握业务情况，及时跟进每一部分的业务进展，调整工作安排，让病理科人员的工作有的放矢。

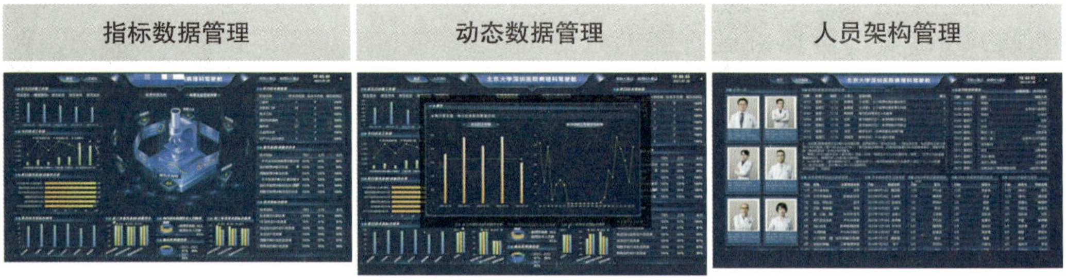

图 3　动态管理驾驶舱

四、实践成效

（一）全流程智慧化流程改造，扫描录入正确率将近100%，录入环节超10万次，有效提高工作效率

对病理样本在手术固定、送样、登记核对、样本保存、取材、大体摄像、脱水、包埋、切片、染色、冰冻制片、数字扫描、玻片分配、诊断、归档、外借的所有环节进行扫描录入与追溯，实现样本操作流水线的自动化、标准化。扫描录入相对于手动录入具有更快的速度，能减少疲劳和继发错误的发生率，允许同时进行多任务处理，并提供更直观和自然的输入方式。

（二）试剂库存管理改造，管理试剂将近300种，试剂效期库存准确率将近100%，大大提高试剂使用效能

通过系统可以实时了解试剂的库存情况、使用记录、有效期等信息，相对于手工记录跟盘点，具有更高效率和准确性。改进智能化试剂库存管理系统，为试剂的信息化管理赋能，解决了科室将近300种试剂的合理调配问题。

（三）病理报告结构化，截至2024年3月，录入句子数超10万句、准确率达96.9%，大幅加快标准化进程

从常规输入模式向结构化填空模式：相对于手动录入具有更快的速度、减少疲劳和错误的可能性，允许提取关键信息并以标准化的格式进行录入，应用场景广泛。将病理诊断报告的内容进行结构化处理，大幅提高了医生工作效率和医疗文书的规范性。

（四）动态管理驾驶舱，展示数据将近3万例，传播信息准确率将近100%，观察关键数据，及时调整工作部署

面对海量的数据，动态管理驾驶舱进行归类、筛选、总结，实时展示数据，实现全流程追溯，全流程准确可信。

五、工作经验

（一）以患者为中心，以提高就医体验为目标

病理科医生不像其他科室的临床医生可以常常直面患者，但病理科和患者之间“同频共振”，能感受到患者在等候病理结果时的焦虑、恐惧等主观感受，在这一前提下，在法律法规和医疗规范允许范围内的信息，尽量主动向患者公开，做到信息透明化和主动提醒。

（二）跟进时代发展，打好信息化扎实基础

时刻保持和时代共进，病理科长期以来致力于专业化、信息化、数字化管理，多年来积累了一些基础和经验：

1. 标准化规范性基础

病理科于2022年10月获得中国合格评定国家认可委员会（CNAS）ISO15189医学实验室认可证书，成为深圳市首家、华南地区第2家、全国第15家通过ISO15189认可的公立医院病理科，这标志着病理科管理体系与国际标准接轨。

2. 信息化基础

病理科已经基本上实现了与临床业务系统、流程的全面对接，科内检查过程全部信息化管理，所有历史资料、诊断报告、档案管理等均可通过系统追溯，具备了进一步通过智慧病理全流程管理来提升能力的条件。

3. 管理基础

全科人员对数字化病理、全流程管理有一定的认识基础，信息化系统操作经验丰富，对智能化设备和系统有使用经验。医院和科室管理对病理科数据管理和分析较为重视。

上述基础，都让病理科在建设数字化智能化系统过程中如鱼得水。

（三）实时沟通顺畅无障碍，关注数据流程

全科在全流程的工作中都专注于业务数据和流程，一旦某个环节出现了卡顿或延迟，结合系统自动预警提醒和主动检测，科室负责人要尽快协调解决问题。

业务科室要保持好与临床科室、信息技术部门的实时沟通，在临床数据发布的统一性、完整性和一致性方面必须做到万无一失。病理科是诊断的“终极环节”，任何一个疏漏都可能影响患者的生命健康，因此病理科不能只关注业务流程，还要监督数据流程的走向。

（四）信息可视化处理，注重移动端开发

科室管理者要在第一时间掌握信息和数据，及时部署工作，务必要注重信息可视化的开发。科室自研设计的动态管理驾驶舱起到了关键的作用，科主任能够在科内或移动端随时查看关键数据，掌握业务情况。

（五）关注信息安全，保护个人隐私

因为信息开放后就有可能带来信息泄露的安全隐患，如果一味地考虑方便患者而忽略了安全认证和防护，也是对患者的不负责任。

（六）及时反馈效果，注重平衡发展

在创新服务应用的推广过程中，及时结合患者端、医生端、医院端各个方面的反馈和应用效果，及时调整策略。既不能“因噎废食”又不能“盲目冒进”，这就要求科室在设计业务流程的时候能够结合信息化技术，多场景考虑、模块化设计，让应用系统具备灵活性和可拓展性。

专家点评

点评专家：广州医科大学附属妇女儿童医疗中心信息中心主任、研究员　曹晓均

文章开头就明确了病理科医生在诊疗过程中的关键作用，特别是在肿瘤治疗方面，这一点非常关键，有助于读者理解病理科的核心地位。本文引用《关于推动公立医院高质量发展的意见》来说明国家对病理科发展的重视，为病理科的信息化建设提供了政策支持和方向指引。文章详细列举了病理科在实际工作中面临的一些挑战和问题，如标本管理、业务流程复杂性、资料管理等，这些问题的指出有助于进一步提出解决方案，提出了一套全面的解决方案，包括智慧病理全流程闭环管理系统的建立，这不仅解决了痛点，还提高了工作效率和服务质量，通过具体的数据和成效展示，如评估率、试剂库存管理改造等，使读者能够直观地看到改进措施带来的实际效果。最后，文章还分享了六个关键点，这些经验不仅对病理科有指导意义，也为其他医疗领域的信息化建设提供了参考。

建议进一步加强信息安全和隐私保护，在信息化过程中对信息安全和个人隐私的保护是一个非常重要的方面，体现了对患者权益的尊重。同时，提倡在创新服务应用过程中及时收集反馈，并根据反馈进行调整，这有助于持续优化服务和流程。

总的来说，这篇文章提供了一个全面、深入的视角来看待病理科的信息化建设，不仅指出了存在的问题，还提出了切实可行的解决方案，并展示了实施这些方案所取得的成效。同时，文章还强调了“以患者为中心”的服务理念，以及在信息化建设中对信息安全和隐私保护的重视。这些都是非常宝贵的观点和实践，对医疗行业的其他领域也具有一定的借鉴意义。

智慧检验全过程自动化信息化
改善患者等候时间

部门：检验科
编写人员：薛灏　夏勇　纪玲

一、案例背景

随着我国医疗卫生事业的发展，检验科在诊断、预防和治疗疾病方面扮演着越来越重要的角色。患者就医往往有这样的体验：去医院看病，医生开了检查单，抽血化验后，需要等待较长时间才能够拿到结果。

随着医学技术发展，检验医疗需求量和实验室检测业务量的增长，完善样本管理、避免误差、避免报告延误、降低人力资源消耗、提高检验效率等成为现代检验的重要关注点。

2023年3月，中共中央办公厅、国务院办公厅印发了《关于进一步完善医疗卫生服务体系的意见》，文中明确提到要建设智慧医院，提升服务便捷性：积极运用互联网、人工智能等技术，持续优化服务流程；发展“互联网+医疗健康”，建设面向医疗领域的工业互联网平台，加快推进互联网、区块链、物联网、人工智能、云计算、大数据等在医疗卫生领域中的应用，这些都为智慧检验提供了发展机遇。

为降低生物安全风险，缩短样本运送时间，减少人员投入，改善患者就医体验，北京大学深圳医院开启了智慧检验之路。检验科运用现代信息技术手段，对检测、质量、管理等环节进行全面优化和升级，提供高效、精确和安全的检验服务。

二、管理痛点

如何让患者能够以最快的时间拿到准确的检验结果，是各医院检验科急需解决的痛点。

（一）检前“环节多”影响标本管理

由于检验流程涉及环节多、岗位多、部门多，其管理往往不限于检验科内部，从护士采集开始，护工运送、送达，到检验科内流转都是容易忽略的环节，检验前的因素对检验结果的影响占了70%，保证检测结果的有效性、时效性、准确性是提高检验质量和水平的关键一环。

（二）标本人工管理纰漏风险高

标本管理是医院检验管理的关键环节。如果标本流程人工管理存在不完善和流程不透明，人员出现疲劳和精神不集中的情况，就容易导致标本的混淆、错误和丢失，进而影响到检验结果的准确性和可靠性。

（三）检验结果等待时间有待进一步缩短

检验流程中等待时间较长，会导致整体就医效率降低，影响患者的就医体验。

（四）检验管理决策支撑度不足

公立医院检验过程环环相扣，流程烦琐，做好实验室管理，如果仅仅凭借经验管理，而非科学数据支撑，就往往导致管理的主观性和片面性，无法及时干预影响检验质量、检验效率提升的核心环节，导致管理效率低下和服务质量问题不可控。

三、解决方案

北京大学深圳医院检验科参与研发了全自动化标本气动传输系统，实现了对检验标本进行全流程管理，并参与研发了基于ISO15189质量体系的实验室数字化办公管理系统，通过软件对人员、设备、试剂耗材等资源的统一管理，有效减少人工操作的烦琐性，提高数据准确性，推动流程的标准化和规范化。

（一）优化智慧实验室的空间与布局

在智慧实验室（见图1）中，生化免疫流水线的应用越来越广泛，由于大多数医院的检测样本量大和检测项目多，使用的检测模块和仪器众多，在设计安装流水线时除了考虑供水、排水、不间断电源、网络等硬件布局外，还要考虑设备在高速运行过程中产生的噪声问题，这也是容易忽略的一点。在实验室管理层考虑高效、降本的同时，也需要关心员工的安全和身心健康。

北京大学深圳医院在设计安装流水线时，尽可能把流水线放在一侧，减少占地面积，并在实验室端头设立独立的、可视的、半开放报告审核区，设备区噪声80分贝，而审核区噪声降低到50分贝以下。此外，在可视窗口外设置了流水线状态监控大屏，流水线运行过程中产生的重要提醒信息都在审核人员视线范围内，一目了然。

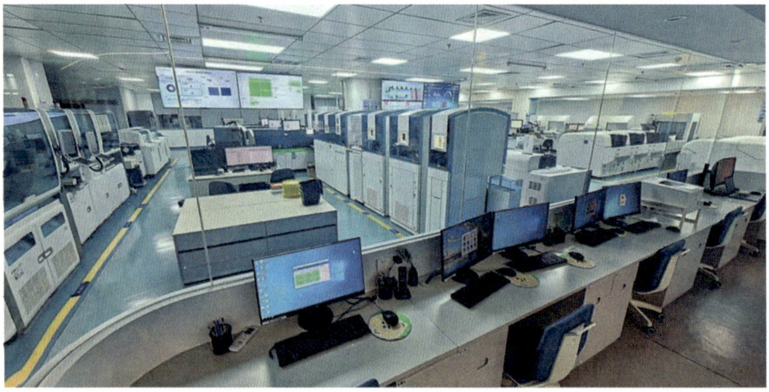

■图 1　北京大学深圳医院智慧实验室

（二）检验标本全流程管理

1. 标本气动传输管道系统

实验室启用了两套全自动化标本气动传输系统（见图2），主要由发射端、传输管道、接收端和空压站组成，将检验血标本通过直径25mm的专用封闭传输管道，跨楼栋、跨楼层迅速地从门诊三楼采血室分别传输至一楼检验科急诊室和外科楼二楼检验科样本处理室的分拣机，而分拣机再直连发射端，直接发送到流水线（见图3）。

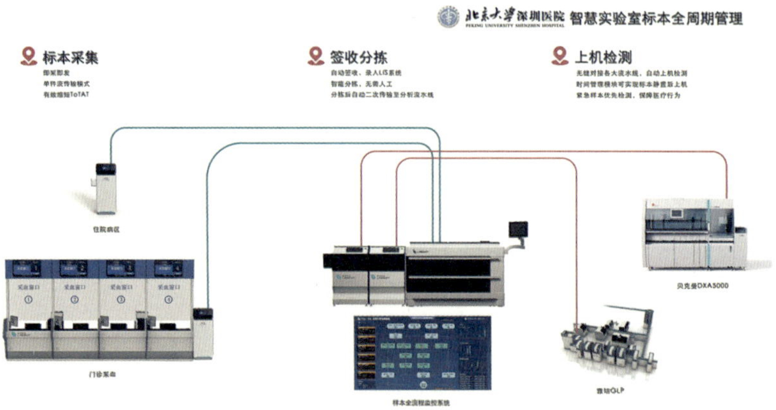

■图 2　标本气动传输系统

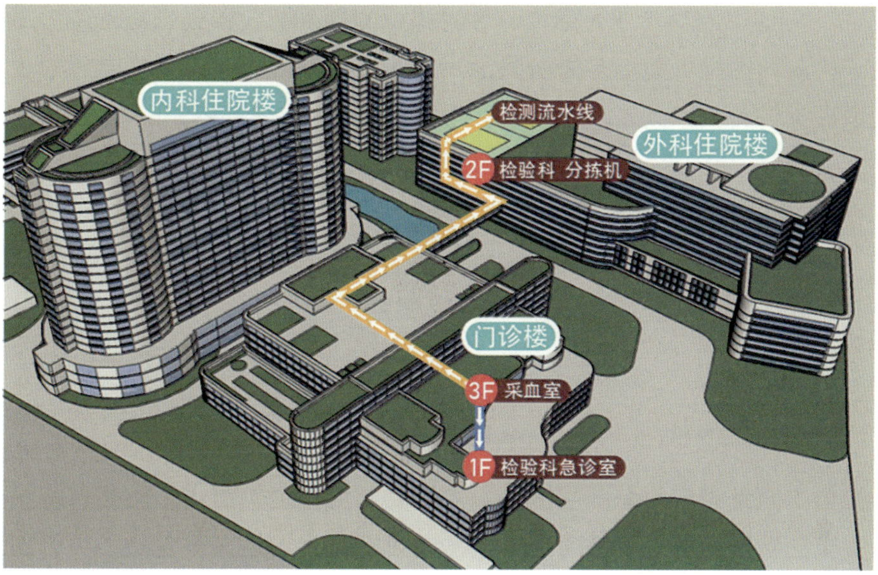

■ 图 3　标本气动传输系统的院内执行路线

2. 标本分拣机

从门诊采血区经气动传输管道传输过来的标本进入机器标本载入仓，分拣机进行自动分拣、核收、记录、录入LIS系统，同时从其他血液采集点转运过来的标本也可以通过人工倾倒，进入分拣机的载入仓，进行标本的分拣核收（见图4）。

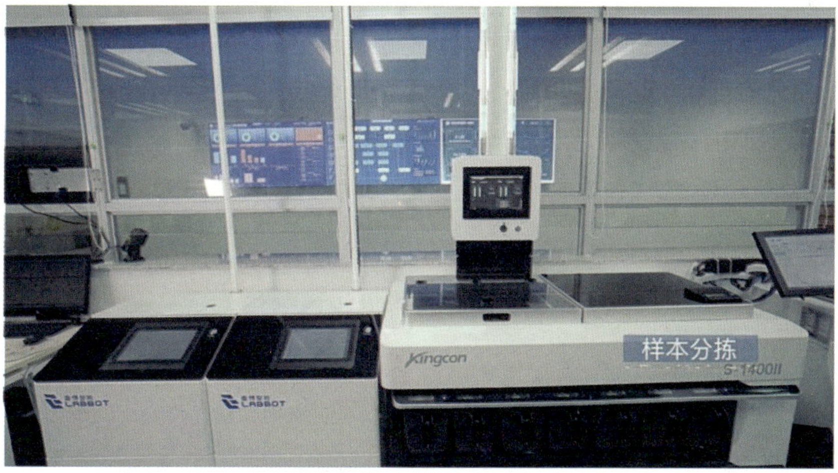

■ 图 4　样本分拣机直连两台二次转运管道发射端

3. 标本运输机器人

由于检验科内样本类型多样，气动传输系统现仅限于运输采血管样本，而样本运输机器人（见图5）可以转运尿液、胸腹水、脑脊液、痰液等不同样本。

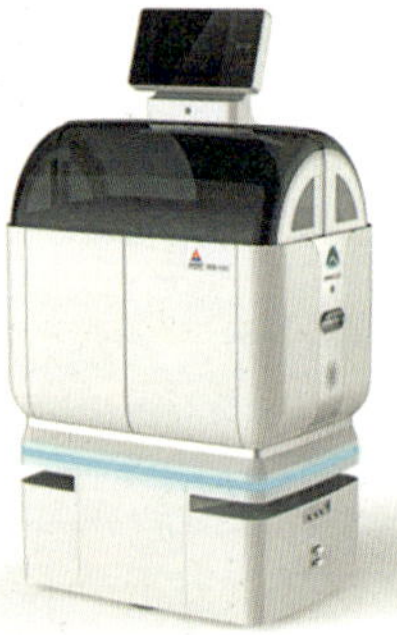

■ 图5 标本运输机器人

4. 大型生化免疫检测流水线

北京大学深圳医院检验科通过多条流水线的建设（见图6），满足了生化、免疫、血液、尿液、凝血等多专业、跨学科的融合。流水线的使用，优化了检验全流程，极大地减少了烦琐的检验步骤、样本周转时间，缩短了报告周期。

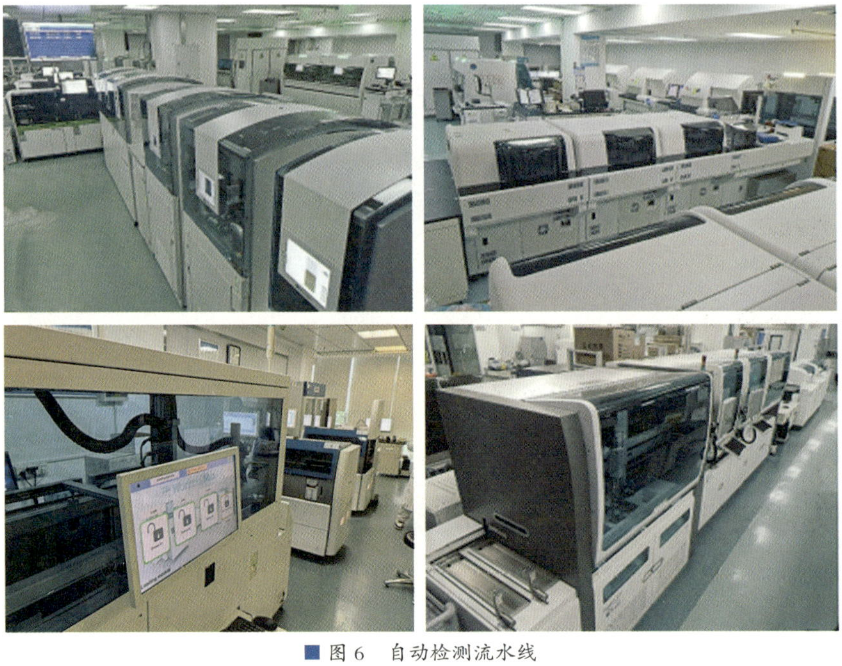

■ 图6 自动检测流水线

随着检验工作量的增加和空间的扩大，实现对检验仪器的远程操控，对于提高工作效率和减轻人员工作强度具有重要意义。检验人员可以通过iPad等移动设备远程查看和操控流水线、仪器以及中间件（见图7）。

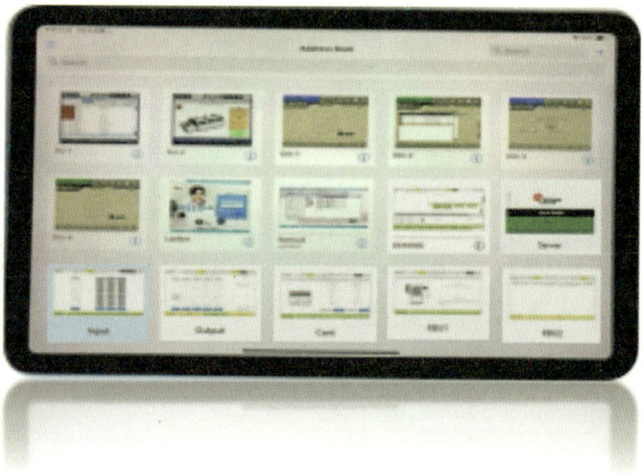

■ 图 7　仪器远程操控系统

实验室检测设备运行和样本检测全局掌控，当仪器发生故障、试剂不足、标本即将超时等突发状况时，可及时通过大屏（见图8）反馈，提醒实验人员尽快处理，避免因突发情况造成的报告延误。

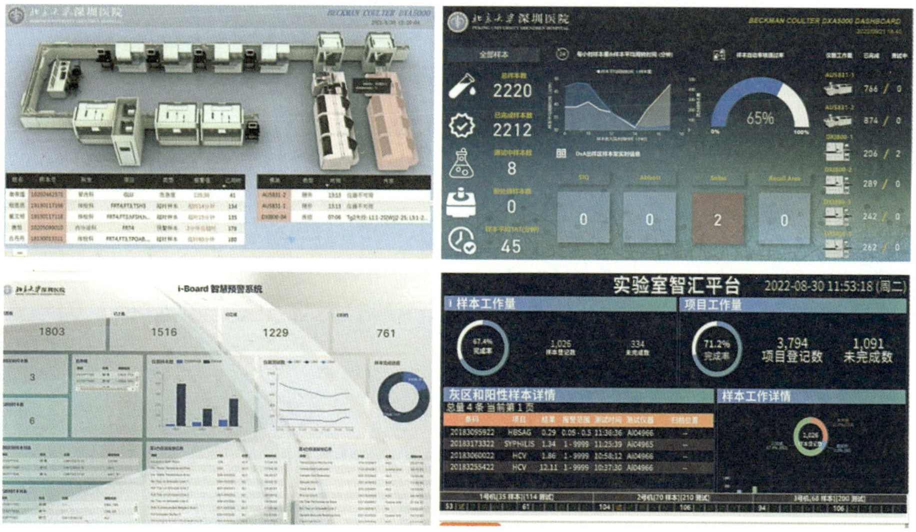

■ 图 8　仪器实时监控预警大屏

另外，北京大学深圳医院检验科智能检测流水线还实现了基于流水线的自动稀释及危急值重测、执行自动质控、采血管类型和样本状态智能识别、智能预稀释、基于患者数据的实时质量控制等功能。

5. 检验报告自动审核系统

随着工作量的增加和流水线等自动化程度高的设备投入应用，越来越多的检验人员容易依赖设备和信息，反而容易忽略对检验报告的审核。检验报告自动审核系统通过大数据的深度挖掘和分析，可以获得自动审核的相关参数，进行自动审核。

（三）实验室数字化办公管理系统

为了更好地提高效率，科室为基于ISO15189质量体系的数字化办公系统（见图9）的开发提供了大量的智慧贡献，让人员管理、工作管理、质量管理、项目管理等模块得到有效的落实和改善，人员工作的积极性也大幅提升。

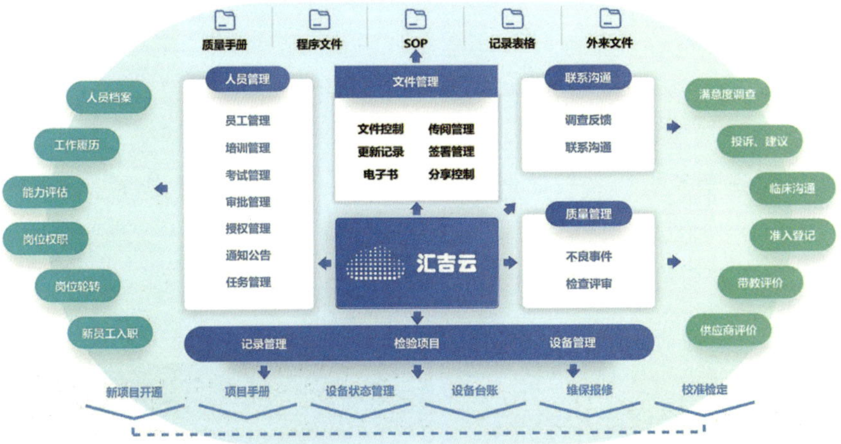

■ 图9 实验室办公平台

（四）实验室智能化运营数据分析决策系统

通过充分利用大数据和信息技术，打通科室业务数据孤岛，降低数据处理难度，轻松获取运营数据报告，一键生成科室内外关键性质量指标数据，为快速高效的临床决策提供依据（见图10）。

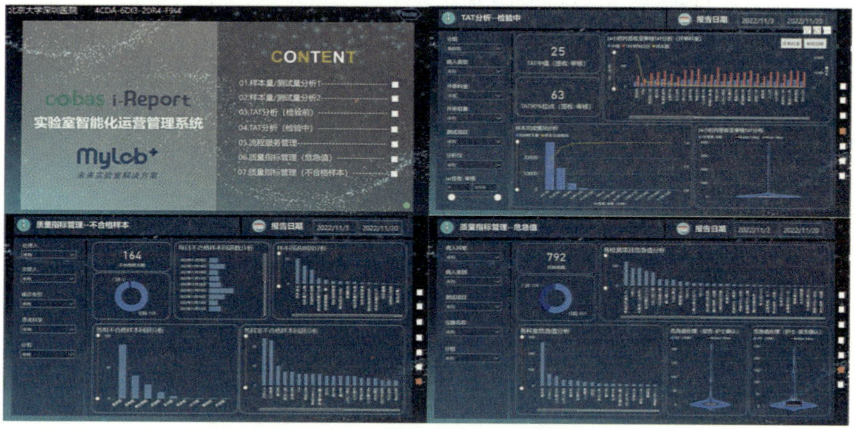

■ 图 10　实验室智能化运营管理系统

（五）试剂智能管理冷库及其配套的管理系统

检验科在医院设备科库存管理的基础上，建立了集软硬件一体化的智能试剂出入库管理系统，以提高冷库空间利用率和管理效率。该系统设计了基于重力传感技术的智能冷库，还开发了试剂管理大屏，实现了实时监控试剂库存和有效期的目的（见图11）。

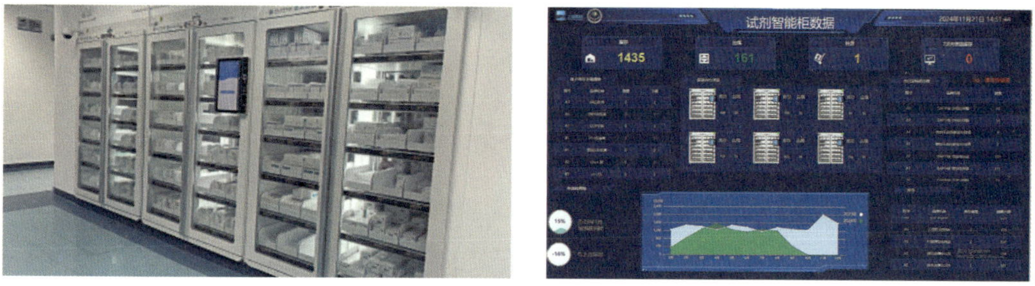

■ 图 11　试剂智能管理冷库及其配套的管理系统

（六）全科的温湿度监控系统

对全科的冷库、冰箱和环境温湿度进行监控，确保在适宜条件下存储和使用各类试剂，提高检测准确性和工作效率。温湿度监控系统（见图12）保持24小时不间断运行，所有监测点警情会实时通过短信通知相关科室工作人员，并及时处理。

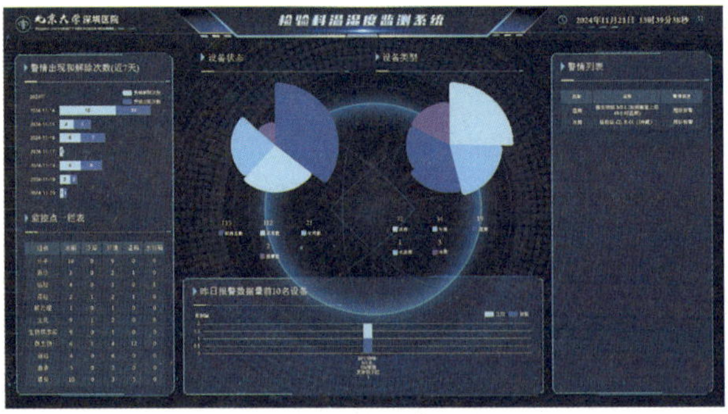

■ 图 12 温湿度监控系统

（七）智能安防

通过物联网等技术，对实验室的火警、漏水等安全隐患进行实时监控和预警，以确保实验室的安全运行。实验室智能安防系统的主要组成部分和功能有：下班关窗提醒、火灾烟雾报警、水机水质异常提醒、漏水预警、视频监控、门禁控制等；智能联动，报警信息发送。该系统可为实验室提供全方位的安全保障，确保实验室的安全运行。

四、实践成效

（一）人工介入点减少，减少人为纰漏

在开展智慧检验全流程闭环管理以前，人工介入节点有13个，流程优化后，门诊标本实现了从标本采集到标本存储全流程自动运输—自动签收—自动离心—自动检测—智能重测—自动存储全流程闭环式管理，人工介入节点减少至2个（见图13、图14）。

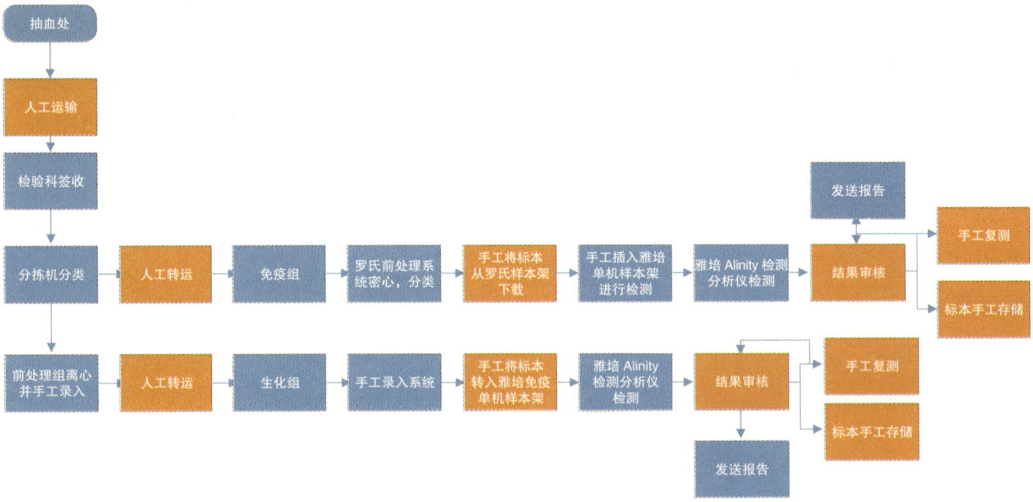

■ 图 13 北京大学深圳医院门诊标本装线前流程图

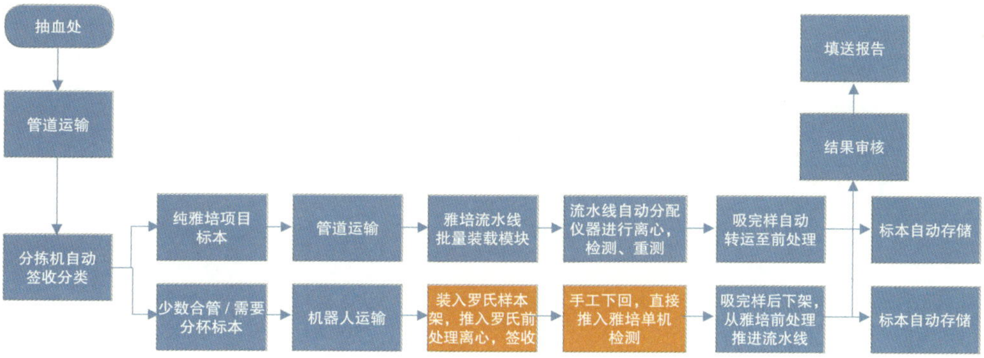

■ 图 14　北京大学深圳医院门诊标本装线后流程图

（二）门诊标本承载量增加

对实验室智能化前后的相关数据进行分析，以门诊标本为例，同比2019年2—3月至2023年2—3月，在其他因素不变的情况下，门诊标本承载量增加了37.14%（见图15）。

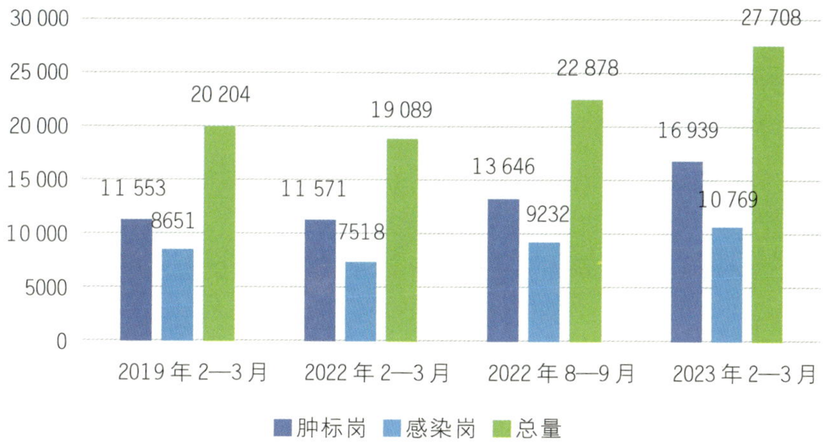

■ 图 15　门诊标本承载量变化趋势图

（三）门诊标本报告时间（从采集到报告时间）缩短

数据显示，感染岗标本报告时间的中位值从444分钟降低至145分钟，降低了67.34%；肿标岗标本报告时间的中位值从184分钟减少至92分钟，降低了50%，改善效果显著（见图16）。

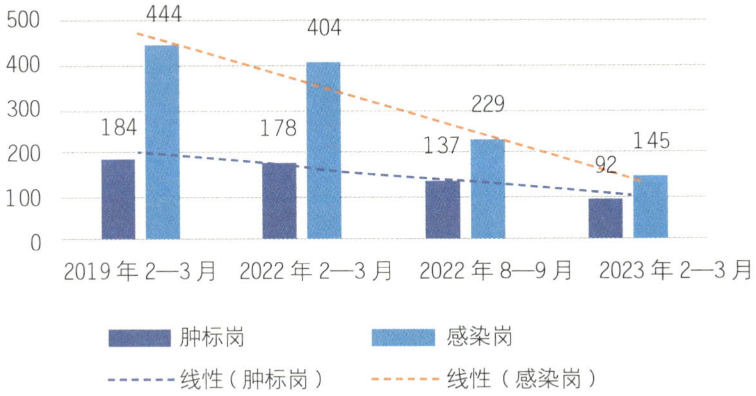

■ 图 16 门诊标本 Total TAT 变化趋势图

五、工作经验

在全面推进信息化的时代背景下，北京大学深圳医院检验科紧紧抓牢智慧医疗的发展机遇，不断深化科技应用，致力于提升患者体验及检验质量，借此绘就了智慧医疗的新篇章。在这个过程中，我们积累了一系列令人瞩目的成功经验。

（一）构筑智慧检验的战略地位

正如医学检验是临床诊断的压舱石，智慧化建设亦是现代医院管理的必由之路。北京大学深圳医院检验科将智慧检验作为医疗信息化建设的战略重点，在新型医疗服务模式的大背景下，智慧检验的重要性愈发凸显。通过不懈努力，我们的技术手段日益升级和完善，这一举措极大地丰富了智慧检验的应用前景，并稳固了其在医学检验领域的核心地位。

（二）打造高效互联的质量管理体系

秉持科学高效的实验室管理理念，我们依靠ISO15189质量管理体系的支撑与智能化管理系统的助力，形成跨部门及与企业间的紧密协作。而科室领导对新技术和人才资源的开放态度和高度重视，则为团队的高效运转提供了有利条件。

（三）推行数据驱动的管理方式

大数据和信息化等新技术的运用为我们的决策和流程优化提供了强有力的支持。无论是自动化样本传输、数字化管理，还是自动检测流水线，每项技术革新的运用都显著提升了工作效率。我们通过定期召开会议，分析总结，不断监测各项关键绩效指标和质量参数，确保每一个项目不仅达成预定目标，还能在实践中持续自我提升、精益求精。

总而言之，智慧化进程的取得不是一蹴而就的结果，而是政策导向、先进理念、周密管理、前沿技术、专业人员和团队协作的共同成果。我们的经验彰显了一种为医疗卫生机构智慧化改革探索的典范，为同行提供了宝贵的借鉴。

专家点评

点评专家：广州医科大学附属妇女儿童医疗中心信息中心主任、研究员　曹晓均

北京大学深圳医院的智慧检验项目，是在国家《关于进一步完善医疗卫生服务体系的意见》政策背景下实施的。该政策强调了智慧医院建设的重要性，推动了信息技术在医疗卫生领域的应用。医院检验科通过智慧化改造，提升了服务便捷性和检验效率，符合当前卫生政策的热点和发展方向。案例中对检验科的痛点进行了精准识别，包括标本管理、检验结果时间、管理决策支撑等。通过全自动化标本气动传输系统、自动审核系统等创新措施，有效地解决了这些问题。这些措施不仅提高了检验效率，还提升了检验结果的准确性和可靠性。智慧检验项目的实施成效显著，人工介入点减少，标本承载量增加，报告时间缩短。这些成效不仅提升了患者的就医体验，也为医院管理提供了决策支持。具体数据的展示，如标本报告时间的缩短，进一步证明了智慧检验项目的有效性。

建议：第一，智慧检验系统的高效运行离不开专业人员的操作和管理。应加强对检验科人员的培训，提升他们的专业技能和信息化管理能力。在提升检验效率的同时，也应关注患者的就医体验。可以通过优化就医流程、提供更便捷的信息查询等方式，进一步提高患者满意度。第二，强化数据安全。随着信息化程度的提高，数据安全问题也日益突出。应加强数据安全管理，确保患者隐私和数据安全。第三，智慧检验系统的实施涉及多个部门的协作，应加强与其他部门的沟通和协作，形成高效的工作机制。第四，在推进智慧检验的同时，也应考虑系统的可持续性，包括设备的维护、更新，以及系统的扩展性等，确保智慧检验系统能够长期稳定运行。

北京大学深圳医院在智慧检验项目中积累了宝贵的经验。通过构筑智慧检验的战略地位、打造高效互联的质量管理体系、推行数据驱动的管理方式，医院实现了检验科的全面升级。这些经验为其他医疗机构提供了可借鉴的模式。

“声中寻质”：超声质控安全智慧管理项目

部门：超声影像科
编写人员：吕衡　孙德胜

一、案例背景

公立医院的高质量发展始终是我国医疗卫生事业的核心目标，而在此背景下，质量管理与安全控制成为每一家医疗机构追求的关键领域。超声医学，由于其实时、动态的图像需求以及医务人员对设备的高度依赖，一直面临着医学质量管理的独特挑战。

在过去，我国的公立医院在超声医学领域面临着一个共同的问题：缺乏一个系统化、标准化的质量控制和安全管理体系。这种状况导致医疗服务的规范化、标准化，甚至同质化面临诸多障碍，严重影响患者的诊疗效果，同时不利于医院的整体声誉。要想解决这个问题，充分利用现代信息技术和加强员工质控意识就变得至关重要。

自2017年开始，国家卫生健康委着眼于超声医学专业的医疗质量管理，制定完善超声医学专业质量管理控制指标，努力打造一个适合我国国情的医疗质量管理与质控体系。超声医疗质量管理与质控体系从结构、过程和结果三个维度进行评价，核心指标数目从开始的7个增加至2022年的13个。主要包括：每日门诊、急诊、体检和住院超声检查的平均人次，超声科医患比，超声科医师与超声诊断仪器的比例、住院超声检查的预约时间，危急值通报的例数，超声报告的阳性率以及超声诊断的符合率等。

北京大学深圳医院超声影像科团队从2017年起，基于不断完善的超声科的规范化质量控制流程和制度，启动自主研发“超声质控综合管理系统”，历经多年优化迭代，建立了国内首个“超声主任管理驾驶舱—超声质控与综合管理平台”，用信息化构建和实施超声质控管理体系。

二、管理痛点

（一）超声质控指标繁多复杂，影响医护人员操作依从性

北京大学深圳医院超声影像科从2017年开始探索超声影像科的规范化质量控制流程和制度，质控指标随国家标准而增加。尽管有不断健全的流程和制度，但在缺乏信息化、智能化的情况下，医护人员长期面对繁冗的数据和操作，参与度、依从性都会大受影响。

（二）技术水平参差不齐，操作解读结果差异大

超声医学的特点在于其实时、动态的图像需求，要求医务人员必须高度依赖先进的超声设备。但由于各操作者的训练背景、经验和技能都有所不同，即使在相同的设备上，操作和解读结果也可能出现显著的差异，行业急需即时、信息化的质量反馈。

（三）超声数据成“孤岛”，增加数据整合分析的障碍

目前，很多医疗机构使用的信息系统都存在不同程度的“信息孤岛”情况，导致跨系统的数据整合变得困难。这不仅影响医疗决策，还为超声质量控制增加了障碍。

三、解决方案

为了应对这些痛点，北京大学深圳医院超声影像科团队投身于深入研究，致力于为超声医学领域的质控和管理打造一套完善的系统和流程，以超声工作质量与安全核心要素为抓手，以信息化与人工智能辅助平台搭建，重点解决“谁做什么”“如何做”“如何安全地做”“如何保证规范和安全地做”等核心问题，确保为患者提供高质量、高效和安全的医疗服务。具体方案如下：

（一）信息化整合质控指标，实时赋分确保执行到位

早在2017年，超声影像科就建立了一套全面而系统的质量控制与安全管理体系（见图1）。核心包括明确的岗位职责、技术规范和详细的规章制度，确保医疗质量的每个环节都受到严密的监督。2019年，科室进一步认识到，仅依赖体系仍是不够的。为了更加高效地达成质控目标，科室推出了“超声质控综合管理系统V1.0”（见图2）。这是一次针对质控的技术创新，能够有针对性地管理与考核员工在医疗安全、教学、科研、服务及文化等各方面的表现。实时赋分管理成功地引起了员工的重视，确保了每个环节的高效执行。依托“超声质控综合管理系统V1.0”，科室可以针对各项质控指标进行实时抓取，每日分析，并及时对相关人员进行督导，保证评估的及时性。

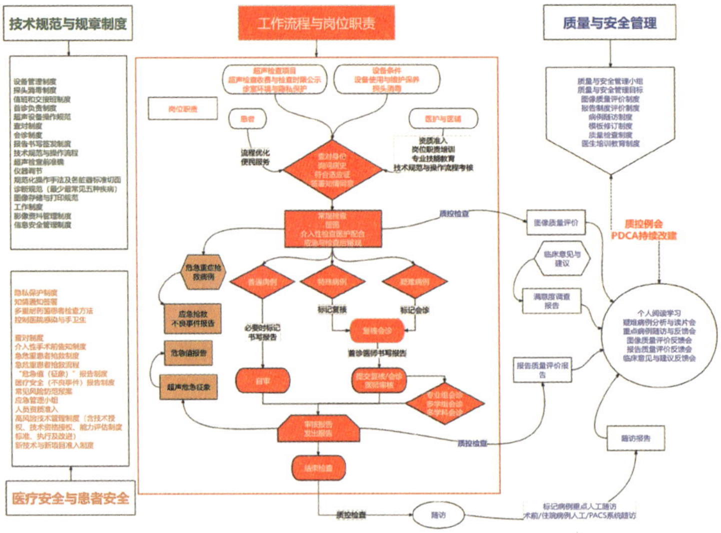

■ 图 1　质量控制与安全管理体系

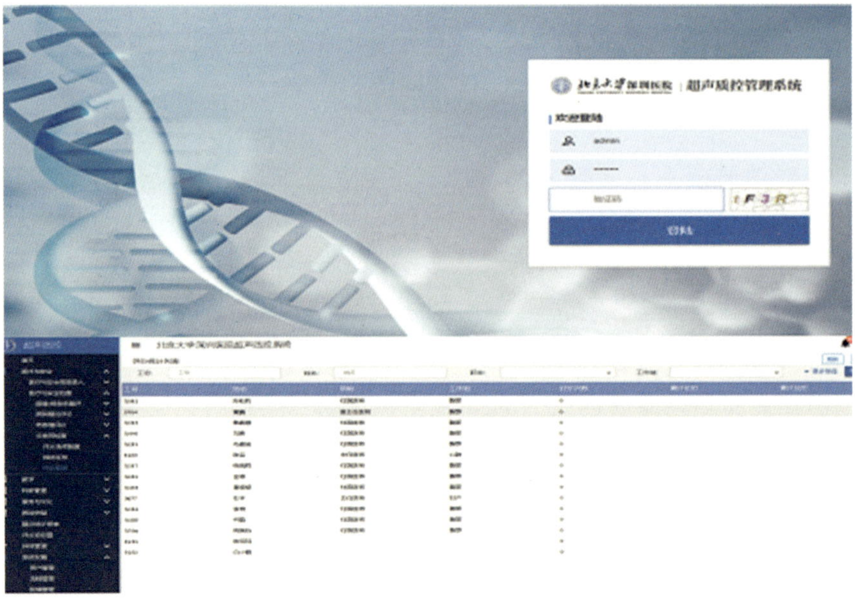

■ 图 2　超声质控综合管理系统 V1.0

（二）质控指标自动抓取，科室决策有了数据支撑

参照国家超声医学质量控制中心发布的《超声医学专业质量管理控制指标专家共识（2018年版）》（见图3），超声影像科针对结构、过程和结果三个关键维

度，进行了质控指标的实时更新与整合。“超声质控计分平台V1.0”（见图4）不仅为科室带来了一套先进的质控工具，更实现了与超声工作站的完美融合。随后推出的“超声主任管理驾驶舱”系统（见图5），通过与HIS、LIS、PACS、OA及质控系统的对接，实现了超声质量控制指标的全动态监测管理，它的数据自动抓取与分析为科室决策提供了坚实的数据支撑。

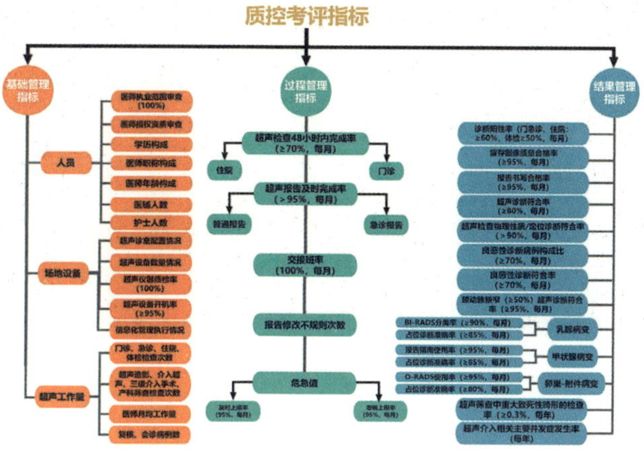

■ 图 3　质控考评指标

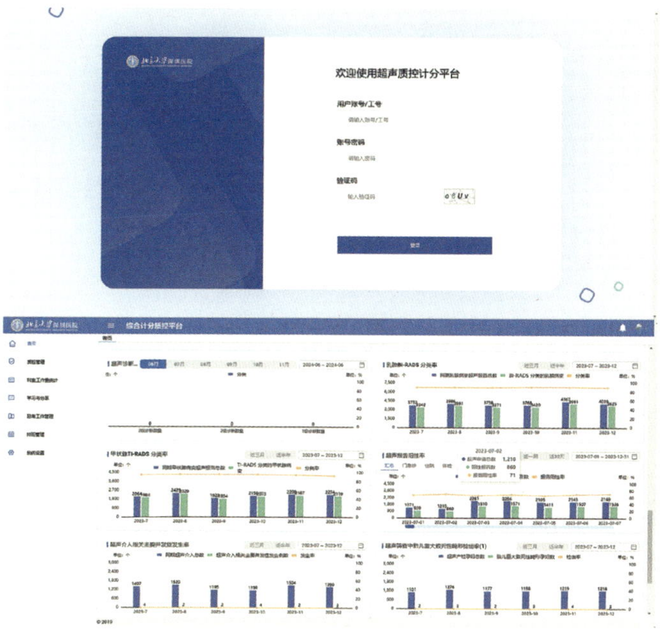

■ 图 4　“超声质控计分平台 V1.0”

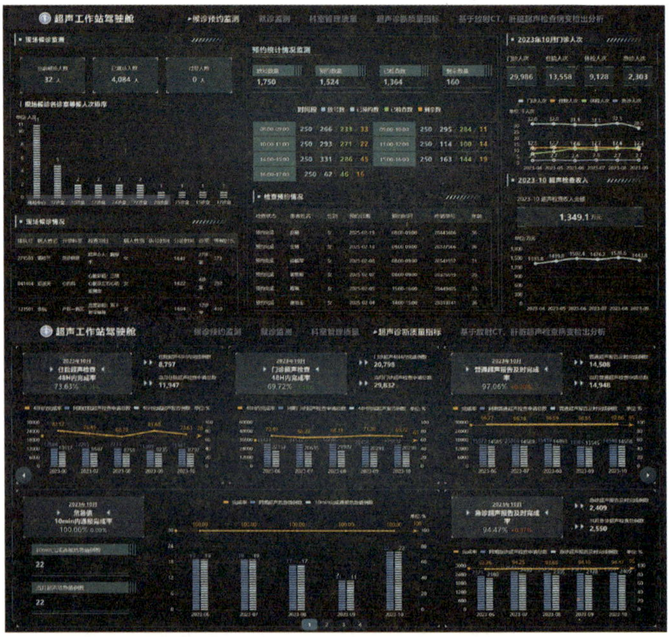

■ 图 5 “超声主任管理驾驶舱”系统

（三）拦截纠错“先行一步”，助力报告准确专业

为了更有效地拦截和纠正潜在的医疗报告错误，科室创新性地在超声工作站中引入了报告查错系统，做到有效地进行事前预防性质控。系统功能涵盖了医疗报告中的常见错误，包括遗漏检查项目、遗漏检查数据、病灶两个径线数值的差异过大、单位前缺数字、左右标识的缺失，以及女性报告中出现前列腺描述或男性报告中出现乳腺描述等问题。当这些错误出现时，系统会立即进行提醒，从而确保每一份报告的准确性和专业性。

（四）信息化系统收集分析数据，定期质控反馈

系统会收集质控数据，科室建立“定期质控反馈”机制，通过每季度的质控反馈会对质控指标进行细致的通报，对典型病例进行深入分析。科室通过其信息系统持续收集和分析数据，进一步优化工作流程。同时，提供多种持续学习机会，如专题培训、疑难病例分析和读片会等，确保员工专业技能不断进步。

四、实践成效

北京大学深圳医院通过“超声质控综合管理系统V1.0”逐个击破了质控工作参与度不高、质控管理效率低、医疗质量专业质控指标和科研水平不稳定等问题难点。

（一）员工不“躺平”、不“摸鱼”，参与度显著提升

员工对质控的态度和工作状态决定了科室的发展，在引入软件和信息化之前，质控工作的参与度仅为不到20%。然而，随着新系统的使用，员工对质控工作的积极性大幅度提高，参与度达到了100%。这表明员工已经充分认识到质控的重要性，积极参与并投入到质控工作中。这对于确保医疗服务的质量和安全至关重要。

（二）质控人员“消耗”降至100人时/月以下，管理效益显著提高

科室的质控管理效率显著提高，质控所占用的成本由原来的每月280人时降低至每月100人时以下。这意味着科室在质控管理上的投入更加高效，同时也减少了不必要的人力和时间成本。

（三）质控系统获医师认可，医研质量显著提升

系统显著提升了超声扫描水准和检查报告的质量，国家卫生健康委要求的各类超声专业质控指标数据情况近年来运行良好（见图5）。科室的各类多渠道投诉信访事件逐年下降，而表扬和锦旗等正性事件得到了成倍的增长。

（四）资料存留优良率超过95%，图像报告管理日渐优化

超声医学质控管理体系的建设使科室能够更好地管理常规图像和报告的质量。结果表明，各类常规图像存留质量优良率从80%左右提升到了95%以上，报告质量无缺陷率从90%左右提升到了97%。

（五）质控管理激发科研积极性，科研学术水平提升明显

质控体系的不断完善和质控数据的智慧化收集分析和呈现，为医护人员参与科研工作赋能。科室的各级科研立项数量从以前的每年2—3项增长到了每年5—6项，从项目质量上看，占省部级、国家级项目的比重也逐年增加。此外，科研论文的发表数量从以前的每年10—15篇增长到了每年20—25篇，高影响力文章的发表比重显著提高。

（六）获多项医疗质量奖励，系统实现创新成果转化

质量控制与安全管理体系被分享到国家卫生健康委《超声医学专科能力建设专用初级教材》。质控报告《“全流程超声质控管理”系统应用与实践》在第二届全国超声医学质量控制大会上获奖并进行专题发言。2020年自主研发创新质控工具“超声质控管理软件系统”取得软件著作权，并实现创新成果转化。《超声主任管理驾驶舱》在中华医学会第一届全国超声医学青年学术论坛“创想家·智未来”超声创新创业工坊全国性大赛中获得全国第一名的佳绩。

五、工作经验

（一）高屋建瓴定战略目标为建立体系打下坚实基础

从最初的战略决策到现在的技术升级与创新，科室发展的每一步皆是站在更高的格局和层次进行部署。要深入领会国家、省、市各级卫生健康委对医院质控工作的要求，结合本科室多年以来积累和建设的质控规范，制定适合医院实际的质量控制方案，强调持续的医疗安全和质量评估、监控与改进。质量控制方案的核心包括明确的岗位职责、技术规范和详细的规章制度，确保医疗质量的每个环节都受到严密的监督，员工都明确自己在维护医疗质量中的关键角色。

（二）充分运用智能化手段来解决工作中的痛点

要善于运用各类智慧化信息工具来解决工作痛点。比如智能检索、自动关联等，为医务人员提供了更高效、更精确的质控手段。例如基于病理的随访是评估超声质量的主要方法，但这种方法耗时费力。为解决这个问题，科室开始通过关联姓名、年龄、部位和身份证号码，实现超声报告与病理报告的自动配对，显著提高了质控的效率。而当我们进一步实施报告的结构化提取时，系统甚至可以自动验证诊断的一致性。

（三）把握好模块化处理质控要素的度

质控要素模块化处理能够助力迅速地定位、纠正问题，避免许多潜在的风险。但是也要注意模块化处理需要结合实际情况，过度的细化可能导致管理困难。

综上所述，模块化处理、智能化与自动化质控手段以及预防性质控的转变是构建优秀质控体系的关键要素。

专家点评

点评专家：广州医科大学附属妇女儿童医疗中心信息中心主任、研究员 曹晓均

北京大学深圳医院超声影像科的质控改革与国家卫生健康委推动的医疗质量管理控制指标高度契合，体现了现代医院管理中对于质量管理和安全控制的重视。通过信息化手段，医院成功应对了超声医学领域的质量管理挑战，符合当前卫生政策的热点。案例中对超声医学领域的痛点进行了准确识别，并采取了针对性的解决策略。通过自主研发的“超声质控综合管理系统”，医院实现了质控指标的信息化管理，提高了医护人员的操作依从性，减少了技术水平的不均衡性，同时解决了“信息孤岛”问题。医院通过实施质控管理系统，显著提升了员工的参与度和管理效率，降低了管理成本。此外，通过系统化的质控反馈，医院能够持续优化工作流程，提升医疗服务质量。

建议：随着医疗技术的发展，质控系统也应不断更新迭代，以适应新的医疗技术和患者需求。加强对医护人员的培训，特别是对新系统的使用和质控理念的普及，以确保新系统的有效运用。在系统设计中，应更多地考虑医护人员的用户体验，简化操作流程，减少不必要的工作负担。随着信息化程度的提高，应加强数据的安全性和隐私保护，避免信息泄露风险。鼓励不同学科之间的合作，通过跨学科的视角来进一步提升质控管理的全面性和深入性。在质控管理中，将质控管理中收集的数据和经验转化为科研产出，提升医院在学术界的影响力。通过这些改进措施，北京大学深圳医院的超声影像科可以进一步提升其质控管理体系，为患者提供更高质量的医疗服务，同时为医疗质量管理领域做出更大的贡献。

北京大学深圳医院的经验表明，高屋建瓴的战略目标、智能化手段的运用以及模块化处理质控要素是构建优秀质控体系的关键。医院的实践为其他医疗机构提供了宝贵的借鉴。

打造移动智能采血系统
控制质量　促进患者安全

部门：护理部
编写人员：丁小容　高楠　郭卉　喻凌　王璇　徐京京　廖晨曦

一、案例背景

静脉血标本是临床最常见的标本类型，也是判断患者疾病治疗效果、病情进展的重要窗口。传统采血流程涉及打印条码标签、手工贴标、人工进行三查七对、运送人员按实验室手工分拣标本等步骤，存在准备工作烦琐、工作效率低、容易发生错误、标签粘贴不规范导致仪器无法识别等问题。根据统计，实验室前阶段出错是导致分析诊断错误的主要原因，也是标本质量控制的薄弱环节。

2022年5月，国家卫生健康委发布的关于印发《全国护理事业发展规划（2021—2025年）》的通知中提到着力加强护理信息化建设。利用信息化手段，创新护理服务模式，为患者提供便捷、高效的护理服务。2023年6月，国家卫生健康委在《进一步改善护理服务行动计划（2023—2025年）》中，再次强调要加强护理信息化发展，提高护理工作效率，减轻临床一线护士工作负荷。2023年8月国家卫生健康委与国家中医药局联合印发的《改善就医感受提升患者体验主题活动方案（2023—2025年）》中提出应加强医院信息化建设，积极探索运用人工智能技术改善患者就医体验，并为临床诊疗服务提供高质量辅助，提升医疗服务质量和效率。

依托北京大学深圳医院智慧医院建设基础，围绕临床采血的管理痛点，北京大学深圳医院落地集信息化、智能化、标准化、自动化为一体的智能采血系统，实现床旁自动贴标、自动分拣、高效交接、智能化防错漏，解决了病房标本采集高效管理的难点，改善了病区医疗服务，极大地保障了患者的安全。

二、管理痛点

人工环节多、耗时长，检验质控管理难度大。

（一）检验分析前标本流转时间耗时长，工作时间跨度长

病区血液检验从申请开始到标本采集完成送检这个过程中时间跨度大于12小时。检验分析前标本流转时间占据TAT（从标本的申请取样、运送、接收、检验、审核，到患者得到检验报告的总耗时）总时间的40%—60%。

以医院风湿免疫科为例，按照传统采血前准备，需人工贴标、按照检验项目执行单双人核对采血管数量及粘贴的准确性，标本采集后逐管手动确认采集项目。这一流程每日总耗费时长达160分钟以上，全流程涉及三个班次人员，耗时耗力。

（二）人工环节多、流程烦琐，是检验质量控制中的难点

病区血液检验从申请开始到标本采集完成的送检全流程中，至少需要5次核对，经过14个及以上的程序：（1）核对医嘱；（2）打印条形码；（3）准备采血管；（4）选管贴标；（5）通知患者采血；（6）夜班护士核对采血管；（7）床旁采血；（8）采血前核对；（9）采血中核对；（10）采血后核对；（11）标本采集确认；（12）人工分拣；（13）运送确认；（14）送检等。

以上程序烦琐且易出错，例如贴错管、条形码粘贴不规范、遗漏采血、采错血、标本遗失等。

（三）标本检验前错误率高且标本全流程管理存在真空期，统计追溯难度高

护士准备采血管是批量任务，根据医嘱信息打印条形码并选择采血管手动粘贴，因护士的熟练程度不同而易出现错贴、漏贴、贴标不规范被检验科退检等问题。采血时，携带全部患者的采血管至床旁，增加了错拿、漏拿采血管的风险，易出现“张冠李戴”现象。采血管准备阶段存在历时长、经手人数多、过程不留痕出现问题后难追溯等情况。每日工作量靠护士人工统计，欠准确。

（四）血标本检验时间、要求不同，管理及过失成本较高

医院检验项目繁多，部分检验项目需在特定时间内送检，且急查、平查及一些特殊项目的送检时间和要求不同。人工贴管易出现早采、晚采，不能按要求送检的现象。

为此医院做了一系列质量改进，但仍无法完全避免缺漏的情况发生。基于以上背景，移动智能采血系统应运而生。自动、智能、高效地实现标准化、精细化的采血管理。

（五）患者采血等待时间长，报告出具时间长

由于标本采集流程长，如检验质控管理不到位，会出现问题标本被退回，患者需重复穿刺的情况。采血“返工”会影响患者体验，容易引起医患矛盾。

三、解决方案

面对以上行业痛点，迫切需要减少人工干预，做好用户、标本、信息、交接与数据管理等全方位闭环智能管理，提升护理安全与质量，简化工作流程，提高采血工作效率。集信息化、智能化、标准化、自动化为一体的移动智能采血系统应运而生，也成为近年来医疗行业推广使用的新型管理模式。该系统实现床旁自动贴标、自动分拣、高效交接、智能化防错漏，自动、智能、高效地实现标准化、精细化的采血管理。

（一）系统由智能贴标系统和自动分拣机组成

通过移动智能采血管理系统（见图1）与医院LIS、HIS系统的互联互通，利用信息化、自动化、智慧化的技术，通过流程创新、管理创新，将病区血液标本采集全流程进行全面优化，实现从医嘱下达到标本送达的全流程追溯和精细化管理，打破病区对血液标本管理的黑洞，保证数据的准确性、可追溯性，也方便了工作量统计和物资的管理。该系统采用移动式贴标，贴标速度小于4秒/管，轻盈小巧，可将仪器直接推至病房床边，适用于病区、急诊科等场所。两侧配置置物架，整合治疗车功能，实用性高。160—250支超大采血管容量可满足临床需求，支持8—12种类型试管灵活配置，可满足临床科室的需求。抽屉式设计便于检查补管，自动寻边确保贴标精准无误。独立密闭空间自动分拣，减少标本暴露时间以及与护士接触时间，防止院内感染发生。自动分拣至对应检验仓，提升标本检验前工作效率。

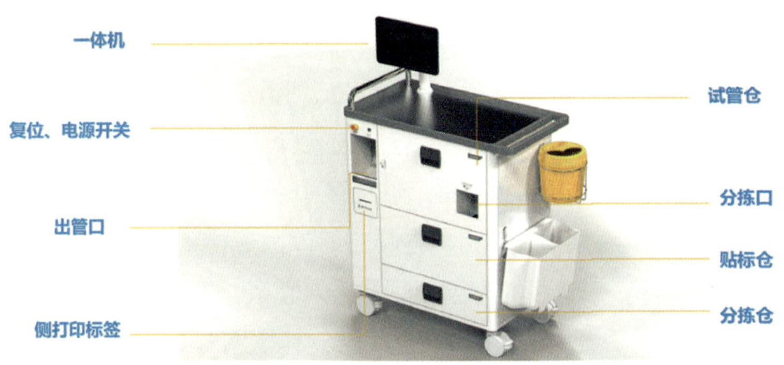

■ 图1 移动智能采血管理系统构成

（二）减少人工干预，采血数据实时记录

护士凭人脸识别或密码登录设备直连医院信息系统，自动提取医嘱，获取病区

待采血患者信息。临床上检验项目繁多，且急查、平查及一些特殊项目的送检时间和要求不同，部分项目需在特定时间内送检。通过移动智能采血系统，可提前设置特定检验日期，避免了按照送检时间手动挑选项目的错漏，确保采集时间准确无误。护士推采血车至患者床旁（见图2），使用无线扫描器读取患者手腕带信息，查询该患者采血的相关信息，主控软件自动下发命令打印采血信息标签并贴到真空采血管上，一次性将该患者的所有采血试管传输到出管口，省去了提前准备采血管的工作，避免了传统采血时携带全部患者的采血管到床旁后拿错病人试管的“张冠李戴”的情况。选管正确率100%，贴标完好率100%，避免人工由于熟练程度不同出现贴错、漏贴、贴标不规范上不了实验室流水线而被退检等问题。

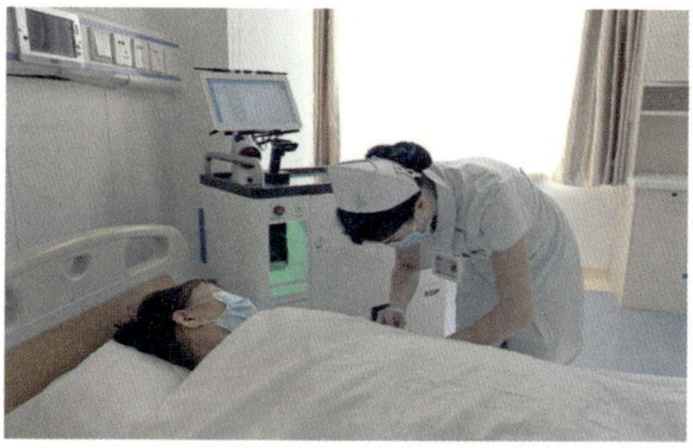

■ 图 2　护士应用移动智能采血系统场景

对普通、急查、空腹、重复、欠费等多种状态进行提示，便于应对临床不同患者的护理需求。系统自带分拣仓，按照去向不同划分为检验科、急诊检验科、临检室、输血科等仓位。护士采集完一名患者的血液标本后，将标本直接投入分拣仓中（见图3），系统会对标本进行自动扫描识别，实时确认并记录标本采集时间，并且自动根据检验科室进行分拣存放，既保证了标本符合检验TOTAT时间要求，又保障了标本送检实验室的准确性。

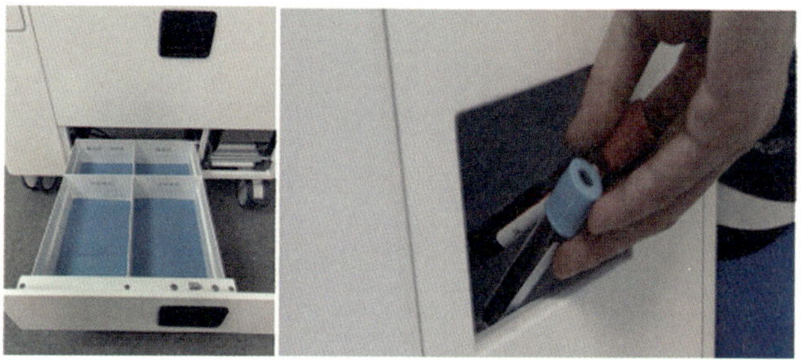

■ 图 3　智能分拣与标本投放

（三）保障病区内标本闭环管理，可追溯

护士和护工一对一登录系统交接，保障病区内标本闭环管理，明确可追溯标本采集、运输责任人（见图4）。分类取出，完成标本批量送检。采血结束后，对未完成和未及时送检的采血标本进行弹窗提醒，查缺补漏，为采集任务全部完成提供保障。过去，标本靠手动确认分拣，耗时长且易遗失，易出现送错地方等情况。现在，系统自动核对、分类标本，护士、护工凭开仓权限，进行标本安全交接，形成标本管理的闭环。

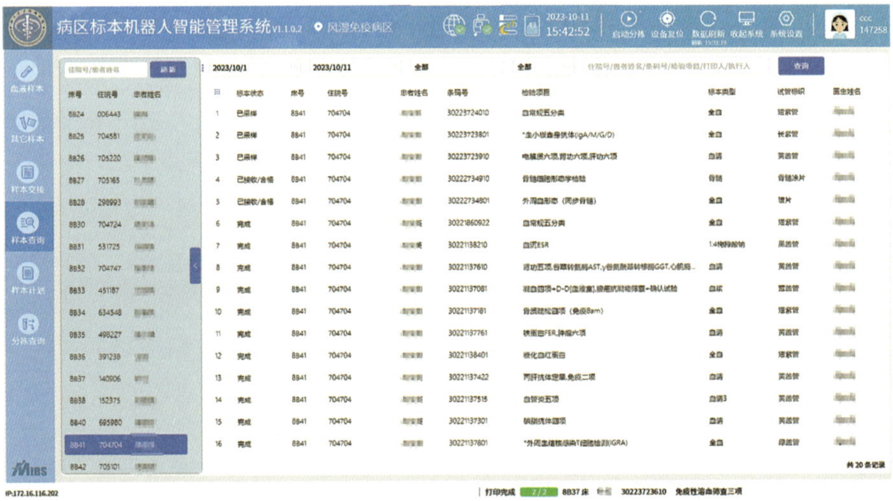

■ 图 4　标本全流程追溯界面

（四）可视化界面，实时监控数据

对病区标本数量、已采集数量等信息进行监控，避免标本漏采、错采等情况，从而降低血液标本采集阶段出错的风险，在提高采血效率的同时兼顾患者安全，也优化了病房采血流程，使其更加符合规范。支持患者、护士、管理部门等多角色进行需求展示，提供可视化、图形化的标本数据分析（见图5）。支持PC端、手机端等多终端统计展示方式。提供科室管理决策数据基础（见图6），助力医院、科室不断地优化改善运营管理水平。

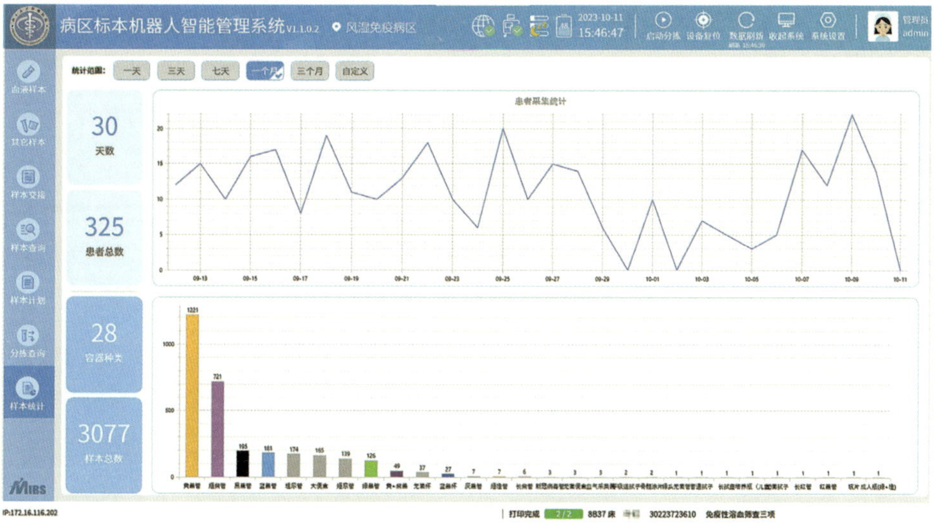

■ 图 5　数据统计与分析界面

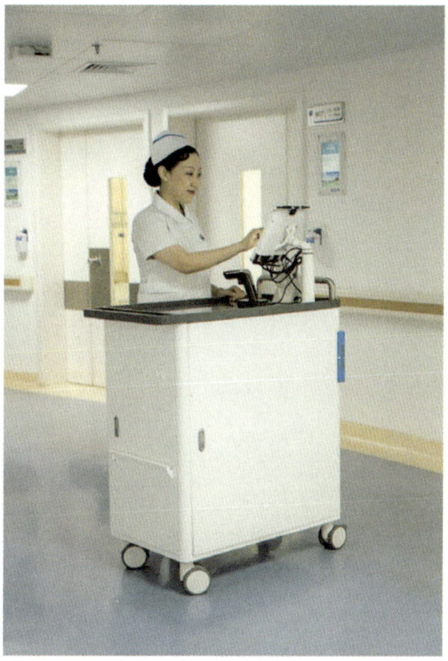

■ 图 6　管理者查看系统数据场景

四、实践成效

采血全流程耗时不足1小时，保障检验结果的有效性。

（一）减少人力成本投入，全流程耗时显著降低

移动智能采血系统投入使用后对标本状态，如贴标、采集、送检时间全面实时

记录并实现标本流转各环节信息可追溯，并可对采集数量、时长等进行统计分析，为精细管理提供依据。该系统的应用减少人力成本投入，多项工作可同时进行。以本院风湿免疫科2023年7—12月每日晨间采血工作为例，其中7—9月病区采用传统采血方式，10—12月应用基于移动式的病区智能采血系统，应用前采血全流程平均累计耗时超160分钟，涉及3班次多次交接核对，通过采血系统优化后全流程平均累计耗时不足1小时，1个班次完成采血工作。对各环节进行精细化管理，打通病房血液标本信息化管理的闭环。

（二）降低标本检验前错误率，保障检验结果的有效性

该系统在满足病区标本采集及检验前阶段管理规范的前提下，利用信息化技术，大量节省护士的操作步骤，缩短标本检验周期，降低标本检验前错误率，保障检验结果的有效性，实现了临床与检验科之间质量管理的无缝连接。科学管理，防止错漏，追溯准确。

（三）斩获系列奖励

该项目获得广东省护理信息化应用优秀案例大赛二等奖，获得2024年广东省智慧医疗创新大赛优胜奖，并作为优秀案例在第四届中国（深圳）智慧医院高峰论坛及2023年广州国际护理博览会上进行分享与展示。

五、工作经验

以“防错提效、闭环追溯”为核心，优化采血步骤。

（一）流程、管理创新，优化采血步骤

病区移动智能采血系统以“防错提效、闭环追溯”为核心，将病区护理中极其重要的血液标本管理部分，通过流程创新、管理创新，为临床传统血液标本采集过程中选错管、贴错标、采错人、采漏人、标本流转耗时长、难监管等问题提供了完整的解决方案。将传统的烦琐的采血步骤，优化为“实时获取医嘱—自动贴标备管—精准记录离体时间—人脸识别交接”4个步骤。

（二）全流程可追溯，保障血液标本质量

将标本检前准备、采集、交接、运输等多个环节全程追溯，确保血液标本符合ISO15189标本TAT时间管理要求，有力地保障了血液标本质量，提升了医院护理质控管理水平，同时也提升了患者满意度及医院的美誉度。

（三）结合实际，提出个性化需求

科室结合实际运用情况，提出的个性化需求要明确且细化，以便厂家能够很好地理解与充分实现。在系统上线前，要进行多次培训及实练，护士具备独立操作和常见故障处理能力后系统方可上线使用。

未来，期待智能化管理系统将检验的流水线反向延伸到每一个标本采集点，真正实现高效、全流程的监控体系及覆盖全院的标本智能化流转管理。

专家点评

点评专家：南京鼓楼医院信息管理处副处长、高级工程师　鲍瀛

该院的移动智能采血系统案例，是医疗信息化和智能化在临床护理领域的一次成功实践。该系统通过减少人工环节、优化工作流程、提升工作效率和保障患者安全，体现了国家卫生健康委关于加强护理信息化建设的政策导向。

该系统的创新之处在于：一是信息化与智能化的融合。移动智能采血系统的应用，实现了采血流程的自动化和信息化，有效减少了人为错误，提高了采血效率和标本质量。二是流程优化与效率提升。系统通过自动化技术简化了采血流程，显著降低了采血全流程的耗时，提升了工作效率，减轻了护士的工作负担。三是质量控制与患者安全。移动智能采血系统通过全流程追溯和闭环管理，有效控制了标本质量管理，降低了错误率，保障了患者安全，提升了医疗服务质量和效率。

改进建议：一是持续推进技术迭代。随着医疗技术的不断进步，建议医院持续关注和引入新技术，进一步提升系统的智慧化水平。二是跨部门协作。加强与临床、检验、信息等相关部门的协作，形成多学科团队，共同优化采血流程，提升整体医疗服务质量。三是创新模式进一步推广应用。真正实现高效、全流程的监控体系及覆盖全院的标本智能化流转管理，为患者提供更加安全、高效、便捷的医疗服务。

“智镜双链”：基于人工智能物联网的智慧内镜系统

部门：护理部
编写人员：丁小容　李贝　王霜　侯晶　余英　黄婷婷

一、案例背景

连续多年，胃癌、结直肠癌都是我国居民健康的“头部杀手”。国家癌症中心2022年发布的全国癌症报告显示，我国结直肠癌、胃癌的发病人数高居第二、第三位。

消化内镜诊疗可以在这些杀手到来之前及时出手——发现并切除息肉，阻止癌变。因此，这也成为目前公认最有效的胃肠道肿瘤筛查和预防手段，是执行全程全生命周期诊疗管理策略的必要环节。正因为胃肠镜检查的必要性和重要性，患者的需求日益增加，2021年全国胃肠镜检查已超4000万人次并且逐年增加。

随着检查人数的逐年增长，作为提供医疗服务的医院，如何提高胃肠镜检查的效率和患者体验呢？智慧化是很好的工具和手段。北京大学深圳医院从临床需求出发，结合当下先进的信息技术，利用人工智能物联网技术，打造以人为中心、以镜为中心的“智镜双链”。两条链环串联消化内镜全过程，智慧交互打通院前、院中、院后盲区，真正达到全人全生命周期的诊疗轨迹闭环。

通过这套系统，医生、护士、患者、器具、耗材等人和物在工作各环节信息流转追溯交互串联；通过互联网、物联网、大数据、AI等技术，能够系统、连续、准确地采集、存储、传输、处理相关信息，为内镜中心运行管理、临床医疗和患者服务提供包括决策支持类的信息技术支撑，实现信息互联互通、交互共享。

二、管理痛点

（一）手工操作难同质，内镜洗消存盲区

任何检查的前提和保障就是“安全”。但胃肠软式内镜作为直接进入人体的非一次性医疗器械，其清洗消毒涉及十多道步骤。内镜诊疗设施、内镜洗消及存储设施、内镜转运设施等都是医院的重点监测指标，这些内镜设施既要满足功能需求，还要注重感染防控、使用效率、使用体验等。一方面，在高强度的工作中，传统手工操作难以持续保持规范性和一致性；另一方面，内镜中心洗消环节管理分散难以追溯，一旦发生交叉感染，后果非常严重。据统计国内消化内镜中心内镜洗消的登记齐全率低，存在一定的安全隐患，人工洗消水平令人担忧。

（二）检查全过程切割分散，信息难交互

胃肠镜检查患者，容易发生检查前的焦虑、检查中的紧张、检查后的茫然。患者检前延伸不足、检中信息不畅、检后追踪不全，容易影响患者检查就医的体验。由于缺乏信息化管理，传统流程各环节缺少有机结合，未形成真正的有效闭环，难以追溯。这也导致各环节缺乏信息交互，导致患者及家属未能及时掌握病情动态和检查进展，不利于医护患有效沟通，也容易给患者及家属增加焦虑。

三、解决方案

为了提高内镜中心运行管理水平，提升就医体验，北京大学深圳医院以内镜为中心建立消化内镜流转闭环管理系统（见图1）、以患者为中心建立人镜信息管理系统（见图2），实现院前、院中、院后一体化、智慧化、精细化管理。

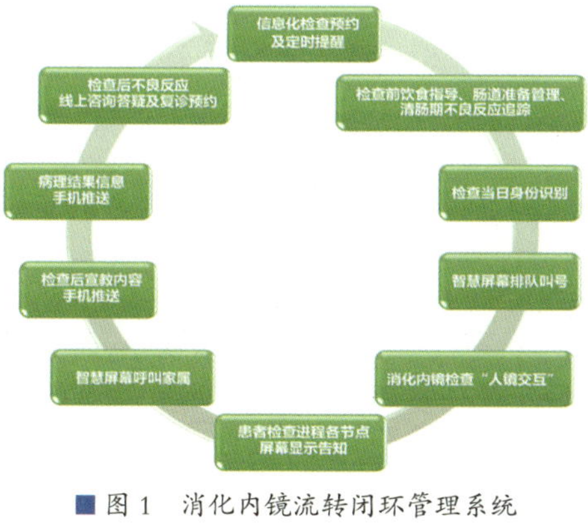

■ 图 1　消化内镜流转闭环管理系统

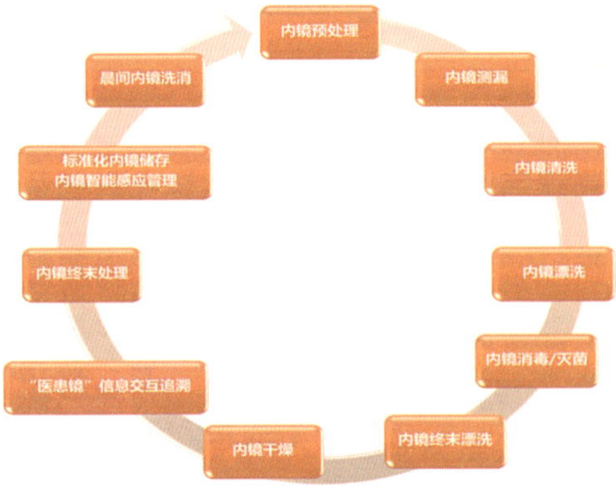

■ 图 2　人镜信息管理系统

（一）基于“万物互联”概念，构建智慧内镜洗消追溯系统

如今，“万物互联”概念已经深入人心，并被逐步运用到各个领域。基于物联网、RFID、视觉识别技术，北京大学深圳医院对内镜清洗、消毒、使用全流程进行闭环追溯管理（见图3），并通过流畅、清晰的人性化交互，引导操作人员按规操作，符合卫生行业内镜清洗消毒技术规范，使内镜洗消流程更加标准化、规范化、信息化，以更数字化、科学化、简捷化的方式实现对人员、设备、操作、耗材的追溯管理，既能保证内镜消洗水准，又能减轻工作人员的压力。

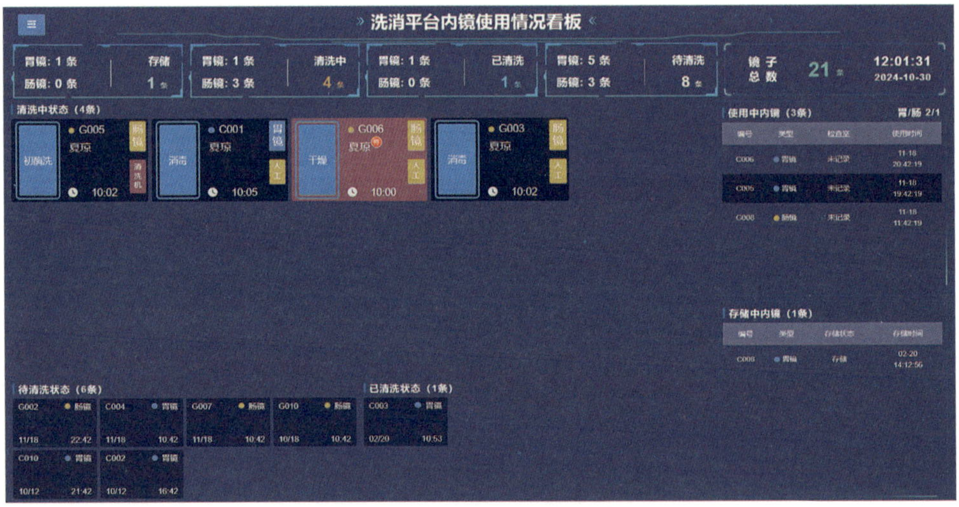

■ 图 3　内镜追溯—洗消监控系统

（二）多场景实时交互，创建智慧内镜患者管理系统

不同于传统预约叫号，患者管理系统（见图4、图5）从检查前智能提醒—肠道准备监控—检查中人机身份识别—检查节点监控—检查后推送全面管理；基于互联网、物联网技术，通过中间平台，将等候区、分诊台、护士站、检查室、复苏室、病房连为一体，可实现多个场景下的信息实时交互，包括预约、登记、叫号、预处理、麻醉、检查、苏醒等各个环节。配合电子化方式显示信息状态（见图6），方便患者及其家属了解医护及医院信息，提升医护患三者沟通时效，提升患者住院体验；智能唤醒计划和检查进程实时推送，能帮助患者降低焦虑、优化就医感受。

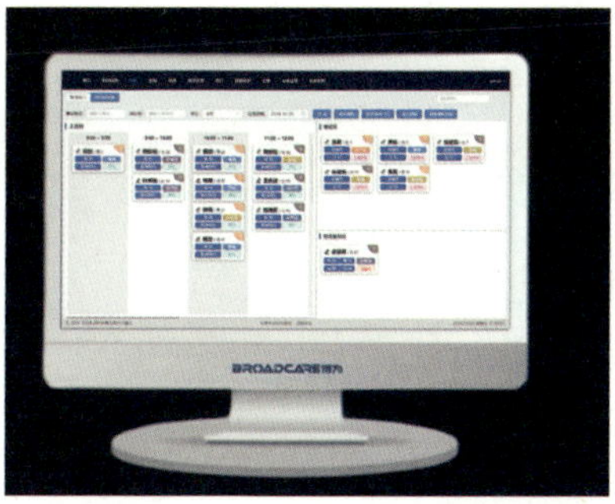

■ 图 4　内镜患者管理系统 1

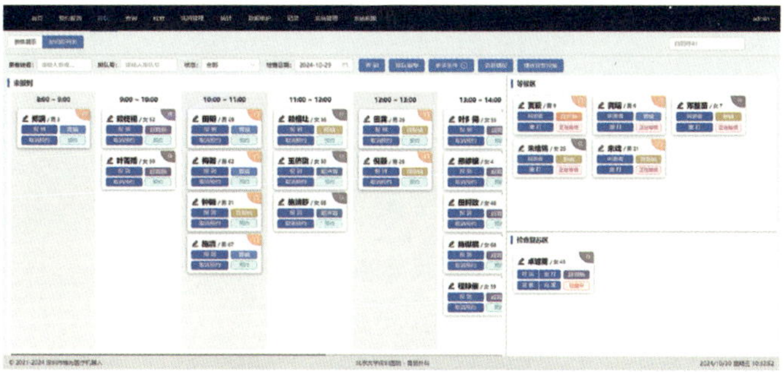

■ 图 5　内镜患者管理系统 2

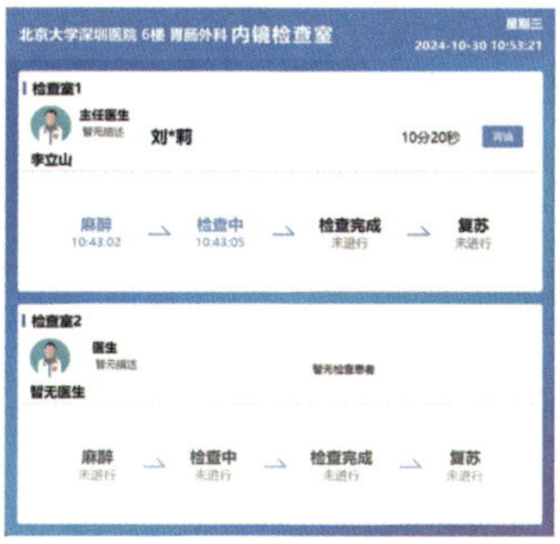

■ 图 6　内镜诊疗间交互终端

（三）跟进患者“镜后”情况，智慧内镜随访系统“跟上”

从患者、医生及管理三个方向，提供患者端、医护端及PC端管理平台全场景应用流程。以患者为中心，通过对患者的随访跟进，患者智慧随访系统（见图7、图8）提供医—患—管理全场景应用，围绕患者自动抓取信息进行个性化随访，落实检查前后宣教和风险预警；病理结果追踪、预约复诊、诊疗方案个性化制定和推送都在线上完成，保证检后安全和居家追踪，提高患者就医满意度和黏合度；可对诊疗效果进行统计分析，并对诊疗方案进行相应的调整，加强医院与就诊患者的关系管理，提高医院从医前到医后的服务水平，保证患者院外服务质量，提升医院整体诊疗水平，提高患者就医满意度。

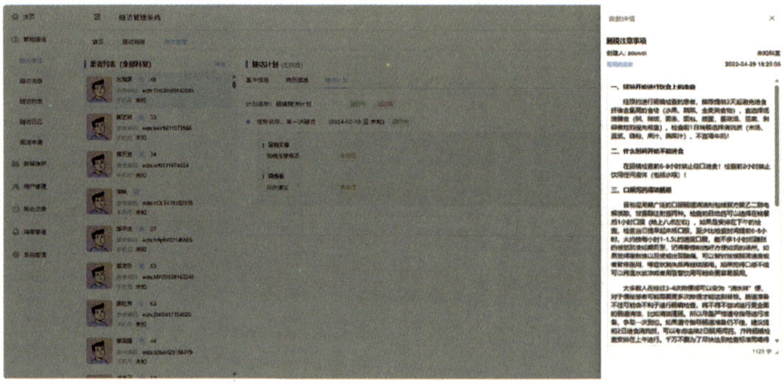

■ 图 7　随访系统

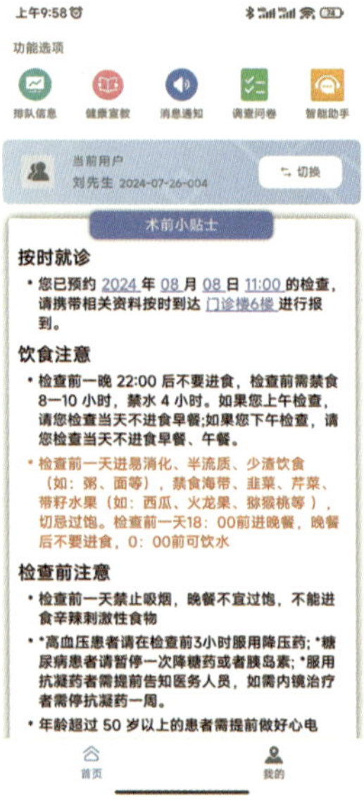

■ 图 8　随访系统—移动端

（四）一站式完成“五步法”，胃肠镜智能洗消机器人上岗

替代传统手工，基于复杂腔体洁净环境的构型设计和物联网技术，胃肠镜智能洗消机器人（见图9）独有的腔体洁净构型设计遵循“五步法”，能一站式自动完成测漏、初洗、洗刷、酶洗、清洗、消毒、末洗、吹干洗消流程等步骤；柔性绳驱和精细力控技术实现一人同时操作多台设备，人机交互全程监测，异常环节主动报错，实现内镜清洗高效管理，信息上传便于内镜清洗的流程的闭环和追溯。

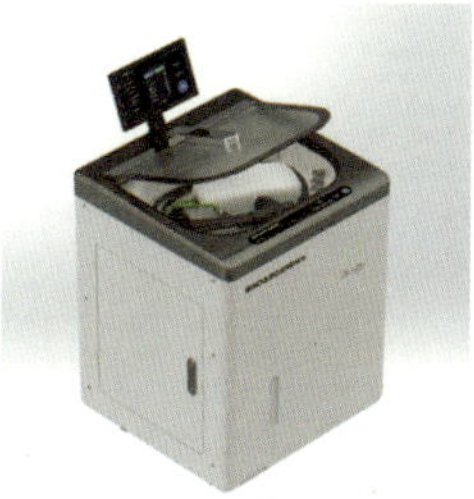

■ 图 9　智能洗消机器人

（五）研发智能“工具”，打造内镜信息化生态圈

在现今越来越智能化、信息化的社会中，懂得按需开发“工具”，才能真正消除因为“人工”操作带来的错漏和低效，真正解放人的劳动力。

北京大学深圳医院为此研发了多种智能工具。如智能测漏仪（见图10），采用保压梯度算法及高精度其他传感器，可有效检出内镜管道泄漏，适用于各品牌内镜。检测过程智能判定，无需人工干预，异常自动报警，减少差错。

通过电子标签，基于RFID射频模块获取并识别内镜编号和操作人的信息，后台完整记录该次操作的详细过程，支持在不同终端进行查询，如智能内镜管理柜（见图11），以促进内镜中心内镜器械智能化管理模式为目标，内镜储存环节设计智能感应储镜柜替代传统镜柜，以创新性的百级层流内仓能高效存储，可实时监控温湿度环境，出入柜人脸识别+微精感应，可远程查看实时信息。

通过智能内镜管理柜和信息平台实现内镜高效周转与存储，以及各种数据的传导、交互、处理及整合，在确保内镜存取规范合理的基础上，采用医疗互联网、物联网+智能硬件的方式，对接医院内镜中心系统，覆盖清洗室、检查室、院感等多个管理环节，明晰每一条内镜的信息流向，解决内镜临床路径各环节的记录、跟踪和追溯，实现内镜在院内流通全过程的智能化、信息化和精细化管理。

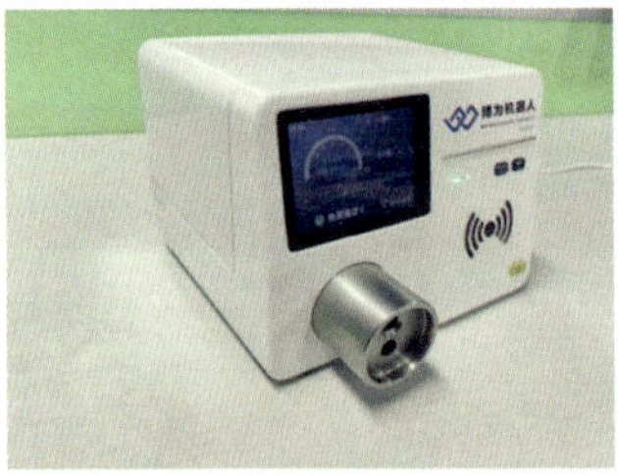

■ 图 10　智能测漏仪

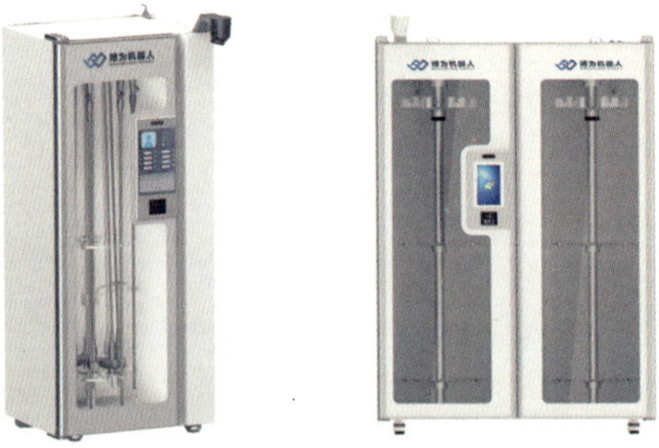

■ 图 11　智能内镜管理柜

四、实践成效

基于人工智能物联网的智慧内镜系统启用后，在提质增效、精准管理方面取得一定成效。

一是“智镜双链”系统实践于临床以来，共计完成近万例次内镜洗消和应用，人力资源消耗降低、洗消效率提升、操作误差减少、周转效率提高、患者满意度提升。

二是产研转化取得成果，获得外观设计专利1项、实用新型专利4项、发明专利2项（实审）、产品研发转化3项。

三是医院—科研机构—创新企业三方联动不断探索，共同研发的2、3代实体样机在试点单位稳步运行。

四是斩获系列医疗创新奖项，该项目荣获2023年第六届全国医疗创新大赛深圳赛区一等奖、国家技术创新项目二等奖、全国最佳原创奖、北大医学部首届护理创新转化大赛二等奖。

五、工作经验

（一）新质生产力促进智慧建设和创新护理模式，科技赋能替代传统方式，获得效能优化

临床医务工作者打破固有模式，基于临床需求打造以互联网、物联网、人工智能机器人技术为核心的“患者—内镜”双路径闭环的“智镜双链”，嵌入内镜清洗机器人、百级净化智能存储、高效周转调度、电子预约登记、智慧屏叫号告知、人机身份识别、医—患—镜信息绑定、患者复苏监测、个性化宣教计划推送等创新手段。两条链环覆盖消化内镜检查全过程，嵌入科技创新手段，打通院前、院中、院后盲区，真正达到全人全程的诊疗轨迹闭环。

（二）项目建设和设计要以临床应用场景为背景，以盲点和痛点为突破口

本项目由医院—科研机构—创新企业三方联动，从创新性、科学性、安全性三方面出发提供了实施保障。链条上的每个智慧手段都是一个创新体系，同时服务于患者和流程。项目设计从临床需求和应用场景出发，以“盲点、痛点”为切入点，利用物联网技术串联临床诊疗各个环节，真正达到“水平更高、质量更好、效率更高、更可持续”。

（三）跳出临床看管理，数字治理是医院—学科精益管理和精细管理的必要手段

利用数字治理手段切实提质增效、精准交互、全场景覆盖、人力物力消耗降低、效率安全满意度提高，达到多方共赢。更省更快更准更满意是实实在在的效果。

未来，北京大学深圳医院还将进一步发挥智慧医院的优势，不断探索新模式，在智慧内镜系统设计上逐步实现居家访视、早癌早筛、社区建档等延伸服务，同时将管理体系扩展应用到纤维支气管镜、耳鼻咽喉镜、宫腔镜、阴道镜等临床应用中。建立专病数据库，实现知识库与流程的集成管理，数据抓取更智能更及时，探索医院内镜中心高效管理新模式，为保障住院患者医疗安全、提升医院管理效率不断发挥示范引领作用。

专家点评

点评专家：南京鼓楼医院信息管理处副处长、高级工程师　鲍瀛

该院的“智镜双链”项目，是医疗信息化和智能化在消化内镜领域的创新实践。该项目通过人工智能和物联网技术，实现了消化内镜检查的全流程闭环管理，有效提升了医疗服务质量和效率，同时改善了患者的就医体验。

该系统的创新之处在于：一是创新性。该项目以临床需求为导向，创新性地将人工智能、物联网技术应用于消化内镜领域，打造了“智镜双链”系统，实现了内镜洗消、患者管理、随访等全流程的智能化管理。二是安全性。该项目通过内镜洗消追溯系统、人机身份识别等手段，实现了内镜使用全流程的闭环管理和追溯，有效保障了医疗安全。三是效率提升。显著降低了人力资源消耗，提高了内镜周转效率，缩短了患者等待时间，提升了医疗服务效率。四是改善患者体验。该项目实现了患者检查前、中、后的全流程管理，有效缓解了患者的焦虑情绪，改善了就医体验。五是多方共赢。该项目实现了医院、患者、医护人员的多方共赢，提升了医院管理效率，保障了医疗安全，提高了患者满意度。

改进建议：一是拓展应用范围。将“智镜双链”系统的应用范围拓展到其他内镜领域，如纤维支气管镜、耳鼻咽喉镜等，实现多领域内镜管理的智能化。二是建立专病数据库。建立消化系肿瘤等专病数据库，实现知识库与流程的集成管理，提高数据抓取的智能化水平。

护理人员的“智能帮手”
万物互联下的智慧护理探索

部门：护理部
编写人员：丁小容　许辉　王霜

一、案例背景

智慧护理是智慧医院建设的一部分，是以患者为中心，围绕临床护理、护理管理、智慧病房、延续护理等业务场景，利用云计算、大数据、物联网、移动互联网、人工智能等技术，构建标准化、系统化、智能化、平台化的新一代护理信息系统。

2016年，原国家卫生计生委发布的《全国护理事业发展规划（2016—2020年）》明确将“加强护理信息化建设”作为主要任务之一，要借助大数据、云计算、物联网和移动通讯等信息技术的快速发展，大力推进护理信息化建设。2021年6月国务院办公厅印发的《关于推动公立医院高质量发展的意见》以及2021年9月国家卫生健康委、国家中医药管理局关于《公立医院高质量发展促进行动（2021—2025年）》的通知中均提到要将信息化作为医院基本建设的优先领域，强化信息化支撑作用，推进电子病历、智慧服务、智慧管理“三位一体”的智慧医院建设和医院信息标准化建设。2023年6月，国家卫生健康委、国家中医药局印发的《进一步改善护理服务行动计划（2023—2025年）》中，再次强调要加强护理信息化发展，改进优化护理服务流程，提高护理工作效率，减轻临床一线护士工作负荷。

因此，在5G技术发展快速道上，北京大学深圳医院持续探索5G赋能物联网技术于临床护理领域的具体应用，通过5G技术的融合应用，提升当前临床护理效率，为患者提供更为智慧化的护理服务。

在长期的临床和信息化探索中，医院发现，智慧护理在发展过程中依旧存在医疗物联设备能力不足、医疗信息整合程度较低、医疗数据采集效率不高等问题。其行业痛点有如下几方面。

二、管理痛点

（一）物联设备能力不足，无法构建全面人—物连接

以往的智慧护理往往只属于数字化转型的一种体现，更多是围绕着行业内部的业务流程来建立。因为缺少一个万物互联的高效化通信技术，换句话说，缺少了“物联”抓手，无法实现全方位构建患者、医疗设备以及医护人员之间良好连接关系，也无法推动医院各个部门以及人员之间的高效率协同工作。

（二）信息庞杂“各有来头”，整合程度较低成“信息孤岛”

护理工作中采集的信息庞大冗余，而医院当前使用的信息系统来自不同的厂商，在系统数据格式、数据描述方式以及数据标准等方面都存在一定差异，各个数据库间无法完成更加有效的信息整合；大部分系统数据采集都选择纵向管理的模式，没有建立起集成化效果，各系统间存在医疗信息之间共享程度偏低的情况。

（三）信息化程度低，数据人工采集效率不高

护理工作床边工作多、手工操作多，受到系统建设和网络延时等因素的限制，很多数据采集都更加依赖人工处理，数据采集需要经过人工询问、手工录入以及手工记录等许多繁杂的操作过程，耗费大量人力、物力与时间，不仅效率低下，同时还会出现信息登记错漏的概率事件，引发患者安全事件。

综上所述，研究5G技术、万物互联技术在智慧医疗领域内的有效应用，推动智慧医疗的现代化与智能化发展势在必行。

三、解决方案

在信息化基础之上，北京大学深圳医院护理往前再走一步，借助万物互联的新模式，采用5G、物联网技术为临床护理所需的各类物资赋能。

护理工作增加了很多“智能帮手”，这些帮手对药品、设备、耗材等数据进行信息化处理，实现了设备和物资、患者、护理人员之间的信息互通互联，让管理人员、护理人员等都能够随时获取相关的医疗护理数据和信息，提升临床护理效率，保障护理安全，提升患者就医感受。

（一）智能体征监测仪：扫一扫，患者体征信息全都有

临床护理工作中，频次最多的就是体征监测，一般每天需要对患者进行4—6次测量，采集体温、脉搏、呼吸、血压等生命体征，并录入到体温单和护理记录中。目前采用手工测量、人工录入的流程，需要占用护理人员大量时间，且操作中易发生录错患者、录错数据等问题。

智能体征监测仪，用于患者的体征采集，用于入院评估、日常评估和监测。操作时，护士扫描患者手腕带，提取匹配患者信息，进行耳温、脉搏、血压、血氧饱和度等体征测量，完成后点击保存，体征数据会自动同步上传到该患者的体温单，直接生成体温曲线，无需再次录入或转抄，节约了时间，避免了漏填或错填的情况，保证护理工作的安全有效。数据实时同步多点共享，系统自动进行实时风险评估，异常的体征数据会自动触发早期病情预警系统（MEWS），提示患者危急程度，并提出相应的护理措施建议（见图1、图2）。智能体征监测仪提高了护理工作效率，缩短了从体征测量到病情处理的反应时间，保障了患者安全。

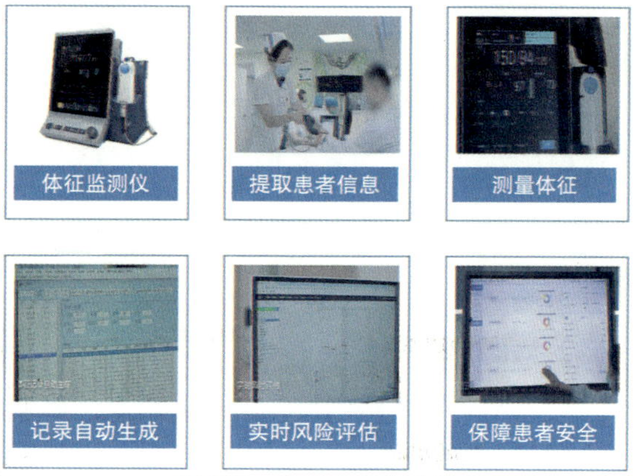

■ 图 1　智能体征监测仪

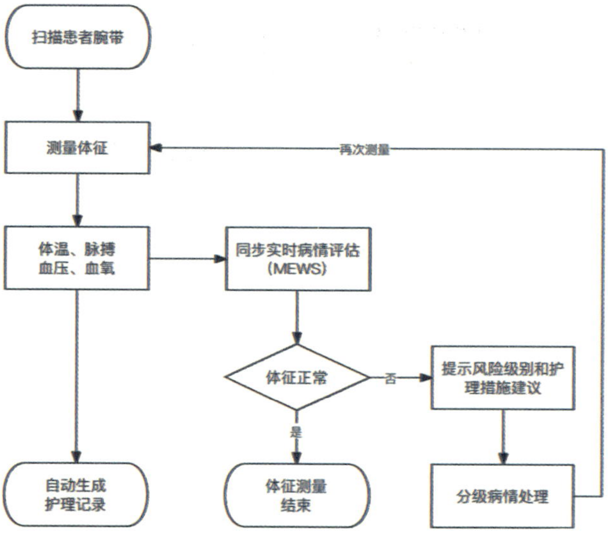

■ 图 2　体征测量即病情早期识别流程图

（二）智能急救车：护理单元里的多功能定海针

每个护理单元都需要配备急救车，其管理一直都是保障护理质量和安全的重点措施之一。智能急救车拥有多项功能。在交接班方面，系统自动记录交接的班次人员和时间，生成信息化《急救车交接本》。护士长和护理部可以在后台PC端随时查看交接班的记录，实时质控。所有物品一物一码，护士可以随时查看急救车的各类物资的储存状态，这个功能不仅用于急救车的日常检查，在对新护士培训中，更有助于让护士熟悉各类急救物资摆放位置，在抢救时能够快速取用。在需要紧急抢救时，点击“一键抢救”按钮，急救车自动解锁，进入抢救模式。使用抢救药品时，将药品在面板上感应后，屏幕上会显示该药品的名称和剂量，并语音播报。所用的抢救药品的时间、药名、剂量均会自动记录并保存，抢救结束后，作为补开抢救医嘱的可靠依据。还可以提醒“盘点”、自动批量扫描完成药品清点。通过接入5G物联网赋能，急救车的所有信息，经授权人员的质控和管理部门都可以通过电脑管理端后台查看，对全院急救车的远程管理和实时质控，并通过驾驶舱可视化展示（见图3）。

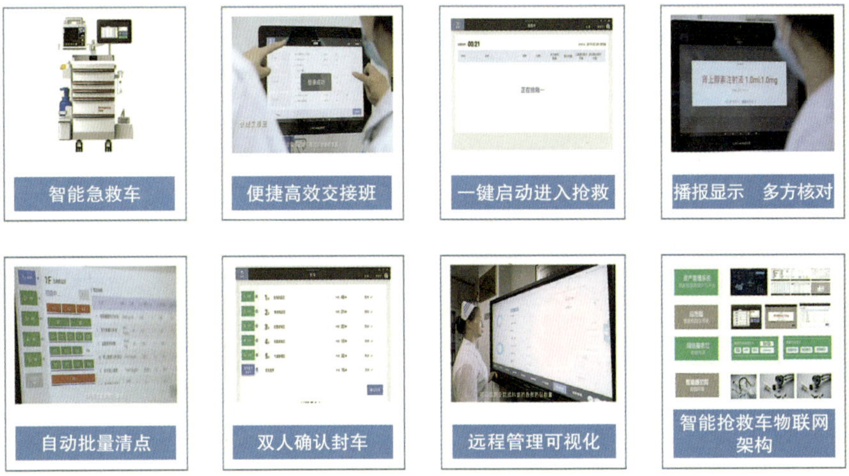

图3 智能急救车及其管理系统架构图

（三）智能药柜：一丝不苟的药品“管理员”

住院病区都有一定的备用药以备患者临时和紧急用药之用，称之为“小药柜”——病区二级药库。引进5G智能药柜后，将药品管理纳入物联网，实现对二级药库的药品进、销、存全流程可追溯。提高了药品管理效能，保障了用药安全。

如取药，医生开具的医嘱直接传递到药柜，护士通过人脸识别或指静脉登录药柜，点击医嘱取药，显示当前病人所需药品，确认后，该药品所在的抽屉自动弹开，护士按照指示灯提示取出药品。若取出药品的数量不对或品种错误，系统均会提示，直至取出正确的药品和数量为止，避免用药错误。补药同样智能，补药时，选择需要补药的品种，系统自动填入药房发药的数量和规格、有效期、批号等信息，保证柜内药物信息完整。

智能药柜（见图4）自带监控摄像，对药柜的所有操作都被系统实时监测，保障药品安全。在药柜储存界面，所有在柜药品的品种、数量、有效期均列表显示，其中麻精药品和高警示药品规范标识并优先显示，利于护士交接班。存取麻精药品时，必须有两名护士同时登录方可取出，保证用药安全。

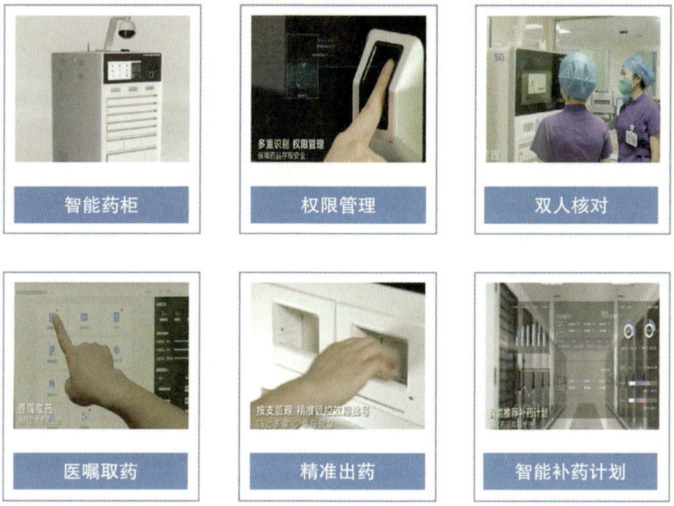

■ 图 4　智能药柜

（四）智能耗材柜：能识别、能盘点的耗材“大掌柜”

同药品一样，各个护理单元也会储存必要的护理耗材，其中有一部分是高值耗材或抢救器材，如IABP导管、中心静脉穿刺包等，一旦缺失会给临床带来损失和后果。5G智能耗材柜能够智能识别耗材：放入或取出耗材后，一旦关上柜门，系统就会自动盘点，无接触、批量读取耗材信息，显示柜内物品动态变化，并记录出库或入库的物品信息；对于物品的在柜储存状态，系统实时显示柜内的物品，对近效期和库存不足的物品，提醒质控员及时处理。既保证了临床工作需要，又避免了耗材过期所导致的浪费，保证了护理安全。

四、实践成效

5G赋能下的物联网技术成为医疗护理小帮手，将医护人员—患者—各类医疗设备、物品、药品等实现万物互联，信息互通，让医疗护理工作更便捷、更准确、更高效，让临床护理真正融入智慧医疗的新时代。

（一）提高护理效率，保障患者安全

这些帮手让过去高度依赖人工的护理工作智能化，将护理人员从繁冗的手工操作中解脱出来，让护理工作效率更高，将时间还给护士，将护士还给患者，促进护理专业往专业化、精细化和人文化方向发展，为患者提供更优质的护理服务。

而最重要的是，人工操作中很容易出现错漏，而万物互联的智能帮手们可以最大限度地避免这些人工错误，保障医疗护理质量，保障患者安全。

（二）大数据应用更为精准，为护理工作发展提供依据

受益于5G技术带来的高速率、大数据分析和低时延等能力，终端层可以快速、全面且持续性地获取信息，网络层可以更加可靠且安全地传输实时信息，平台层可以更加准确、高效且智能化地处理信息，应用层能够更加人性化和多样化地应用信息。因此，5G技术必将推动智慧医疗的建立与完善，促进医疗信息准确度的提升。

随着5G赋能物联网技术的应用，护理人员越来越多地体验到物联网技术带来的优势，对应用场景以及业务范围等都有着不断增长的标准与要求，医企联合，将促进智慧医疗企业在5G技术+智慧医疗中的技术研发、应用推广、成果转化以及生产制造等方面加大投入，进一步拓展5G技术在智慧病房内的使用场景，让临床护理真正融入智慧医疗的新时代。

五、工作经验

在护理智慧过程中，要真正地从临床工作中抓住痛点，敢于启用新的技术，敢于革新，“吃”透技术和临床工作的关系。在此过程中，医院就大胆探索5G物联网技术的应用，形成了全新技术架构体系，促使万物互联，赋能药品、物品和体征信息，使其可以完整入网，系统化管理，全程可追溯。使反复检查药品、物品和录入数据等琐碎工作变得快捷高效，数据传输稳定可靠，保障患者安全，提高了护士工作效率，提升了护理管理效能。

专家点评

点评专家：南京鼓楼医院信息管理处副处长、高级工程师　鲍瀛

该院在智慧护理领域的探索与实践，为智慧医院建设提供了有益借鉴，通过5G、物联网、大数据、人工智能等前沿技术的应用，在提升护理工作效率、保障患者安全、优化患者体验等方面取得了显著成效。

该系统的创新之处在于：一是应用创新。将5G、物联网等技术与护理工作深度融合，通过智能体征监测仪、智能急救车、智能药柜、智能耗材柜等一系列创新应用，有效解决了传统护理工作中的痛点问题，提高了工作效率和质量。二是流程优化。通过引入智能化设备，优化了护理流程，减少了护理人员在数据录入、药品管理等环节的工作量，使他们有更多时间专注于患者护理，提升了护理工作的专业性和人文关怀。三是保障安全。智能化设备的广泛应用，最大限度地减少了人工操作错误，提高了护理工作的安全性；同时，通过实时监测、早期预警等功能，为患者安全提供了有力保障。

改进建议：一是持续推进技术迭代。随着技术的不断进步，医院应持续关注和引入新技术，不断优化升级智能化设备和系统，以适应护理工作的新需求。二是大数据挖掘与利用。进一步挖掘和利用采集的大量数据，强化数据分析能力，利用机器学习等先进技术，为临床护理、医院管理、科学研究提供更精准的决策支持。

AI 医生：人工智能辅助医学影像诊断

部门：医学影像科
编写人员：成官迅　张辉

一、案例背景

近年来，人工智能技术的快速发展和深度学习算法的突破在医学影像诊断领域取得了显著进展。这些技术可以处理大量复杂的医学影像数据，准确识别病变特征，为医生提供精准的辅助诊断。2021年6月国务院办公厅发布《关于推动公立医院高质量发展的意见》中，明确提出了推动智能辅助诊疗系统的研发与应用。《公立医院高质量发展促进行动（2021—2025年）》提出，鼓励有条件的公立医院加快应用人工智能辅助诊断等智慧服务软硬件，提高医疗服务的智慧化、个性化水平，推进医院信息化建设标准化、规范化水平，落实国家和行业信息化标准。

肺癌是我国发病率及死亡率最高的恶性肿瘤，根据全国癌症报告，中国肺癌新发数和死亡数均居中国十大癌症之首。早期肺癌的5年生存率为70%—90%，而我国肺癌5年总体生存率仅为19.7%，因为大部分肺癌患者确诊时已处于中晚期，对肺癌的筛查和早诊早治迫在眉睫。随着人口老龄化进程，冠心病患者数量明显增加，影像学检查在心血管病防治中起到至关重要的作用。

北京大学深圳医院落地了国内首个落户在医院的超算中心，依托先进的AI技术，建立了肺结节和冠脉CTA（冠状动脉计算机断层血管成像）的辅助诊断系统。在临床实施以来，在肺结节的识别和分类以及冠状动脉血管病灶检出、狭窄程度判断、斑块定性定量分析等方面，人工智能技术展现出了出色的性能，有效减轻医生的负担，提高诊断的准确性和效率。

二、管理痛点

肺结节可能是肺癌等严重疾病的早期症状，对肺结节的准确诊断至关重要。然而，肺癌筛查与诊断是一个复杂的系统问题，如何对肺结节进行分级并精准判定良恶性？如何对微小肺结节进行诊治和全流程随访管理？如何让肺癌筛查覆盖更广泛的人群？这些都是肺癌防治工作中的重大难题。肺结节的识别和诊断对医生来说是一项繁重且复杂的任务。肺结节的种类多样、大小不一、形态各异，这使医生需要花费大量时间和精力进行识别、分析和评估。此外，不同病例之间的差异也增加了诊断的难度。与肺结节诊断的情况类似，目前在心血管影像处理和诊断方面，也面临着一些困境：缺少快速精准的冠心病筛查方式；如何提供更精准的形态+功能诊断结果；医院患者量大，冠脉CTA后处理复杂，医师和技师工作负担沉重。

三、解决方案

（一）引入人工智能辅助诊断

北京大学深圳医院管理层在分析医院的现有诊断设备和技术、政府医疗政策的支持以及患者需求的基础上，做出了引入肺结节辅助诊断系统（见图1）和冠脉CTA辅助诊断系统的决策。

肺结节辅助诊断系统利用计算机视觉和深度学习技术，能够对肺部CT病例进行检测识别，检出疑似结节、标定结节位置大小和形态，全自动输出相关的影像辅助诊断信息。医生可以在系统界面中直观地看到相关肺结节的定位和大小，同时进行确认或修改，并可将相关诊断报告直接复制至医生报告系统。该系统据此来提升阅片医生的工作效率和诊断准确率，减少漏诊和误诊，降低医疗风险。

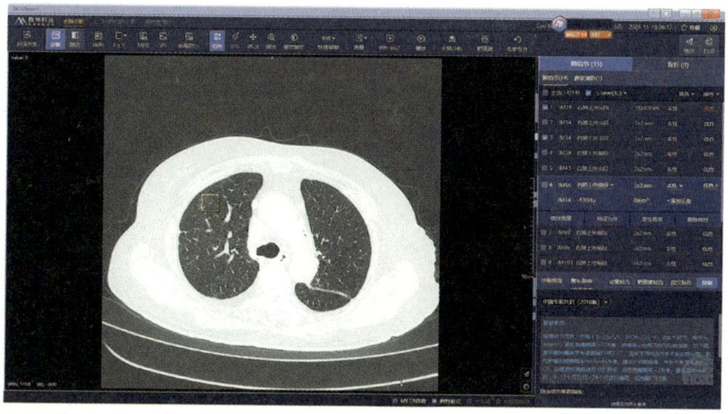

■ 图 1　肺结节辅助诊断系统自动查找肺结节并进行标注和识别测量

冠脉CTA辅助诊断系统同样也是利用计算机视觉和深度学习技术，可完成冠状动脉血管增强CT影像自动重建和后处理计算，实现了从病灶检出、狭窄程度判断、斑块定性定量分析、结构化智能报告等全流程智能辅助诊断功能。

（二）个性优化人工智能辅助诊断系统

医院以信息化系统为基础，安装肺结节、冠脉CTA辅助诊断系统，并进行性能验证和质量控制测试，进一步培训医务工作人员，确保他们熟练运用系统。为了提高诊断效率、精准度和患者满意度，医院还对这两个辅助诊断系统进行持续改进优化：

定期评估系统的运行情况，搜集医护人员、患者和其他利益相关者的反馈。通过定期会诊、讨论和问卷调查，识别系统存在的问题、性能短板和改进需求。基于需求分析的结果，制定具体的改进策略，设定明确的改进目标。

定期对系统进行技术升级或更新，以确保其处于最新状态，充分发挥其性能优势。

定期的专业培训，使医务工作人员了解最新的肺结节、冠脉CTA诊断技术、操作流程和数据解读方法。评估整个诊断过程的工作流程，识别瓶颈和烦琐的步骤，并对其进行精简和优化，以提高工作效率、减少等待时间和提升患者体验。

设立质量控制机制，监测系统的性能和诊断结果的准确性。建立定期的检查和评估机制，以确保系统始终保持高质量的诊断水平。

四、实践成效

AI智能辅助诊断系统的引入，打破了传统影像科工作模式，实现快速且精准评估，诊断结果可与高年资医生相媲美（见图2）。

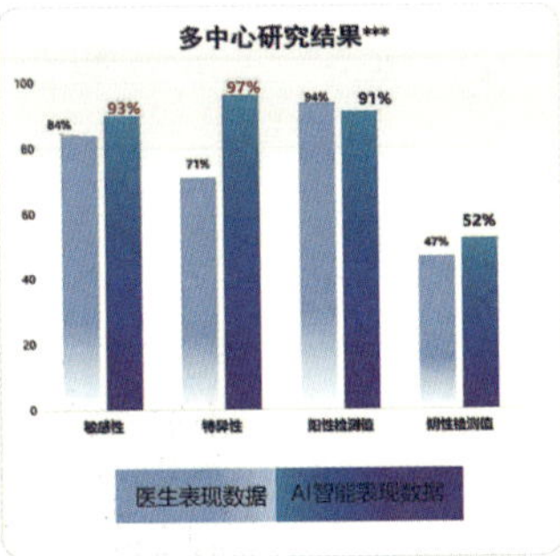

■ 图2　AI智能辅助诊断具有较高的准确性、敏感性等

例如，一名50岁女性患者，左肺结节，AI诊断结节恶性概率为80%，病理最终诊断为原发性腺癌。一名54岁男性患者，体检发现左下肺结节，AI诊断恶性概率为17%，病理最终诊断为血管畸形。从临床使用来看，肺结节良恶性AI预测评估系统，判定准确率可达88.3%，能够帮助医生提高肺小结节、磨玻璃结节等检出率，显著规避了因漏诊而导致的医患矛盾风险和损失。

冠脉CTA辅助诊断系统通过独有的冠脉AI模型和算法，重建效果更优，尤其CTO完全闭塞病变、起源异常、搭桥术后、冠状动脉瘘等特殊复杂病例重建，同时提供斑块与狭窄评估、支架、心肌桥等信息，辅助医生精准诊断（见图3）。经医院多中心研究验证，冠脉AI系统准确性可达90%以上，敏感性可达93%以上，特异性可达97%以上。冠脉CTA辅助诊断系统与传统冠脉CTA后处理工作站相比，具有全自动、病灶智能监测和判别等诸多优势。

AI智能辅助诊断系统的引入，直接带来的成效有：

（一）迅捷完成复杂的图像处理及诊断报告

按照现有使用情况，肺结节平均每份胸部CT筛查病例可以节省2—5分钟阅片时间。冠脉诊断则从1小时变为1分钟。引进冠脉CTA辅助诊断系统前，科室日均冠脉CTA数量大约5例，后处理和诊断医生3人（后处理1人，诊断初写报告1人，审核医生1人），工作时间约150分钟。引进冠脉CTA辅助诊断系统后，科室日均冠脉CTA数量增加至12例，且仅需审核医生1人，工作总时长为72分钟。在减少了医疗资源的同时，效率提升了733%（见图4）。

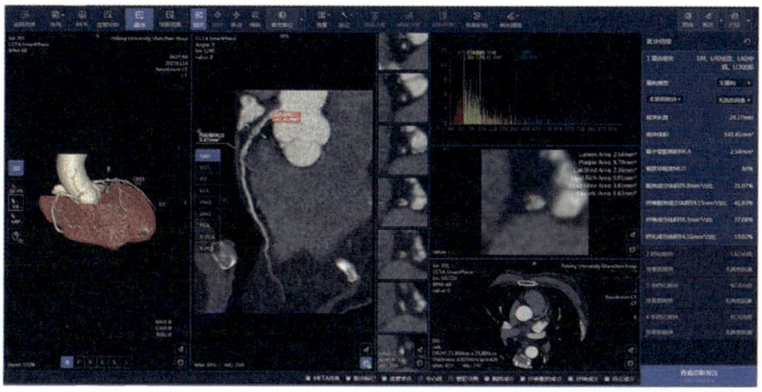

图3　冠脉CTA辅助诊断系统自动智能重建和狭窄检测

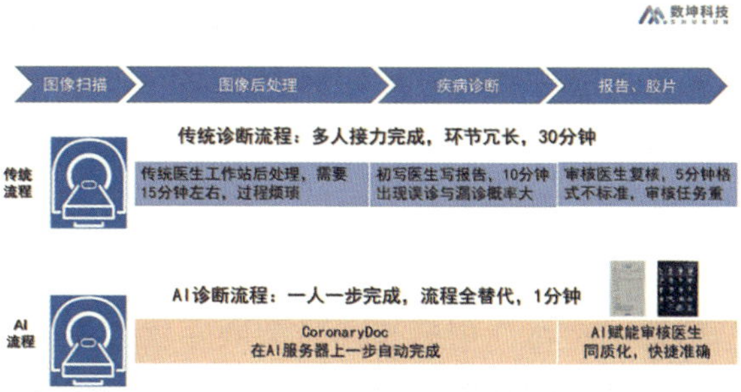

图4　AI智能辅助诊断的引入有效地改善工作流程和提高效率

（二）无需人工干预更省力

一键完成后处理、冠脉狭窄判断及斑块定性和定量分析，无需再有过多复杂人工干预。肺结节辅助诊断系统可识别不符合质量要求的CT图像并建立反馈流程，协助完成影像的质控管理。

（三）格式化操作更省心

冠脉CTA诊断自动标记、CAD-RADS结构化报告、诊断报告及结论清晰统一。自动生成的肺结节结构化报告能够改善诊断用语描述的个体差异等问题，协助完成诊断报告的质控管理。

（四）结果稳定性强

AI智能辅助诊断系统采用人工智能技术对影像进行分析和识别，可以减少医生的主观误判，且不需要休息，不会受到疲劳状态影响，其诊断结果能保持客观、稳定和复现，提高了医生效率，促进精准诊断，减少漏诊。

（五）可辐射性强

此外，系统可以为影像专家资源紧缺的地区提供支持，提升当地的影像诊断水平，这对于提升基层医疗服务水平、助推分级诊疗具有重大意义。

五、工作经验

肺结节智能辅助诊断系统使用时需要注意以下问题：

（一）数据隐私和安全保护

医疗数据的隐私保护是极其重要的，智能辅助诊断系统必须遵守严格的数据隐私保护法律和规定，确保患者信息的安全和隐私。

（二）模型可解释性

需要加强对智能辅助诊断系统模型的可解释性研究，让医生能够理解系统的诊断依据，增强医生对系统的信任。

（三）标准化和一致性

建立统一的标准和协议，确保不同厂商和系统的诊断结果具有一致性和可比性，避免因系统不同而导致的误诊。

（四）其他需要关注的问题

冠脉CTA辅助诊断系统在推广中也有一些需要注意的问题：首先，AI也存在一定的漏诊、误诊，医生需要细心地鉴别，及时发现系统漏诊误诊的案例，协助系统更新迭代。其次，冠脉CTA在特定病例中，如肥胖患者或钙化严重的患者，可能存在图像质量不佳的问题，影响诊断准确度。因此，推广过程中需要加强对系统的维护和升级，以及对医务人员的培训，使其技能提升。

未来，随着医疗科技的不断发展，肺结节智能辅助诊断系统有望与精准医疗深度融合，为患者提供个性化、精准化的诊断和治疗方案，最大程度上提高治疗效果。同时，结合智能传感器、健康数据采集技术，可实现对患者的实时监测和健康数据分析，为健康管理提供智能化支持。

冠脉CTA技术则有望在图像质量、分辨率、辅助诊断软件等方面得到进一步的改进。其应用也将更加广泛，可能扩展至更多心脏疾病的诊断和监测，以及个性化治疗方案的制定。综合而言，冠脉CTA作为一项创新且前景广阔的非侵入性诊断技术，将在心脏疾病诊断与治疗中发挥重要作用。

（相关图片引自数坤科技）

专家点评

点评专家： 杭州市第一人民医院互联网医院办公室信息中心主任、高级统计师陈斌

当前，随着“新质生产力”概念的提出，各个行业对此概念的应用已是炙手可热，同时也带动了一批与人工智能创新融合的“交叉学科”“新专业”“新领域”。北京大学深圳医院可谓是践行这一理念的先驱。不仅建立了全国首个智慧医院研究院，还在智研院体系下，成立了国内首个落户在医院的超算中心，依托先进的AI技术开展多种疾病下各类预测及诊断模型的开发，真正实现了智慧医院相关领域的技术创新及研发。同时，在这一理念赋能下，使原来传统医学影像科的工作展现出新的活力。本案例当中肺结节和冠脉CTA（冠状动脉计算机断层血管成像）的辅助诊断系统正是其成果之一。在临床实施以来，在肺结节的识别和分类以及冠状动脉血管病灶检出、狭窄程度判断、斑块定性定量分析等方面，人工智能技术展现出了出色的性能，有效减轻医生的负担，提高诊断的准确性和效率。

该案例利用计算机视觉和深度学习技术，能够对影像病灶进行检测识别，检出疑似结节、标定结节位置大小和形态，全自动输出相关影像辅助诊断信息。这些影像辅助诊断信息可辅助医生直观地查看病灶的定位和大小，在医生确认或修改后，可引用到相关诊断报告中，从而提升阅片医生的工作效率和诊断准确率，减少漏诊和误诊，降低医疗风险。该案例从临床实践中通过算力的不断学习和训练，产生临床辅助决策功能，实用性强，可推广和复制性广泛，特别在实习、规培、轮转的教学中，可推广性更为广泛适宜。

医院公共卫生智能防控系统 助力医院全方位开展传染病实时监控

部门：预防保健与医院感染管理部
编写人员：易黎 吴延杰 叶郁辉 卢红 钟景成 江晓君 陈君

一、案例背景

疾病报告是传染病防治的重要环节，其重要性在于关口前移，早发现、早预防、早治疗，引起相关部门的警觉，以便及时启动传染病预警，并采取相应措施，把传染病消灭在萌芽状态。2004年起，我国建立了中国疾病预防控制信息系统，为传染病的快速上报、疫情的分析研判提供了基础。

2020年6月2日，习近平总书记在专家学者座谈会上发表了十分重要的讲话，明确提出要把增强早期监测预警能力作为健全公共卫生体系当务之急，完善传染病和突发公共卫生事件监测系统，改进不明原因疾病和异常健康事件监测机制，提高评估监测敏感性和准确性，建立智慧化预警多点触发机制，健全多渠道监测预警机制，提高实时分析、集中研判的能力。要建立公共卫生机构和医疗机构协同监测机制，发挥基层哨点作用，做到早发现、早报告、早处置。

为做好医院公共卫生服务工作，助力医院高质量发展，北京大学深圳医院构建医院公共卫生智能防控系统，利用人工智能、大数据手段帮助实现传染病监测数据对接提质、增效、降本和智能预警。

二、管理痛点

医疗机构作为传染病防治的“前哨站”，需要保证传染病数据的及时与准确。目前，部分医院对传染病的监测仍处于手工记录和填报的方式，这不仅消耗大量的时间精力，还容易导致数据精确度不佳。部分医院在HIS系统内嵌入传染病上报的模块，可以对传染病数据进行简单记录与上报，但由于缺乏智能化的预警模型，无法对传染病进行主动监测，容易造成漏报和迟报。

（一）对于临床首诊医生而言，填报内容繁多，人工填写出错概率大

按《中华人民共和国传染病防治法》规定，法定传染病需要及时上报，甲类要求在2小时内、乙丙类要求在24小时内完成上报。报卡需要按照中国疾病预防控制信息系统的要求规范填写，报卡填写内容涉及患者基本信息、临床症状、临床诊断、检验及影像学结果、病理结果等多个方面，因此在填写的报卡过程中，借助信息化系统抓取已有信息，可降低人工填写导致信息出错的概率，减轻临床工作量，大大提高了报卡准确性、及时性。

（二）人工二次录入和审核，效率不高，出错概率大

对公共卫生医师（以下简称“公卫医师”）而言，需要对医院内发现的传染病和慢性非传染性疾病报卡进行审核、网络直报及督导查漏，工作量繁重且效能低下。一般来说，医院预防保健与医院感染管理部的公卫医师依靠人工二次录入、病案导出查漏，无法做到实时监控临床报卡工作，且容易重报、误报。

（三）监测统计分析工作量繁重

对医院管理者而言，需要对医院的各类疾病进行监测及统计分析，对医务人员的工作进行有效评估和考核，工作量繁重。提升医院信息化建设，可以直观了解过往病人的数量及治疗效果，节省人力成本。

三、解决方案

如果要避免传染病报告迟报、漏报、重报，就必须借助人工智能、大数据的智能手段，联通医院HIS、LIS、体检系统、影像系统等信息系统，根据诊断标准，从症状描述、阳性结果、影像报告等多个维度开展传染病监测预警，发现可能需要报病的个案推送给预防保健与医院感染管理部的公卫医师进行二次审核判定，保证报告及时性。

北京大学深圳医院联合企业开发医院公共卫生智能防控系统，围绕智能预警、智能辅助填报、网络直报、数据分析管理四个方面开展全方位实时监测和分析。

（一）AI智能预警，系统查漏

传染病预警模型可精准辅助传染病诊断，实现院内疾病的多维度预警，做到早发现、早上报，避免迟报、漏报。疾病预警的种类包括法定传染病、恶性肿瘤、心脑血管疾病等，具体可以从六个维度进行预警：（1）提取患者的体征，如发热、干咳、乏力（病历）等关键词；（2）提取流行病学特征信息关键词，例如医生在病程中描述的旅行史、接触史信息，系统可定义旅行史如城市名称等关键词，接触史如“冷链”“冰冻”等关键词；（3）提取影像特征，如斑片影、磨玻璃影等信息；（4）提取检验阳性结果（见图1），如麻疹IgM、IgG抗体阳性等；（5）提取相关疑似诊断信息；（6）提取相关用药信息，如苄星青霉素、利福平等。然后通过诊断模型继续分析，对达到权重的病例进行预警提醒。

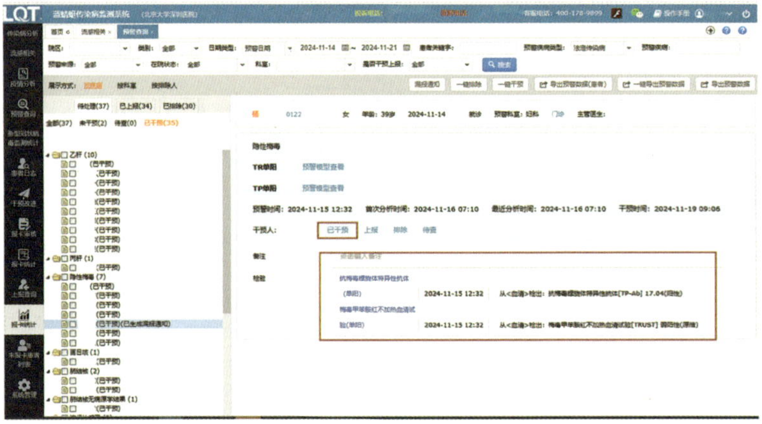

■ 图1　传染病预警信息界面（检验结果阳性）

（二）智能辅助填报，减轻医生负担

智能辅助填报功能，可抽取各个业务系统已有信息，按照中国疾病预防控制信息系统的要求规范生成报告卡初稿，减少临床一线填报工作量。相比传统报卡填写，大部分数据都通过与接口获取，医生只需要填写疾病诊断，患者基本信息如小区地址、身份证号码等将会智能查询和填充，以前需要2—5分钟手工填写的内容，现在只需30秒左右，有助于提高医生报卡的积极性。

（三）网络直报模块联通“国家平台”，实现一键上报

系统对接深圳市公共卫生平台，由公共卫生平台对接中国疾病预防控制信息系统，预防保健与医院感染管理部的公卫医师完成审核后，可一键上报，免去二次填报的工作，提升报卡工作效率，避免重复填报。

（四）体系化指标分析，智能简报助力医院监管与决策

系统从传染病的预警及报卡情况进行分类汇总统计，包括各科室的各疾病报卡数统计、各医生的各疾病报卡数统计、迟报漏报统计、预警记录处理情况统计、报

卡质量统计以及传染病的三间分布统计。系统实现自动抓取、自动分析和自动统计，并进行动态监测和评估（见图2）。系统内置简报模型，定期智能生成简报报告，为科室和公共卫生管理提供重要的数据支撑。

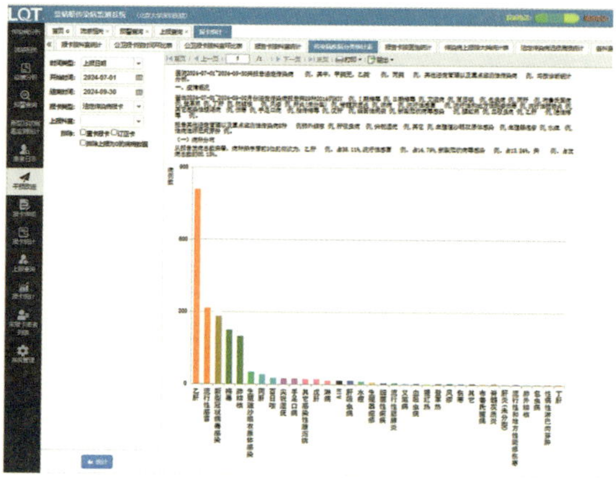

图 2　医院传染病报病情况实时分析界面

（五）院内诊断触发强制报卡，专病监测重点防控

系统使用内嵌接口，当医生在工作站下达一个属于传染病监测范围的诊断，系统自动判断是否需要上报，并自动弹出报卡，及时提示医生进行上报，避免迟报漏报。同时，建立专病监测管理机制，通过AI智能抽取数据，自动形成业务报表，实现重点疾病专病监测及管理。

四、实践成效

评估率将近100%，筛查评估超20万例。

（一）建立院内疾病监测网络

通过传染病的症状数据收集、时空数据模型的建立、患者各类诊疗数据的收集、各类疾病预警模型的建立，以及各类疾病的统计分析，来有效建立院内疾病的监测网路。监测网路的建立对预警传染病的诊断、对有效治疗和控制已经发现的传染病以及预防和提前发现聚集性事件，提供了极大的便利。

（二）避免传染病迟报、漏报

医院原有系统是临床医生在院内系统诊断触发报告或主动上报，更多依赖临床医生的自觉性，各业务系统间没有互联互通，容易造成漏报、迟报。医院公共卫生智能防控系统应用后，系统可以自动识别医师的诊断是否属于初诊的法定传染病或其他公共卫生监测疾病，提醒医师是否需要上报报卡。基本项目自动生成，医师只要完善一下个别必填项目即可。同时，系统定期筛查院内数据库，对检验阳性结果、影像描述、用药情况等进行横向比对，通过疾病预警模型提取可能需要上报个案，由公卫医师进行二次判定，发送手机信息给首诊医生进行上报提醒。通过系统应用，医院公共卫生疾病和传染病报告从人工的、被动的变为实时的、主动的，把医师诊疗活动和公共卫生疾病报告工作有机结合起来，从而在技术上杜绝了公共卫生监测疾病和传染病漏报，并确保了报告的及时性、正确性和有效性。

（三）减轻临床医生和公卫医师工作负担

临床一线医生通常业务繁忙，报卡填写内容繁多，对规范性也有诸多要求。系统在填写报卡时，对接医院的基础信息系统，对报卡大部分内容进行自动填充，根据中国疾病预防控制信息系统的报卡填写规范，对不正确的填报方式进行提示，并给予填写意见。预防保健与医院感染管理部通过系统工具将审核后的报卡数据直接接入国家CDC平台。用系统代替人工，可大大减轻一线医生的工作负担。

五、工作经验

（一）让传染病等公共卫生风险看得见、控得住、谋得准

通过构建医院公共卫生智能防控系统，实现了对院内公共卫生安全风险的全面监测和精准控制。系统利用大数据分析、人工智能等技术，对健康医疗数据进行深度挖掘和分析，及时发现和预测潜在的公共卫生安全风险。同时，还能对各种可能影响公共卫生安全的风险进行量化评估，为决策者提供科学依据。平台还能够迅速响应突发公共卫生事件，制定科学有效的防控措施，确保城市公共卫生安全。

（二）解决监测预警难题，实现主动动态监测

医院公共卫生智能防控系统借助数字化技术实现了监测方法由被动静态到主动动态的转变，实现了预警数据由来源单一到多元汇聚，监测技术由人工处理到人工智能处理的转变。平台通过实时监测和数据分析，能够及时发现和预警潜在的公共卫生风险，大大提高了监测预警的准确性和时效性，还能精准地预测和判断公共卫生安全风险，为防控措施的制定提供了更加科学可靠的依据。

（三）数据深度融合，实现全链条、全过程闭环管理

公共卫生智能防控系统实现了传染病监测、预警、处置全链条、全过程闭环管理，一旦发现异常情况，能够迅速采取措施进行处置和防控。这种全链条、全过程闭环管理方式，不仅提高了传染病调查处置的效率，还进一步保障了居民的健康安全。如果借助智能化手段，一方面院内HIS系统已审核报告卡可自动填充并上报中国疾病预防控制信息系统，另一方面可对传染病进行精准预警，提醒临床医生及时上报，避免迟报、漏报、重报。

专家点评

点评专家：广州医科大学附属妇女儿童医疗中心信息中心主任、研究员　曹晓均

北京大学深圳医院构建公共卫生智能防控系统的实践，紧密围绕习近平总书记关于增强公共卫生体系早期监测预警能力的重要指示，以及国家关于完善传染病疫情和突发公共卫生事件监测系统的政策要求。系统通过人工智能、大数据等先进技术手段，实现了传染病监测预警的关口前移，有效提升了公共卫生应急响应能力。系统利用AI智能预警、智能辅助填报、网络直报、数据分析管理等功能，全面优化了传染病报告流程。特别是AI智能预警模块，通过多维度数据分析，精准辅助传染病诊断，实现了早发现、早报告，避免了迟报、漏报现象，显著提高了传染病防控效率。系统成功联通医院HIS、LIS、体检系统、影像系统等信息资源，实现了数据的深度整合与共享。通过系统的实施，医院传染病报告评估率接近100%，有效建立了院内疾病监测网络，避免了传染病的迟报、漏报。同时，系统还通过数据分析为医院管理者提供了重要的决策支持，促进了医院公共卫生服务质量的全面提升。

建议：随着传染病防控形势的不断变化，建议医院持续优化AI预警模型的算法，提高其适应性和准确性。同时，加强对新发、突发传染病的监测预警研究，确保系统能够应对各种公共卫生挑战。公共卫生防控需要多部门协同作战，建议医院进一步加强与疾控机构、医疗机构等相关部门的协同合作，实现信息共享和资源互补，共同提升公共卫生防控能力。在推进公共卫生智能防控系统建设的过程中，应注重患者隐私保护和数据安全。建议医院建立健全数据安全管理制度和隐私保护机制，加强数据加密和访问控制技术的应用，确保患者数据不被泄露或滥用。公共卫生智能防控系统的有效运行离不开人员的支持和配合。建议医院加强对临床医生和公卫医师的系统操作培训，提高其使用系统的能力和意愿。同时，加强对传染病防控知识的宣传教育，增强全社会的公共卫生意识和提高公共卫生参与度。

沉浸式虚拟现实培训
5G+VR 人工智能虚拟影像技术引入超声教学

部门：科研教学部
编写人员：石宇　孙德胜　吴雅林

一、案例背景

医院的高质量发展，离不开医学人才的高质量培养。虚拟现实技术作为一种新兴技术，目前被广泛地应用到国内外的各个领域当中，其中对教育教学领域也起到了巨大的作用。

虚拟现实技术（VR）是一种可以创建和体验虚拟世界的计算机仿真系统，它利用计算机生成一种模拟环境，使用户沉浸到该环境中。这些现象可以是现实中真真切切的物体，也可以是我们肉眼所看不到的物质，通过三维模型表现出来。

VR技术曾被用于内窥镜和眼科疾病手术等各种医疗教学培训。研究发现，相对于不开展VR培训者，开展VR培训者的手术熟练程度、操作手术时间等各维度指标更佳。当前我国工信部和国务院办公厅均提出了将VR技术用于医疗教学培训的指导建议，以提高医疗服务的智能化和水平。

在智慧医院建设中，作为教学医院的北京大学深圳医院在全国率先将人工智能和虚拟现实技术应用到超声教学培训上，通过建立大量临床真实的超声图像数据库，模拟还原人工智能算法，在虚拟现实环境中，进行正常、异常、常见病、多发病、疑难病和罕见病的分层仿真培训。

身临其境及虚实结合的超声影像呈现方式，为超声培训提供了一个极具真实感和沉浸感的训练环境，学习者能够无数次重复训练模拟操作过程，快速掌握并熟练运用相关超声技能，个性化的教学极大地缩短了超声科医生的培养时间。

2021年12月4日，由北京大学深圳医院牵头，深圳市福田区工信局、深圳信息通信研究院、中国移动深圳分公司、国家卫生健康委能力建设和继续教育中心以及深圳望月医学科技有限公司参与完成的“一种基于5G-MEC的VR虚拟现实超声教学创新应用”项目，获得了工信部第四届“绽放杯”5G应用征集大赛全国赛一等奖（见图1、图2、图3），北京大学深圳医院也是该届大赛唯一获得一等奖的医疗卫生机构。

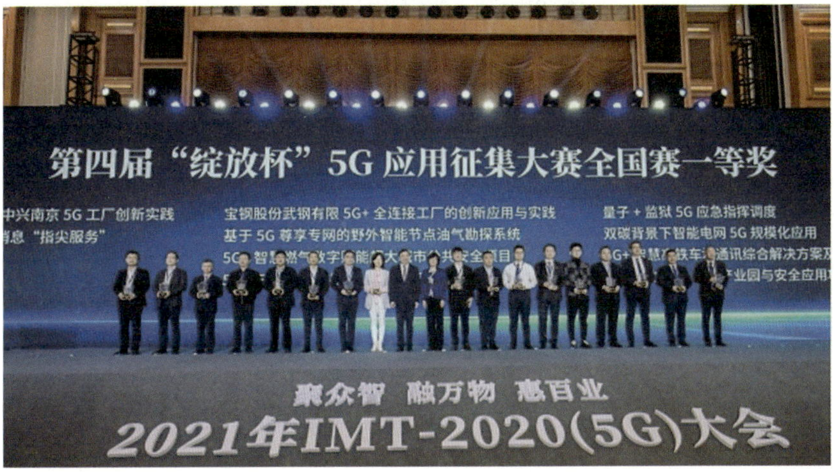

■ 图 1 获第四届“绽放杯”5G 应用征集大赛全国赛一等奖

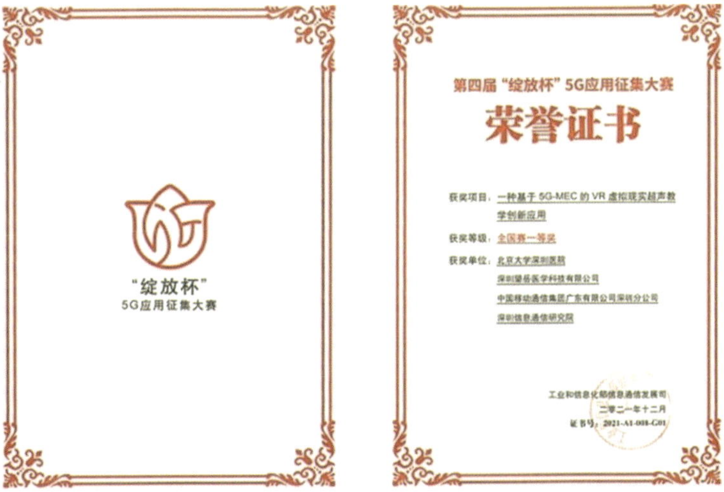

■ 图 2 获奖证书

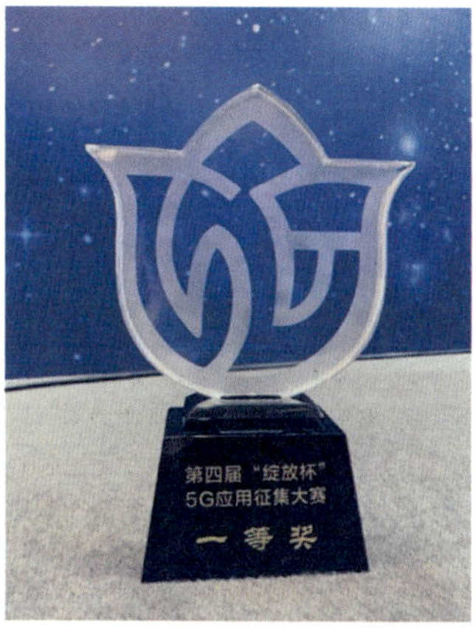

■图3 第四届“绽放杯”5G应用征集大赛全国赛一等奖奖杯

二、管理痛点

超声医学是一门专业性强、技术发展迅速、临床涉及面广泛的医学学科。超声临床工作业务繁忙，在超声医生的培养上，传统的教学模式有着不少的痛点和难点（见图4）。

（一）高度依赖超声带教医师

超声影像专业内容较抽象，传统教学难以量化，教学模式高度依赖带教医师的技术能力。但由于超声医师工作强度大、高水平教师相对短缺，传统教学仅可实现基于患者的一对多、面对面操作培训，医师的培养周期长，教学质量不佳。

（二）年轻医师动手实操机会少

传统教学模式增加了患者的检查时长，需要患者的积极配合。在目前医患关系紧张的情况下，年轻医师很难有较多的动手操作机会，特别是对于急危重症、罕少疾病、有创性操作以及涉及患者隐私的脏器的检查，超声初学者更难获得充分的培训和操作机会，影响了高水平超声教学培训的顺利实施。

以妇产超声医生为例，培养周期超5年。在培训中，也遇到不少困难：一是出于伦理及个人隐私的考虑，不少孕妇不愿意在做超声检查时让规培医生“围观”学习；二是即使有孕妇愿意参与教学，十几位规培医生在围观学习的过程中，缺少亲身操作实践的机会，学习效率低。

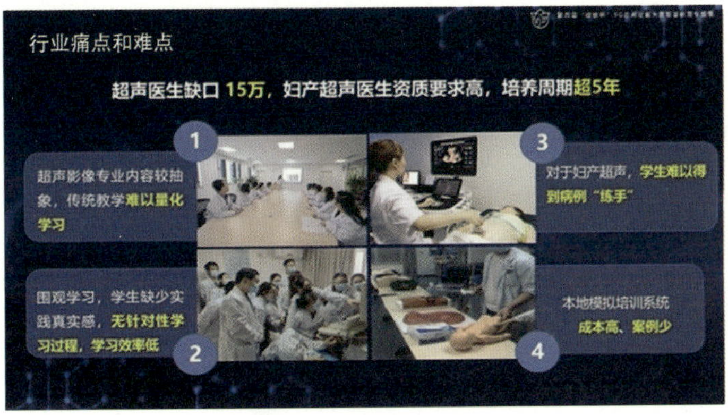

■ 图4 行业痛点和难点

（三）培训同质化、标准化实现难

超声作为一种临床诊断工具，可实时显示体内病变的二维、M型、彩色多普勒、弹性成像、超声造影等声像图。但是由于超声显像模式多样、操作手法灵活，对操作者依赖性强，不同操作者之间的扫查规范和手法不同，导致病灶检出率、诊断符合率差异较大。随着超声应用范围的推广，超声已经成为临床医师的“第三只眼”，急诊专业、重症医学专业、疼痛专业等不同专业的临床医师均需要操作超声仪器解决临床问题。这种超声检查对操作者依赖性越发显著，亟须一种同质化、标准化的培训模式对操作者进行规范化培训。

三、解决方案

北京大学深圳医院在智慧化建设过程中，构建了快速、准确地将2D超声图像组生成3D点云模型系统，获得了5G+VR技术在住院医师规范化培训超声教学中的标准化操作及定量评估技术，这是拥有自主知识产权的教学项目，是全国首个有实体落地的5G超声虚拟教学项目，首创5G超声虚拟教学平台模式并发布成果。

（一）依托大数据和AI算法开发平台

北京大学深圳医院的这个项目的设计分为两部分：一部分为医学超声教学平台研发（见图5、图6、图7），包括大数据与AI算法；另一部分为应用信息交互的5G云网架构组建。通过“5G网络传输—边缘计算（MEC）处理—云端存储及管理”的架构，将部署在云端的超声教学平台的大数据不断丰富、实时更新，并在边缘云（MEC）部署AI算法与前端应用（见图8、图9）。

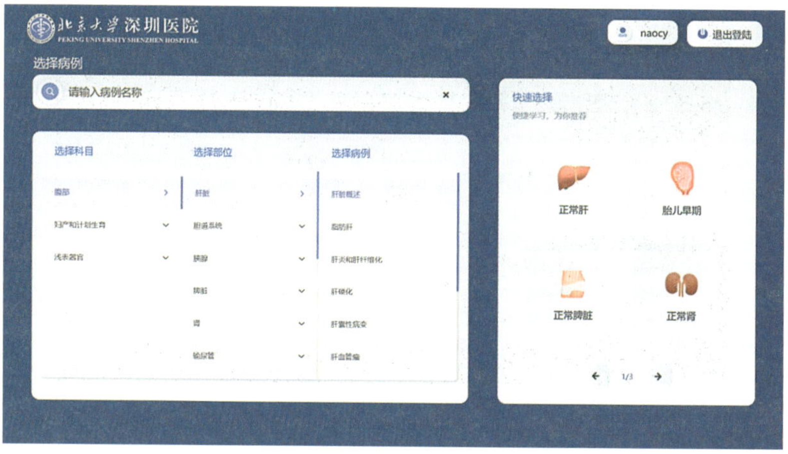

■ 图 5　VR 超声教学系统操作主页面示意图

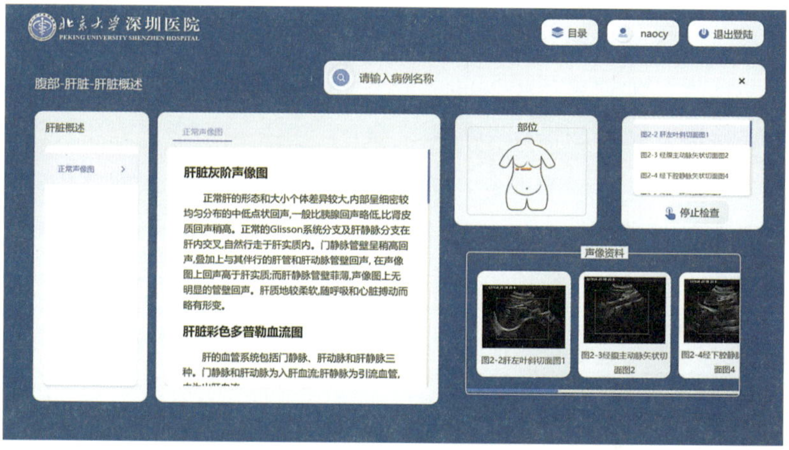

■ 图 6　VR 超声教学系统操作课程页面示意图

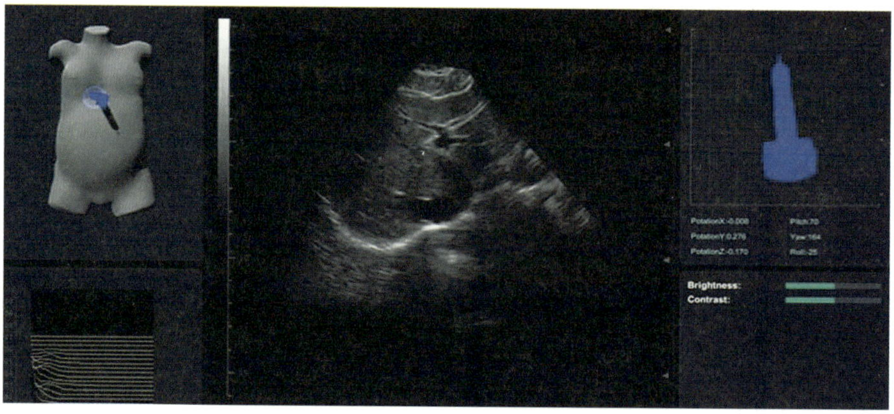

■ 图 7　VR 超声教学系统操作过程页面示意图

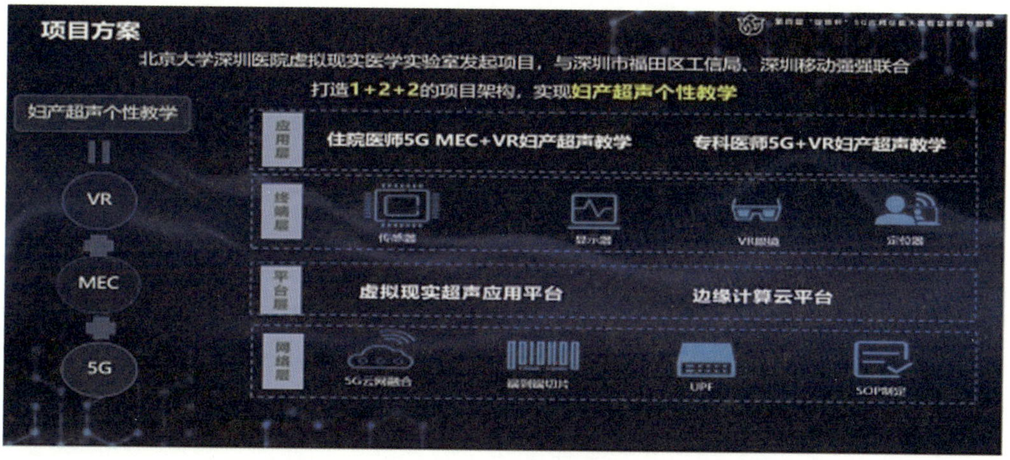
项目方案
北京大学深圳医院虚拟现实医学实验室发起项目，与深圳市福田区工信局、深圳移动强强联合
打造1+2+2的项目架构，实现妇产超声个性教学
妇产超声个性教学
VR
MEC
5G
应用层
住院医师5G MEC+VR妇产超声教学
专科医师5G+VR妇产超声教学
终端层
平台层
虚拟现实超声应用平台
边缘计算云平台
网络层
UPF

■ 图 8　5G+VR 人工智能虚拟影像技术应用架构 1

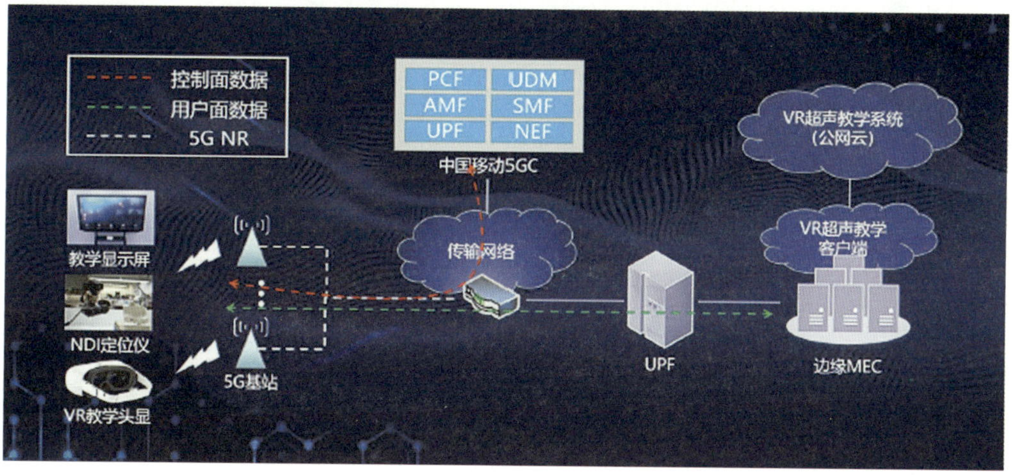

■ 图 9　5G+VR 人工智能虚拟影像技术应用架构 2

通过核心的AI成像算法基础，高精度还原各部位完整的三维正常声像图和病例声像图。研发多点矩阵体数据算法，拓展大面积脏器成像方式。模拟超声机实际成像操作，并进行图像冻结、亮度及对比度调节，支持查看对应部位的血流及频谱数据。拓展服务端、控制端，实现数据可配置和远程可更新，并持续拓展更多平台化功能。

（二）让培训“身临其境”

在技术上，在超声波采集后的图像，需要从DICOM文档里解析出一张张的超声波切面图片，用原始的方式解析出来的切面图片分辨率低，会有明显的色块。本项目利用人工智能图像优化的算法，提高分辨率，减少大范围色块出现。

同时，对超声容积数据进行解析，用MPR方式进行数据重建，通过AI算法实现对体数据的自由角度和方向扫查，并模拟超声成像效果。

通过标准数据采集SOP，可以进行多个体数据的采集，以覆盖培训所需的脏器。培训过程里，模拟探头在移动的过程中会通过AI算法，自动检测并展示该部分脏器所对应的体数据，从而最终实现模拟扫查范围的扩大。

区别于市场上大部分的培训应用，项目模拟培训所用的超声数据均从真实人体采集而来，是基于标准采集SOP获取的容积体数据，可快速采集和拓展各类病例进行模拟培训，使被培训者可以快速体验各种常见病和疑难杂症的具体超声表现。

以产科超声培训为例，通过采集孕妇在进行超声检查时留存的真实影像数据，经过北京大学深圳医院虚拟实验室对这些影像数据进行处理，最终应用于教学的“模型假人”上。培训时，规培医生通过手持模拟的“超声探头”，在“模型假人”上扫描，就可以在VR眼镜上，或者在教学大屏幕上看到真实的胎儿超声影像，再现真实病例。也就是说，除了病人不是真实的，屏幕上呈现的超声影像均是来源于真实病例。这种5G-MEC+VR妇产超声仿真教学，让产科超声培训从过去的“围观”学习变为沉浸式真实案例学习。

（三）扩展了病例库，教学训练可重复开展

传统的一些培训系统病例有限。这种在实验室进行的教学，不受时间和次数的限制，培训医生可以重复模拟操作。此外，还可以不断地新增培训案例，与时俱进。

四、实践成效

（一）产出论文、专利、临床验证等科研成果

目前，该项目已产出SCI、中文核心期刊论文5篇以及发明专利8项，内容涵盖VR内容生成、超声图像识别及智能测量技术、大数据挖掘分析及图像识别算法，其中一篇在中国科学院1区期刊*Future Generation Computer System*上发表。该项目还承担了对深圳迈瑞生物电子股份有限公司研制的10台彩色多普勒超声系统图像性能进行临床验证的工作。

（二）丰富了培训系统病例

丰富教学内容，提高教学品质。虚拟现实技术可以与医院培训体系进行有效结合，从医院对医务人员培训的真实需求出发，不断更新贴近临床实践且为最新应用的教学内容、方案及相关设备，通过虚拟现实的真实场景还原，极大地提升教学的质量。

该系统建立了围绕腹部、妇产和计划生育以及浅表器官这3个方面建立的“基于AI+VR的超声培训系统的超声扫查示教及上机操作”教程，同时围绕腹部、妇产和计划生育以及浅表器官3个方面构建二维超声图像数据库，并基于VR来模拟诊断过程，共计37种病例，96个病例数据，并完成样机的开发。该系统被评为深圳市虚拟现实临床应用公共服务平台提升项目。

（三）承担院内外培训任务

扩大教学范围，提升教学培训效率。虚拟现实技术，结合云端大数据等技术，使优质的教学资源不仅局限于在公立医院内部运用，还可以辐射推广到全省基层医疗机构、相关科研机构，以及各大医疗护理院校，极大地提升深圳市医疗人才培训体系。

该项目作为培训内容，完成了包含“粤海湾区超声接入专科发展联盟精品培训班”在内的6场培训，参与培训人数超过500人次。该项目有效提高了医院超声影像科的教学质量，同时提升了超声专业医学生对于专业的学习感知能力与学习兴趣。这个项目若复制推广至全国1700家具有住院医师规范化培训资质的基地，将具有很好的前景。

（四）节省培训资源，降低成本

使用虚拟影像技术进行培训可以提高医疗质量，因为学生可以在虚拟环境中进行练习，不会对患者造成伤害。虚拟现实可以突破实验设备、场地、经费等物理局限性，同样的病例和场景可以重复使用。例如，通过虚实结合的模拟器练习，可以替代人体、动物解剖，极大地降低培训费用和耗材，节省资源，还可以让医疗教学资源较差的区域能享受到一流的教育资源。减少了对患者的依赖，从而节省了时间和资源，这有助于提高医疗教育的成本效益。

（五）能够自我选择和评价培训效果

运用5G+VR，可以突破传统实训的限制，使每一位学员都可以根据自己的学习特点，在自己方便的时间里通过计算机自由地选择合适的学习训练内容，按照适合于自己的方式和速度进行学习。通过学员自我组织，制定并执行学习计划，进行自我评价，开展适应式学习。这种探索性的学习模拟训练有利于激发医务人员的学习热情，使学习者在具体情境中通过主动的探索获得知识和培训效果反馈，从而提高学习动力。还可通过小组或团队的形式，组织学员共享成果，开展协作式教学，有利于医务人员对教学内容的正确理解和掌握。

五、工作经验

数据从真实人体采集，模拟成像更可靠。

（一）患者数据的丰富度是基础

在医疗数据中，一类是结构化数据，另外一类是非结构化数据。结构化数据是指检查报告、血常规检查、肝功能检查报告的数据。另外一种是非结构化数据，如超声和放射科的医疗影像。

相对于放射科医疗影像而言，B超影像由于其视场角、成像特点以及被测表面非刚体的特性，具有极其难进行图像处理和深度学习的特点。这个项目使用了一种图像模拟方法和对抗神经网络的深度学习方法，结合医院病人多、数据多的优势，B超影像的AI学习和模拟成像变得更加可靠。

（二）数据和标准要规范

数据上，要有丰富的病例数据可供收集，有机会收集到少见的疑难病例；标准上，为保证培训内容标准可靠，项目以国家卫生健康委能力建设与继续教育发展中心的全套超声医学专科能力建设专用初级教材为基础（见图10），将书籍内容和案例进行电子化编辑处理。

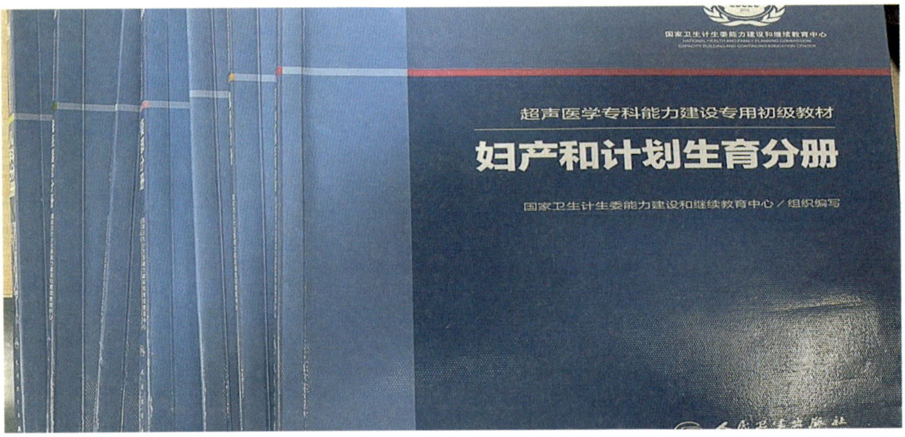

■ 图10 项目设计依据——超声医学专科能力建设专用初级教材

专家点评

点评专家：广州医科大学附属妇女儿童医疗中心信息中心主任、研究员　曹晓均

北京大学深圳医院将虚拟现实技术（VR）和人工智能（AI）应用于超声教学培训，符合当前卫生政策热点，如工信部和国务院办公厅提出的医疗教学培训指导建议。这种创新实践不仅提升了医疗服务的智能化水平，也体现了现代医院管理中对医学教育的重视。该医院针对超声医学教育中的痛点，如高度依赖带教医师、年轻医师动手实操机会少、培训同质化标准化难等，采取了有效的解决措施。通过建立临床真实的超声图像数据库和AI算法模拟，提供了一个极具真实感和沉浸感的训练环境，极大地缩短了医生培养时间。医院的实施成效显著，不仅提高了教学质量和效率，还产出了丰富的科研成果，如SCI论文和发明专利。此外，通过5G+VR技术，医院还成功扩展了病例库，提升了培训系统的实用性和可重复性。

建议：随着技术的发展，应持续更新VR和AI技术，以适应新的教育需求和临床实践。在系统设计中，应更多考虑用户的体验，简化操作流程，减少不必要的工作负担。随着信息化程度的提高，应加强数据的安全性和隐私保护，避免信息泄露风险。鼓励不同学科之间的合作，通过跨学科的视角来进一步提升教育的全面性和深入性。在教育过程中，除了专业指标外，也应关注患者的直接反馈，以患者满意度为重要参考。将教育中收集的数据和经验转化为科研产出，提升医院在学术界的影响力。考虑将该技术应用于其他医疗教育领域，如手术模拟、临床决策训练等，以提升整体医疗教育水平。通过这些改进措施，北京大学深圳医院可以进一步提升其超声医学教育的质量和效果，为医疗教育领域做出更大的贡献。

医院的经验表明，数据的真实性和丰富度是基础，规范的数据和标准是关键。通过结合AI和VR技术，医院成功实现了超声医学教育的创新，为其他医疗机构提供了宝贵的借鉴。

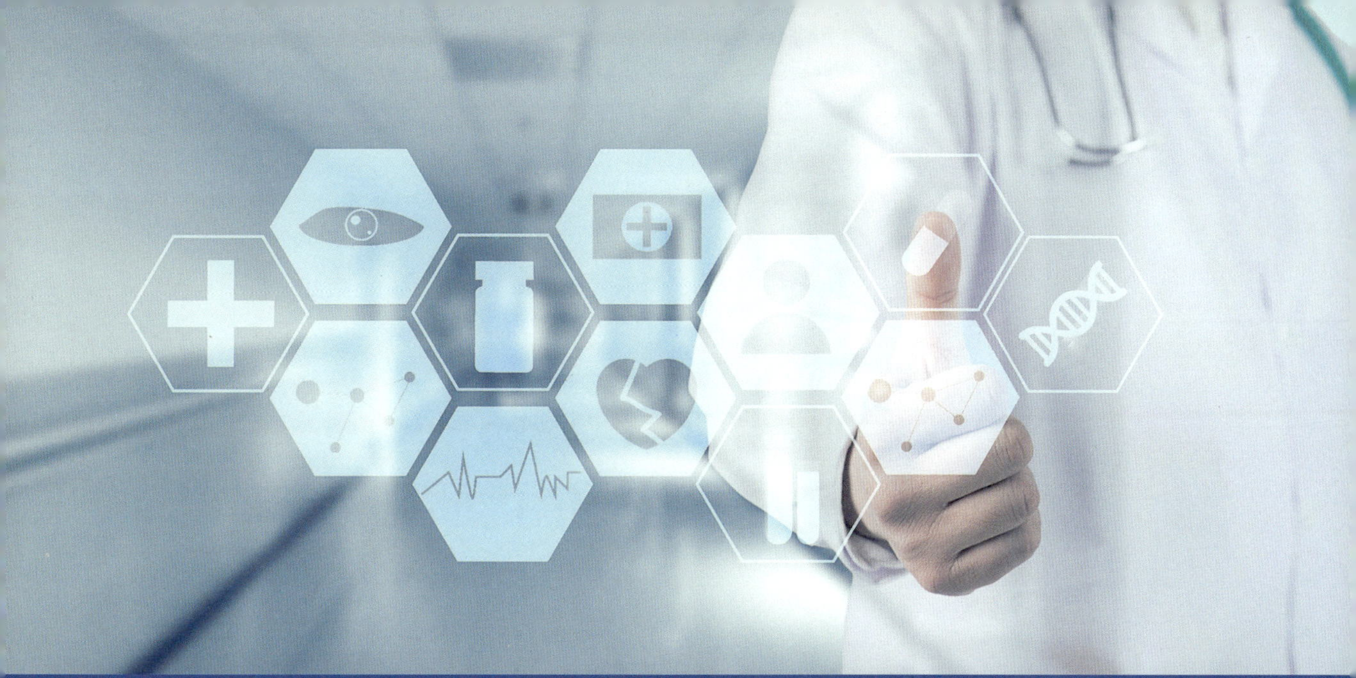

第二章 智慧服务

足不出户看诊拿药
互联网医院为患者提供优质服务

部门：门诊办公室
编写人员：陈春涛　张敏

一、案例背景

线下医院看病等待时间久、跑上跑下，一直是行业痛点。尤其是慢性病患者，他们需要定期复查、开药，如果去医院门诊看，算上路上的时间，半天时间就过去了。如何让患者拥有更好的就医体验，推动互联网医院发展，一直是业内关注的焦点。

互联网医院可以弥补实体医院的不足，拓展实体医院的服务，让患者能够享受互联网时代的便利。与此同时，“高质量”发展是新常态下全行业发展的核心命题。基于健康产业的业务场景下，尤其是“互联网+医疗健康管理”的发展，正在全方位推动传统医疗行业模式的转型和变革。

为不断满足公众就医需求，互联网医院也在不断升级，为医疗卫生健康行业提供巨大的发展潜力和探索空间。伴随着“互联网+医疗”的热潮，北京大学深圳医院基于“三位一体”智慧医院建设框架，以互联网医院为平台，创新探索构筑高质量的卫生行业新业态体系，让患者就医更便捷。

二、管理痛点

互联网时代，各行业都在拥抱技术变革带来的进步，医疗行业也不例外。深圳常住人口众多，伴随着老龄化社会的到来，慢性病患者也在增多，这些患者从医院出院后，还需要持续的医疗管理，这部分需求，该怎么满足?

与此同时，人们对健康生活的追求，也对传统就医模式下的医疗服务提出了更高的要求。互联网医院的诞生，正是为了解决传统就医模式的痛点。

（一）医生资源不足，看病等候时间过长

实体医院，往往存在医生资源不足的情况，一个医生一天可能要看上百名患者，医院通过建设互联网医院，患者的在线问诊、挂号、缴费等过程可以非常快速方便完成，不仅给患者带来极大便利性，同时也避免了传统医院中复杂烦琐的排队等待流程，提高了门诊患者就诊的满意度。

（二）传统医疗只看不管，患者延续性的就诊服务需求尚未得到充分满足

随着科技不断更新和人民健康水平的不断提高，患者对于医疗服务的要求也日益提升，特别是对医疗质量和医疗服务的需求。破除只看不管，是互联网医院建设过程中的一个亟须解决的难题。

三、解决方案

北京大学深圳医院持续探索建立基于互联网医院信息系统的“信息整合、资源共享、运行高效”的整合型互联网医疗服务平台，充分发掘“互联网+医疗服务”的潜力，持续赋能于门诊和住院患者全生命周期的医疗服务需求，将线上问诊与线下医疗紧密结合起来，构筑完整的互联网医疗服务链和可持续的生态体系建设，极大提升患者就诊体验，满足患者多元的就诊需求（见图1）。

在建设平台的过程中，医院首先通过组建互联网医院建设专委会、完善互联网诊疗制度和规范，从治理的角度明确互联网医院的产权权属和权益，体现现代医院管理制度的要求。此外，组织多层次的培训和推广。互联网医院办公室运营团队分批次前往临床科室推广互联网医院功能，调研互联网医院的科室需求。

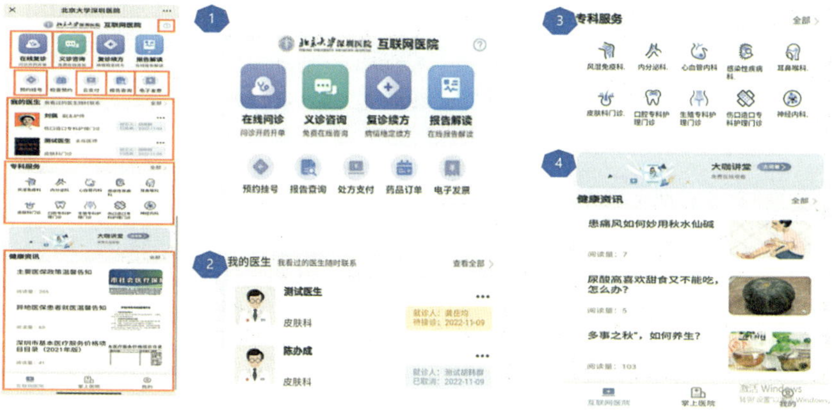

■ 图1　北京大学深圳医院互联网医院业务模块

1. 数据加密和数字签名。采用CA电子签名系统进行身份鉴别以及对关键数据的一致性进行签名确认。由医疗信息系统的用户创建数字签名，确保临床数据的不可否认性。

2. 建立人工智能的预检问诊和风险评估，将不适合互联网诊疗的病人进行分流。并非所有患者都适合互联网诊疗，作为实体医院服务的补充，互联网医院应该具有这样的筛查能力。

3. 建立线上开单、线下检查、检验、送药的操作系统，这一举措极大地减少了患者的等待时间，体现了互联网医院的便利性。

4. 建立业务管理驾驶舱。基于医疗质量控制指标体系和核心业务指标，搭建可视化的业务统计分析数据平台，促进监管者进行事中和事后安全监管。

2023年第一季度是互联网医院业务拓展的院内推广期，互联网医院办公室综合统筹培训计划，基于提升全院、全员互联网医院运营思维，联动信息中心、工程师、内科、外科、妇产科等医院临床科室，组织了29场次的业务推广和培训（见图2），收集了43条业务需求并分批，多措并举，提升互联网医院的运营基础和客户（医生、患者）满意度。

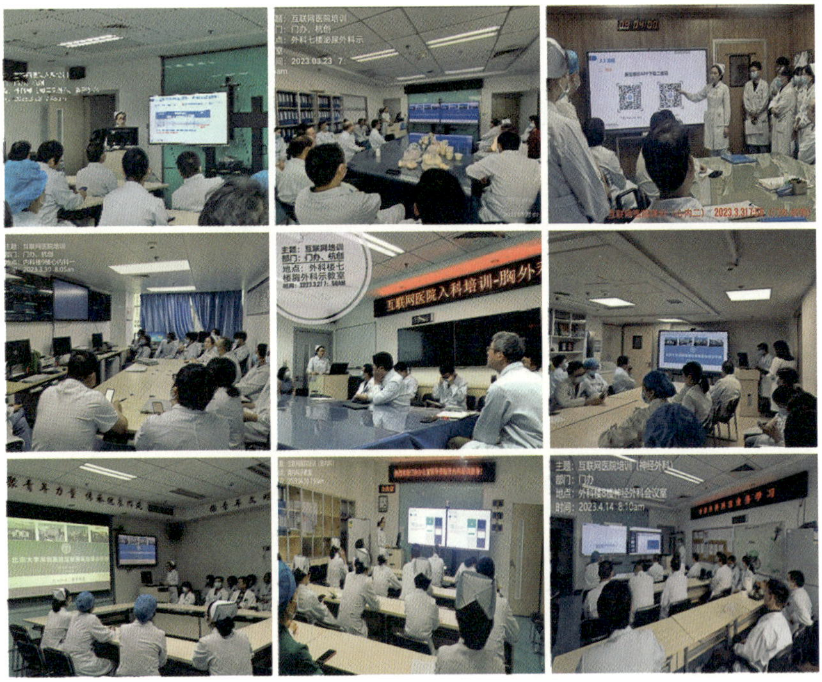

■图 2　互联网医院的业务培训

四、实践成效

（一）门诊业务量实现平稳增长

互联网医院功能迭代升级后赢得临床医生和患者的普遍好评，此外，互联网医院作为门诊工作的重要补充，助推门诊业务量实现平稳增长。通过互联网医院的发展，医疗机构可以更好地满足患者的需求，提供精准化的医疗服务，从而提升医疗服务质量，强化患者对医疗机构的好感度和客户黏性。

（二）互联网医院使用量较同期亦明显增长

经过数据统计分析可知，2023年第一季度互联网医院的患者使用量较同期增长51%，截至2024年9月5日，互联网医院总问诊量突破22万，活跃用户数达53万，用户总数突破263万人次。其中义诊咨询13 747人次，在线问诊221 226人次，处方量107 377人次，互联网医院药品季度服务辐射全国30个省（自治区、直辖市）、市（见图3）。

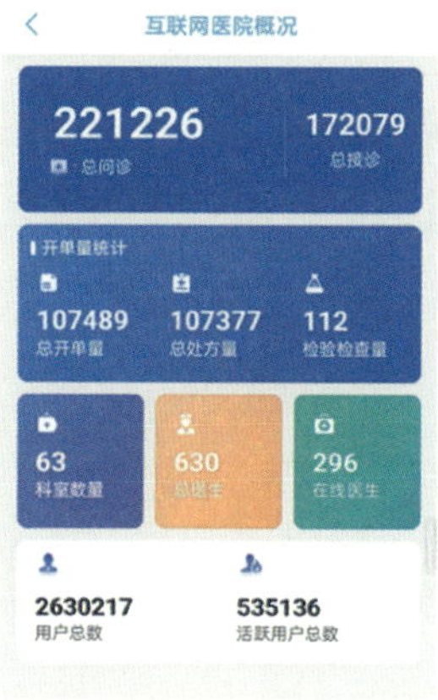
互联网医院概况
221226
总问诊
172079
总接诊
开单量统计
107489
总开单量
107377
总处方量
112
检验检查量
63
科室数量
630
296
在线医生
2630217
用户总数
535136
活跃用户总数

图 3 互联网医院总问诊量突破 22 万

五、工作经验

目前国内大多数的互联网医院还处在1.0版本，仅提供预约挂号、线上缴费、报告查询、图文咨询、视频问诊等基础功能，助推互联网医院高质量发展客观存在瓶颈。

其一，互联网诊疗链条较脆弱；其二，医保方与需求方支付存在客观困境；其三，供给侧动力需要制度激活。互联网医院的盈利运行模式仍处于探索阶段，医生的激励机制与医院投资的长效机制并不清晰，发展过程中医务人员工作强度的提升与其应得劳务是否相符成为医疗主体主动开展互联网医疗活动的关键影响因素。

基于高质量的公立医院发展新常态下，互联网医院的建设必然也需要应和高质量的发展需求。如何在满足基本功能的同时，拓展互联网医院内涵，北京大学深圳医院的经验有以下几点。

（一）公立医院可积极探索构建互联网新型医联体

以患者为中心，发挥实体医疗机构的专业优势及带头作用，构建“分级医疗、急慢分治”理念，促进医疗资源整合利用，打通深圳市分级诊疗制度落实的“最后一公里”。

（二）基于互联网+医疗的地区科创优势，赋能医疗健康管理，构建医疗健康管理大数据平台

互联网医院可通过链接患者的线上、线下就诊流程，满足百姓个性化健康需求，也可以应用在电子病历、实时健康告知、医疗影像诊断、医疗资源统筹调配等具体场景，最终构建全面的健康管理大数据平台，挖掘互联网医院的数据治理潜能。

（三）破除只看不管，开展“互联网+”护理、“互联网+”照护、“互联网+”康复等延续性诊疗服务

夯实医防融合基础，组建院内外的专业优秀医护队伍，为院后或行动不便的特殊人群提供医院级专属护理和照护，延伸互联网医院的服务链条。

专家点评

点评专家：四川大学华西医院互联网医院管理办公室主任、高级工程师　师庆科

北京大学深圳医院通过构建整合型互联网医疗服务平台，实现了线上、线下医疗服务的有效结合，这种模式创新对于提高医疗服务效率和患者满意度具有重要意义。医院利用数据加密、数字签名、人工智能预检问诊等技术，不仅提升了数据的安全性，也优化了患者的就诊流程，体现了技术在医疗服务中的深度应用。医院在满足基本功能的同时，积极探索“互联网+”护理、照护、康复等延伸服务，这不仅拓宽了服务范围，也满足了患者多元化的健康需求。

医院通过组织多层次的培训和推广，确保了全院员工对互联网医院运营的理解度和参与度，这种系统性的培训推广策略对于互联网医院的快速普及至关重要。通过建立业务管理驾驶舱，医院能够基于医疗质量控制指标体系和核心业务指标进行数据驱动的决策，这有助于提高医疗服务的质量和效率。

在互联网医院建设运营过程中，我们也需要建立合理的激励机制，以保障医务人员的积极性和服务质量。而随着互联网医院服务的扩展，如何持续监控和改善服务质量，避免因服务量增加而导致的质量下降，是需要关注的问题。

总体来说，北京大学深圳医院在互联网医院建设方面取得了显著成效，为传统医疗服务模式的转型提供了宝贵经验。未来，医院应继续在技术应用、服务模式创新、政策协调等方面进行深入探索，以实现医疗服务的高质量发展。

门诊智能导诊体系　助力医院提升服务效能

部门：门诊办公室
编写人员：陈春涛　张敏

一、案例背景

为了更好地满足患者需求，提升医院形象和综合竞争力，医院不断推动就医环境的智能化、科技化，利用现代医疗信息化手段优化就医流程，让广大患者有序、轻松就医。

近年来，国家出台多项政策中涉及便民服务指标以及要求，如《关于进一步完善预约诊疗制度加强智慧医院建设的通知》中明确要求：创新建设完善智慧医院系统，以“智慧服务”建设为抓手，进一步提升患者就医体验；提供智能导医分诊、院内导航等功能建设与应用。

如何改善患者的就医体验，也是公立医院高质量发展促进行动的重要一环。医院大厅一般是患者初进医院的第一选择地，而门诊则是患者就医的“第一道门”。尽管医院的标识设置得很清楚，但是很多初次就医的患者仍然会面临许多就医“拦路虎”：挂号在哪里排队，看病、做检查要怎么走……

“知症不知病，知病不知科”是大部分就诊患者的常态。为此，医院一般会在大厅设置医护导诊台，但诊台护士的人手不足、素质不均衡等问题仍会影响导诊服务。为了提高医院的服务效率，改善服务环境，减轻大厅导诊台护士的工作量，减少医患矛盾纠纷，提高导诊效率，在医院门诊部署智慧导诊系统就显得尤为重要。

基于此，北京大学深圳医院推出了医院智能导诊系统。该系统是一款基于人工智能和大数据技术开发的医疗辅助软件，旨在为患者提供更加便捷、精准的医疗服务，切实打通智能时代广大患者的就医之路。

二、管理痛点

导诊系统作为医院、医疗空间良好运转必不可少的一部分，通过为患者提供满足准确性、识别性、合理性、整体性等功能特征的导向，在与患者交互过程中实现指路与指引的基本职能。更为重要的是，在医院患者求医与就诊的各环节，导医系统也发挥着潜移默化的作用，影响着患者就医的整体感受。

随着患者在就医过程中心理和情感需求的进一步凸显，患者对导医的需求正在发生变化，经历一个从获取基本环境信息到希望获取精神引导的过程。

医院推进高质量发展，不是简单地整合文字、图形、色彩、空间位置及造型材质等元素，而是从患者的角度出发，充分考虑患者的认知情境，重视患者体验，设计出真正人性化的导诊系统，缓解患者就医过程中的焦虑情绪，帮助患者在脑海里形成认知地图，建立空间方向，同时展现医院的文化形象，传达医院的人文内涵。

显然，传统的导诊台服务已经不能满足以上就医需求，主要体现在以下几个方面：

（一）导诊台人手不足

在大厅设置医护导诊台，需要大量的导诊护士轮流值班。而且，遇到门诊量激增的情况，传统的导诊台常常面临人手不足的情况，无法快速、准确地为患者提供就医指引服务。对于医院内部管理来说，也造成了管理效率低下等问题。

（二）导诊护士的专业水平参差不齐

导诊护士在上岗之前需要进行专业的培训。因此，在传统就医流程中，导诊医护人员也存在培训时间长、工作烦琐重复、人员流动性大等问题。此外，导诊护士分析失误的情况也时有发生，进而浪费大量的医护人力资源，患者挂错号、重复挂号等情况时常发生，大大影响了医院的服务质量。

（三）导诊服务效率低下

导诊台一般只是设置在门诊大厅，这就意味着患者无论是在哪个就医环节遇到困难，都需要到达或返回导诊台去询问导诊护士。从布局上看，挂号、缴费、检查等，大多分散在医院不同的点，来回询问也在一定程度上给患者增加了时间成本和精力成本。要解决医院“小交通”的闭环痛点，就要把散乱在医院各位置的不同的点集纳在一起，方便患者寻找。

三、解决方案

北京大学深圳医院推出的医院智能导诊系统，集成于公众号，基于“诊前—诊中—诊后”架构建立系统化的服务功能，实现线上挂号、缴费、取药、采血等流程的“线上化”，给患者就医带来便利。

其中，诊前包括预约挂号、当天挂号、在线取号、医生排班等；诊中包括诊费支付、报告查询、挂号记录、排队查询、院内导航、排队查询、检查自助预约等；诊后包括订餐、电子发票、互联网医院等。

（一）诊前服务模块

业务流程包括（见图1）：第一，利用患者候诊时间预先填写问诊信息，安抚患者情绪的同时，增加患者对疾病的初步了解；第二，医生可以快速地针对患者提交的病史信息确定问诊内容，自动生成门诊病历，帮助医生快速完成一份完整、真实的门诊病历；第三，一键式导入HIS系统，保证了病历的真实性和客观性，提高了门诊病历的质量。同时，数据结构化存储也便于后续的科研数据利用。

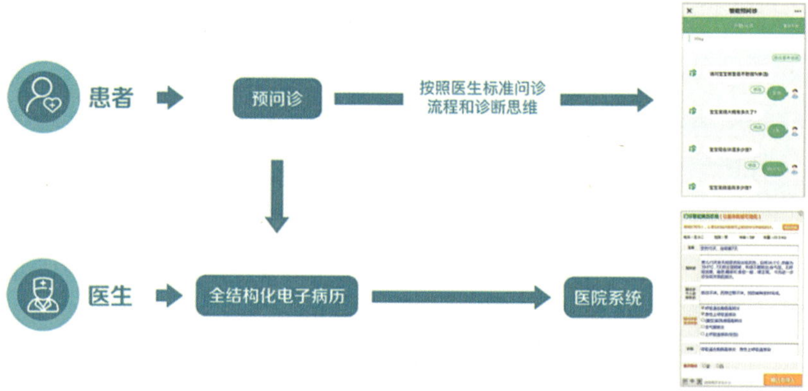

图1 门诊预问诊功能设计框架

此外，智能导诊系统还可以为患者提供静态室内地图查询服务，支持患者在线查询各科室位置。患者关注医院公众号，点击便民服务，导航模块跳出对话框后点击院内导航板块，系统就会自动跳转；然后点击右下角“进入室内”，系统会呈现门诊、外科住院、体检及口腔中心；再在寻找需要科室框内，输入起点和终点，点击“开始导航”，即可完成整个导航指引（见图2）。

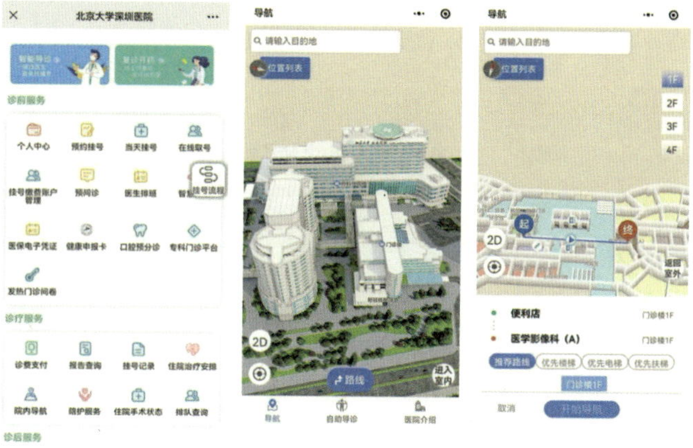

■图 2　院内导航功能页面

（二）诊中服务模块

主要通过信息推送，为患者提供告知、信息传送。平台可为患者提供移动端的实时查询服务，如预约、挂号、缴费等办理是否成功等；还可以为患者提供移动端的诊疗活动情况告知，如手术通知、入院提示、出院提示、取药、报告、危急值信息等（见图3）。

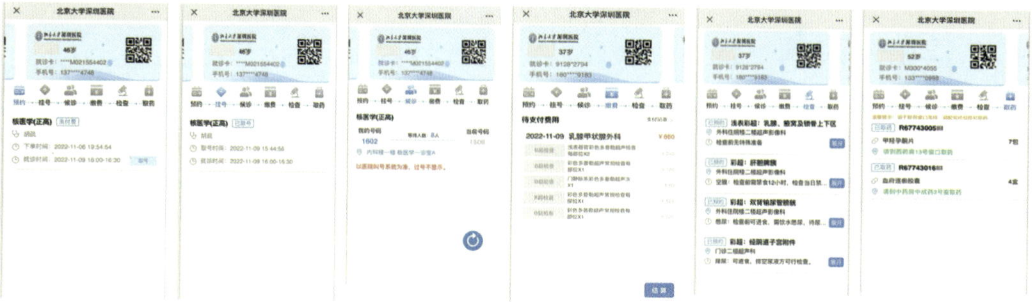

■图 3　就诊全流程图业务节点页面

（三）诊后服务模块

应患者要求，推送检查注意事项、用药指导等信息。医生开出检查申请单和处方后，即可向患者推送该项检查的注意事项及该药物的用药指导。患者可通过短信的方式接收检查注意事项，或者通过微信公众号接收用药指导消息（见图4）。

图 4　诊后服务功能体系

四、实践成效

医院智能导诊系统推出后，解决了传统门诊管理中门诊医生病历书写工作量大，以及惯用模板粘贴复制模式影响病历真实性和客观性等问题。

医院智能导诊系统能丰富线上问诊功能和服务，同时自动生成病历并对接 EMR，是医生的人工智能助手，提高医患沟通效率，节省医疗资源。

（一）精准度高

智能导诊系统采用先进的人工智能技术，能够根据患者的主诉症状等自动推荐科室，精准度较高。患者可以快速对自己的位置有一个清晰的认知，只需轻轻一点，一键即达。

（二）使用方便

智能导诊系统的操作简单易用，用户只需通过手机即可随时使用，无需到医院现场咨询，大大提高了患者就医满意度，改善了医院导诊台服务忙闲不均的状况。

（三）信息全面

智能导诊系统可以涵盖各大医院、科室、医生等信息，方便患者了解更多医疗资源。同时，系统将患者在诊前填写的症状描述进行转化，有效地与医生的诊断系统进行连接，方便医生在就诊时进行深入的病情分析，最终为患者提供高质量的导诊服务。

（四）提高效率

智能导诊系统减少患者通道滞留量，维持诊室访问秩序，缓解公共设施忙闲不均的情况，既方便患者全面了解医疗机构的就诊流程，缩短就医时间，提高就医效率，又有效提升了就诊体验和就医满意度。

五、工作经验

系统化的功能体系建设离不开科学的设计、健全的组织协同机制以及成熟的信息项目运营团队。

在门诊智能化导诊体系建设初期，医院根据实际发展需求，搭建由院领导为组长，由信息中心、医务部、护理部、物价医保部、财务部、门诊办公室、临床科室等联同组成的医院信息化建设小组，高效率确定项目目标和对接科室业务需求，保障项目进度如期完成。

在推动智慧服务建设方面，北京大学深圳医院一直具有前瞻性和先行性，也一直保持着优势。医院在设计智能导诊系统之时，十分注重患者的使用感受，无论是页面设计还是系统流程都非常注重人性化和简洁化。比如，在诊前—诊中—诊后流程中的功能排版分类，始终与信息开发团队强调分类太复杂会给患者操作造成困扰，同时要考虑患者使用频率，将需求度更高的功能放在前面。

此外，在运营过程中，医院与工程团队对接紧密，密切关注系统的搭建与日常运维，体现“及时性”，即以患者为中心，及时跟进患者需求，对系统进行更新。

专家点评

点评专家：四川大学华西医院互联网医院管理办公室主任、高级工程师　师庆科

北京大学深圳医院的智能导诊系统，通过集成人工智能和大数据技术，实现了就医流程的智能化和个性化，这在提升患者就医体验和医院服务效率方面具有重要意义。

系统的设计充分考虑了患者的需求和体验，从诊前、诊中到诊后的全流程服务，体现了以患者为中心的服务理念，有助于缓解患者就医过程中的焦虑情绪。智能导诊系统不仅涵盖了挂号、缴费、报告查询等基础功能，还提供了院内导航、诊前问诊信息填写等增值服务，使技术应用更加广泛和深入，提高了导诊服务的精准度和效率，减少了患者就医过程中花费的时间成本和精力成本，有助于提升医院的整体服务质量。特别是在建设过程中，医院信息化建设小组的科学搭建，确保了项目的高效推进和跨部门的协同合作，这种系统化的建设模式值得其他医院借鉴。

虽然智能导诊系统在设计上注重了人性化和简洁化，但仍需不断优化用户界面和操作流程，以适应不同年龄和技术水平的患者。如导航系统的应用，应更深入地与就诊流程相结合，自动填入起始地址，而非让患者再自行输入。

总体而言，北京大学深圳医院的智能导诊体系是一项积极的探索和实践，为医院信息化建设和服务创新提供了宝贵的经验。未来，医院应继续在技术应用、服务优化、患者体验提升等方面进行深入研究和创新，以实现医疗服务的高质量发展。

静脉治疗药物配置机器人系统 守护针尖上的“安全”

部门：护理部
编写人员：丁小容　赖文娟　许辉　王玲　孙咏梅

一、案例背景

《国家医疗服务与质量安全报告》显示，我国二级以上医院住院患者静脉输液使用率在90%左右，与此同时，静脉注射给药导致的不良反应或不良事件发生率也高居不下。在临床护理工作中，静脉治疗药物配置是临床护理工作的重要组成部分。给药不良反应甚至差错是临床护理中最常见的不良事件之一，其中，静脉用药错误的发生频率最高、后果最为严重。同时，人工静脉药物配置还给医护人员带来职业暴露损伤的风险，尤其是针刺伤及化疗药物相关损害。

结合以上临床“痛点”与护理需求，北京大学深圳医院自2011年起，参与研发静脉治疗药物配置机器人系统；2018年起，进行规模化临床落地应用。该项目不仅获得国家自然科学基金项目、广东省科技计划项目、深圳市基础研究项目等一系列政府项目支持，获得多项专利和荣誉，也有效守护了临床护理人员“针尖上的安全”。

二、管理痛点

人工配药问题频出，调配质量难以保障，职业安全面临挑战。静脉药物调配临床需求量依然比较大，但是传统的静脉药物配置，有诸多的“痛点”。

（一）医嘱执行闭环难，易导致人工疏忽

医护人员人工执行的配药过程，如果未形成有效的信息交互和查对闭环，往往会带来用药错误等不良事件。但是，人工调配难以将医嘱信息100%传递到各执行端，容易存在因人工疏忽、失误造成用药错误的风险。

（二）人工配药风险高，易发生职业伤害

人工静脉药物的配置过程中，碎裂玻璃、注射器针头等锐器刺伤医护的情况时有发生。尤其是肿瘤化疗药毒性药物暴露调配的时候发生职业暴露，可能会对调配人员产生严重的职业伤害。

（三）调配质量同质差，易致配药安全风险

传统的人工调配，由护士人工执行，不仅耗费巨大的护理人力成本，人工调配会受制于调配人员的经验、技能、疲劳状态、心理状态等一系列影响因素，造成调配精度、残留量、规范性等质量控制难以完全一致的问题，进而产生配药安全风险。

通过静脉治疗药物配置机器人系统来解决以上“痛点”具有重要意义。但是，该系统仍面临诸多核心技术难点。

三、解决方案

北京大学深圳医院秉承以临床护理需求为导向，以科技创新企业为动力，遵循研究院所技术支持的总体思路。从2011年起，护理人员参与研发、实验验证、产品转化、临床试用的全过程。利用人工智能、机器人自动化等前沿技术，结合静脉治疗药物配置的行业规范与标准作业流程，研发静脉治疗药物配置机器人系统。

（一）智能识别药物“身高体重”，精密匹配操作能力

该用哪种药物？该用多少药量？药物的特点是什么？这需要系统具备超强的自适应操作能力、精密的控制能力，实现对多规格、多特性药物处理的精度、残留量的控制。这相当于系统能智能识别药物的“身高、体重”，匹配相应的操作能力。同时需要对切割安瓿瓶、抽吸西林瓶的过程进行分析和控制，减少玻璃碎屑和橡胶颗粒（见图1）。

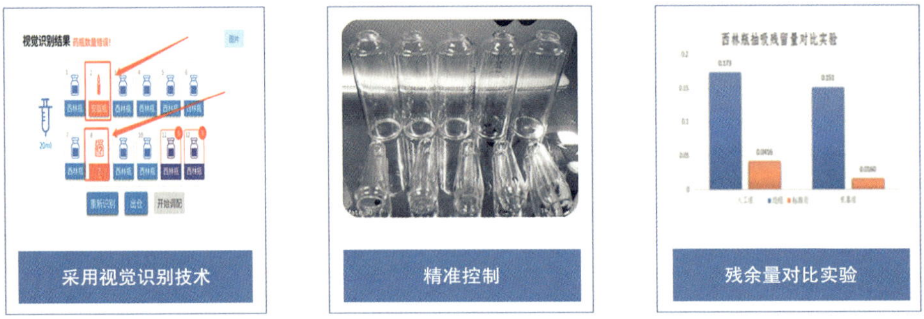

■ 图 1　安瓿瓶残余量精准控制

（二）全流程信息智能闭环，“算法”规划最优动作指令

机器人“身上”安装多种传感器，可以通过传感器融合信息，对不同规格、不同位置和状态的药瓶进行识别，并与HIS信息进行自动比对，确保每个步骤实现闭环；通过人工智能算法对不同类型药物的调配顺序、溶解时长等操作过程进行自主规划，生成最优的调配动作指令（见图2）。

（三）全流程符合院感要求，减少环境危险因素

遵循院感、洁净、防护等规范，设计实现涉及复杂腔体洁净环境控制技术。同时，严格按照临床规范的垃圾分仓或分类处理要求，对锐器或钝器实施自动分类收集，并通过多风机协同控制垃圾仓气压保证有毒气溶胶不外溢，避免造成职业伤害与环境污染（见图2）。

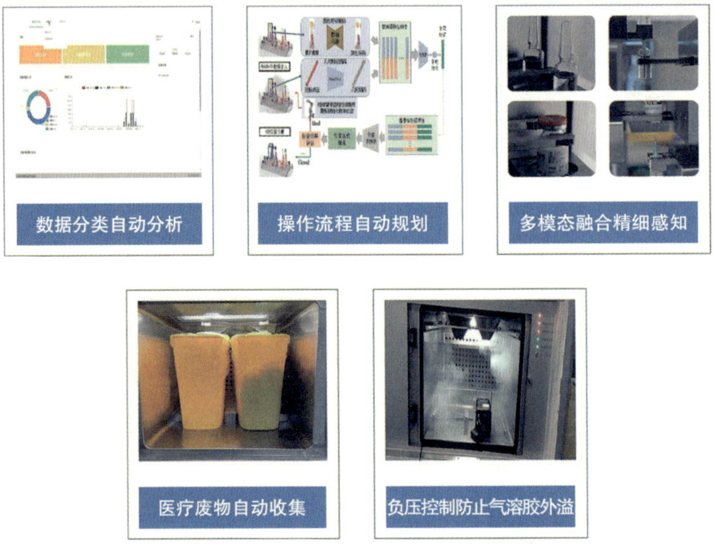

■ 图 2　操作流程自动规划，全流程院感管控

四、研发过程

该项目从2011年起，采用“医企研”联合模式，护理人员提出需求，全程参与研发、实验验证、产品转化、临床试用的研发全过程。该项目先后获得了国家自然科学基金项目、广东省科技计划项目、深圳市基础研究项目等多项政府项目支持。该项目根据行业规范、指南和操作流程（SOP）的要求，使产品不断更新迭代。

（一）1.0版本原理样机研发阶段

团队主要针对安瓿瓶脆性玻璃材质的处置流程、西林瓶密封结构粉针剂的处置流程作为核心进行研发攻关（见图3）。

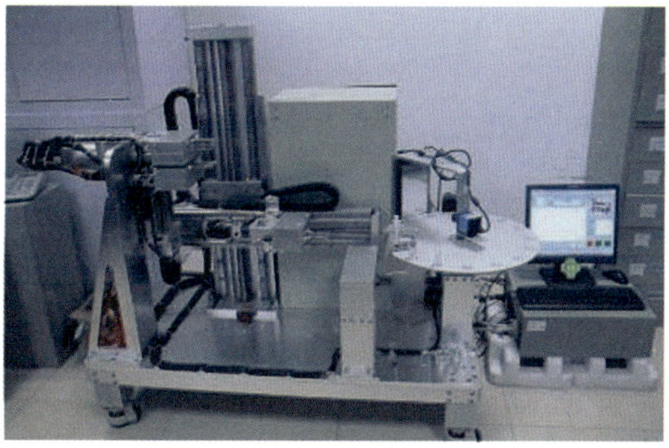

■ 图 3　第一代配药机器人样机

（二）2.0工程样机研发阶段

结合院感、洁净、防护规范，进行内部舱体结构设计、气路设计，实现废弃物分仓、内部百级洁净控制（悬浮粒子数（≥0.5μm，≥5μm）为0，沉降菌≤1cfu/皿，浮游菌≤1cfu/m^3），内外环境实时监控及隔离。利用基于深度学习的人工智能算法，优化不同类型处方的调配流程，自动生成配伍动作（见图4）。

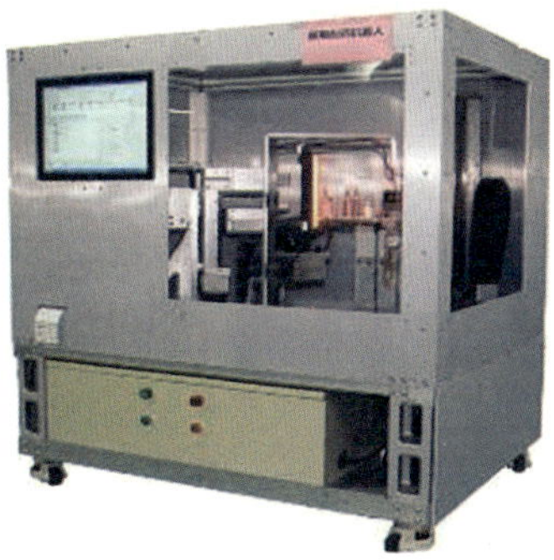

■ 图 4　第二代配药机器人样机

（三）3.0产品样机阶段

针对临床不同应用场景，开发集中式、分布式多个配药机器人型号，包括毒性药物西药配药机器人、台式西林配药机器人、台式安瓿配药机器人，并实现与HIS对接，调配流程全记录，自动跟踪工作状态，实现全流程闭环管理（见图5）。

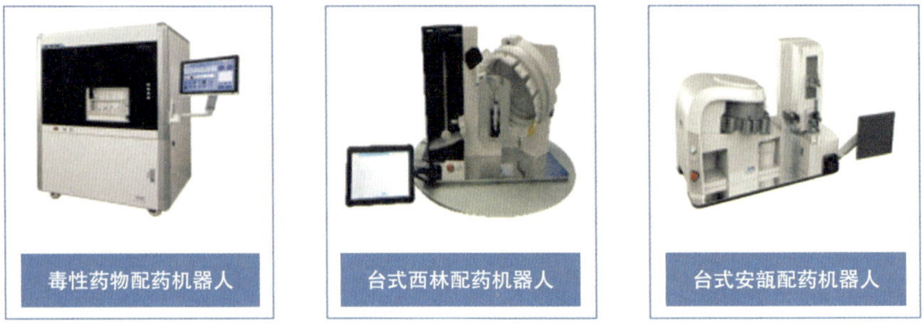

■ 图5　第三代配药机器人

（四）4.0进入临床应用阶段

由医院护理人员进行操作试用，从质量、效率、成本、满意度等方面进行分析，验证项目成效。经过应用，护理人员一人操作两台机器人每小时可配置140—160袋，按照5000袋/天计算，可节省14.28小时，效率提升40%；开瓶成功率99.95%、抽吸精度±3.5%、残留量<3.5%（见图6）。

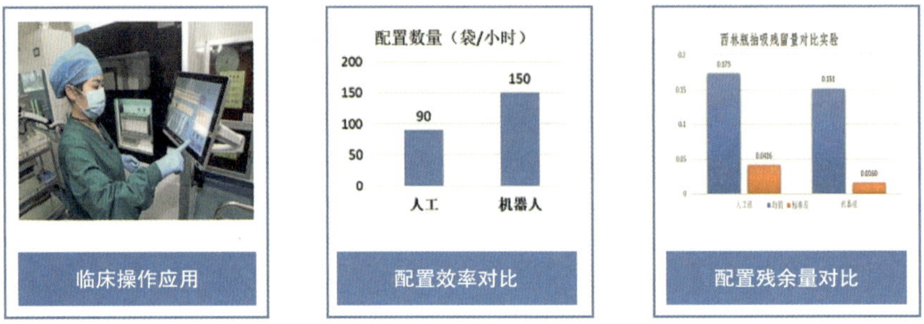

■ 图6　智能化配药机器人临床应用效果

五、实践成效

（一）药物配错率降为0，患者安全有保障

系统通过与HIS对接，结合自身的多传感信息融合及人工智能算法，实现了全流程的监控和识别；忠实、精准地执行医嘱，实现药物残留、输液微粒最少化。全流程形成一套完整而有效的闭环，药物配置错误发生率由0.02‰降低至0，保障患者安全（见图7）。

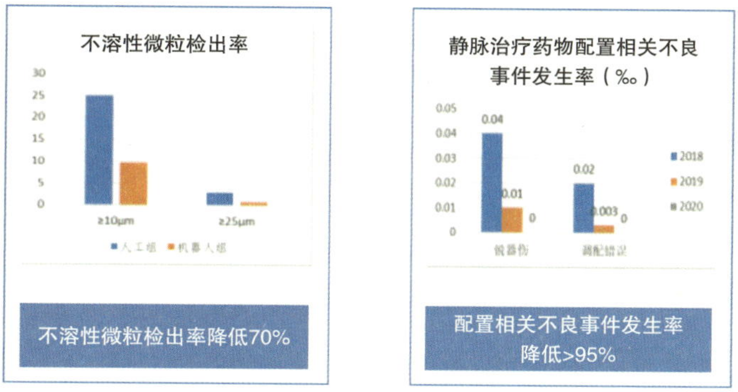

■ 图 7　静脉治疗药物配置不良事件发生率降低

（二）锐器伤降至0.003‰，有效降低职业暴露

调配过程人—药分离，杜绝职业暴露，具有精度高、重复性好、人药分离等优点，药物配置过程中的锐器伤由0.04‰降低至0.003‰，保障医护人员安全（见图7）。

（三）可“复制”可产业转化，系统可运用于多领域

历经四年多，从2015年起，该静脉治疗药物配置机器人系统由博为医疗机器人有限公司进行产业转化；2016年，推出了全球占地面积最小的肿瘤化疗类毒性药物调配机器人；2018年、2019年推出了三款台式配药机器人，实现了不同类型、不同规格药物的高效调配。目前，智能化配药机器人已经在北京大学深圳医院临床护理单元及静配中心实现规模化应用（见图8）。

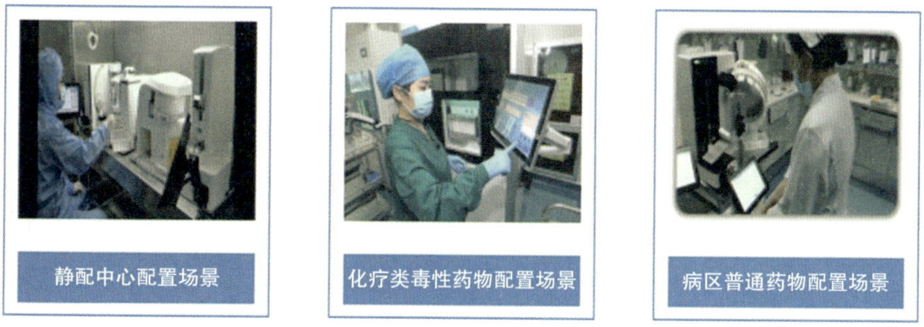

■ 图 8　智能化配药机器人临床应用场景

（四）获多项创新成果荣誉，赢得学术界肯定

项目团队自主研发，创新成果显著，均具有独立知识产权，共获批发明专利7

项，实用新型专利13项，外观设计专利6项，还有16项专利正在申请审批中；发表学术论文4篇，其中一篇获得IMCC“最佳论文”奖。

（五）创新三方联动机制，取得良好社会效应

医院、科研机构、创新企业三方联动机制，从规范性、创新性、科学性等各方面提供了保障，接受国际、国内各级领导，高校、研究机构的代表人员及医院专业人员的参观交流逾万人次，并逐步在不同医疗机构进行了推广应用，起到了良好的示范效应。

六、工作经验

（一）创新合作研发机制，临床科研相互促进

医企研合作需要注意什么？静脉治疗药物配置机器人研发项目由北京大学深圳医院提出临床需求，与中国科学院深圳先进技术研究院共同立项，利用人工智能、机器人自动化等前沿技术，由博为医疗机器人公司作为项目的产业转化团队进行产业孵化。该项目采用医企研三方联动机制，明确责任范围、遵循医疗规范和标准，从规范性、创新性、科学性等各方面都提供了保障，全程采用例会协作制，不断细化临床需求及各项标准规范，进行设计输入的修正以及工程样机关键技术与功能改进，保证了项目工作的有序推进以及可持续性。

（二）医护参与研发全过程，保障行业规范和流程

静脉治疗药物配置是专业操作，配置过程中要遵守法律法规和行业技术规范，包括医嘱查对制度、无菌技术和医疗废物处理等，一旦出现故障，后果不堪设想。该项目研发过程中，医院护理人员参与了研发、实验验证、产品转化、临床试用的全过程。根据行业规范、技术指南和操作流程（SOP）的要求，结合临床实际，明确功能需求要点，不断反馈试用成效，提出功能改进要素，保障机器人的操作规范，保障配置质量和用药安全。

（三）系统兼容适应可操作，随临床场景更新迭代

该项目将安瓿瓶脆性玻璃材质的处置流程、西林瓶密封结构粉针剂的处置流程作为核心进行研发攻关，结合院感、洁净、防护规范，并针对临床不同应用场景，开发了集中式、分布式多个配药机器人型号。根据试用成效对机器的关键技术与功能进行改进，不断更新迭代，使机器在兼容性、适应性以及可操作性等重要环节符合临床要求，实现静配工作的闭环、标准化管理。

专家点评

点评专家：南京鼓楼医院信息管理处副处长、高级工程师　鲍瀛

该院研发的静脉治疗药物配置机器人系统，是医疗岗位创新与工业机器人技术结合的优秀案例。该系统不仅响应了国家关于提升医疗服务质量和安全的相关政策，在临床护士岗位替代领域也是一次新尝试。

该系统的创新之处在于：一是技术创新与临床需求相结合。该系统的研发紧密结合临床需求，针对静脉治疗药物配置过程中的医嘱执行、职业安全和调配质量等核心问题，提供了有效的技术解决方案。二是提升效率与安全性。机器人系统的引入显著提高了药物配置的效率和准确性，降低了药物配错率和医护人员的职业暴露风险，保障了患者和医护人员的安全。三是促进护理工作岗位转型。通过智能化技术减少配药护士数量，使更多的护士投入更有价值的护理工作中，提升了直接护理工作时间，兼顾效率与安全。四是产业转化与社会效应。静脉治疗药物配置机器人系统的产业转化，不仅促进了医疗设备行业的发展，也对社会产生了积极的示范效应，推动了医疗行业的技术进步。

改进建议：一是持续优化与迭代。随着医疗需求和技术的发展，建议医院和研发团队持续对系统进行优化和迭代，以适应不断变化的医疗环境和需求。二是建立评估与反馈机制。建立系统的评估和反馈机制，定期对机器人系统的应用效果进行评估，及时收集医护人员和患者的反馈，不断改进系统性能。

把患者拦在ICU之外 构建“5G+三早”全流程健康管理模式

部门：体检科
编写人员：蔡永江　杨林　陈晓红　张永建　钟倩倩　周芬

一、案例背景

随着我国社会经济发展，工业化、城镇化、人口老龄化进程不断加快，生活方式也在不断变化，慢性病患病人数和死亡人数持续增加，慢性病医疗卫生支出快速增长、医疗资源供需日趋紧张。据《中国居民营养与慢性病状况报告（2020年）》数据显示，2019年我国因慢性病导致的死亡占总死亡人数的88.5%，慢性病已成为严重威胁我国居民健康和影响国家经济、社会发展的重大公共卫生问题。

《“健康中国2030”规划纲要》提出要以人民健康为中心，坚持预防为主，推行健康生活方式，减少疾病发生，强化早预防、早发现、早干预，实现全人群、全方位、全生命周期的健康管理。尽管健康中国建设工作目前已取得积极进展和明显成效，但在健康管理服务方面，仍存在着一些“痛点”和“难点”。

北京大学深圳医院利用5G技术构建“线上+线下”健康管理平台，开展健康信息收集和健康检测、健康风险评价和健康评估、健康风险干预和健康促进，做到早筛查、早评估、早干预，面向全人群提供全生命周期服务，实现全人群、全生命周期的健康管理。

二、管理痛点

（一）传统体检不能满足健康管理需求

我国人口基数庞大，每年通过健康体检筛查出的慢病患者逐年增加。北京大学深圳医院体检中心于2000年成立，2022年合计体检人数高达250万人次，每年筛查出高血压、高血脂、高尿酸、高血糖、超重等慢性非传染性疾病逐年攀升。

影响慢病的主要因素是生活方式，健康管理“三早”核心是建立健康的生活方式。国外健康管理模式以保险公司、家庭医生为主导。国内目前尚处于探索阶段，主要以单病种慢病管理为主。

（二）慢病已成为人民健康的“无声杀手”

现阶段的健康管理模式已不能满足相应需求，并且存在以下痛点：

1. 有体检无管理，有慢病无随访

有体检无管理是目前体检行业存在的最大共性问题。市民体检完后，查出问题，有没有去门诊治疗，去了门诊后有没有复查，是现在面对的最大问题。

2. 有组织无协调，有风险无预警

市民体检查出问题后，对这个问题有没有足够的风险提示，能不能引起市民重视，进而去治疗、干预，这些是一直欠缺的。

3. 有信息无互通，有形式无内涵，有线下无线上

体检科和门诊、住院部门信息系统没有打通，体检出问题的患者没有转向门诊，患者可能体检后就“消失”了。解决这些问题最根本的方法就是从体检转型到健康管理，创建新型智慧高质量健康管理模式。

三、解决方案

要解决当前存在的痛点，就得实实在在地把健康“管”起来，而这离不开技术的支撑。利用5G技术构建“线上+线下”健康管理平台，以“533”健康工程（5G+“三早”“三全”；“三早”指健康管理的三部曲，早筛查、早评估、早干预；“三全”指健康管理面向全人群、全方位、全生命周期提供服务）为基础，打造一中心、二平台、三通道、四闭环的健康管理模式。

（一）检前个性化套餐设计

一是通过健康问卷从6个维度了解客户基本情况，包含健康史、躯体症状、生活方式和环境、心理健康与精神压力、睡眠健康、健康素养。

二是利用互联互通信息平台查找既往门诊、住院及体检资料。

三是结合面访了解客户期望及需求。

四是采用“1+X”的体系框架，遵循科学性、适宜性及实用性的原则，医生与体检者共同决策体检项目。

（二）检中加项、危急值预警

1. 检中加项

在进行常规医疗检查或诊断过程中，根据患者的症状、疾病史、临床表现或初步检查结果，由医生或医疗专业人员建议在检查过程中额外添加一些特殊的检查项目。

2. 危急值预警

通过体检系统的危急值预警、健康管理系统的四色预警和可穿戴设备，及时发现并警示重大异常体检结果。

（三）检后管理

1. 体检报告解读

根据体检项目的检测结果，向体检者进行解读说明，并解释结果的含义，指出哪些检查指标正常，哪些存在异常，以及如何针对异常指标进行调整和干预。让患者更能清楚了解自己的问题所在，改善不良生活方式。

2. 干预管理

根据体检结果，结合体检者的问卷，评估健康与疾病风险，制定干预方案。健康管理师将围绕干预目标制定具体的干预方案，并将方案推送至用户移动端。依据系统预警情况，设置随访及健康宣教短信，定期电话随访，及时了解体检者健康问题，并记录在健康档案中。

3. 远程健康咨询服务

除了针对体检结果的解释及建议，医生还可以为体检者提供健康咨询服务，全科医师基于本平台，通过5G通信系统对用户进行实时健康咨询。

4. 风险评估

采用数据仓储技术对信息采集模块中的数据进行抽取、转换、加载至健康风险评估模块，对用户的个人健康信息概况进行总结和可视化分析。然后根据最新研究成果、临床指南、专家共识等对有效指标进行权重赋值，计算各因素对用户健康状态和疾病发生的影响程度，生成疾病风险评估报告，并依据用户存在的健康危险因素提示其可努力改善的空间。

5. 转诊

慢性病下转社康，疑难病转诊专科，单位团体对接单位健康咨询室。方便患者及时就诊，让患者有人管理、及时管理、专业管理。通过与社区、机构、单位的合作方便患者就医，增加与患者黏合性。

6. 健康档案管理

将健康信息的收集融入医疗卫生机构的日常服务工作中，实现随时产生、主动推送，一方采集、多方共享的功能，实现日常卫生服务记录与健康档案之间的动态数据交换和共享利用。医护人员可查看所管理用户的健康档案，包括个人基本信息、疾病史、用药史、健康指标、风险评估结果、健康管理处方及历次随访建议、院内干预总结报告等。

四、实践成效

打破传统体检与医疗的壁垒，慢病临床指标干预有效率明显上升。

（一）创建全方位、全流程健康管理闭环服务

通过打造一中心，二平台，三通道，四闭环的“5G+三早”健康管理模式（见图1），北京大学深圳医院成为广东省首家成功申请健康管理收费标准的医院。医院自主开发了两个系统：健康管理智慧树的知识库系统、一键连接手机视频软件，运用5G+健康管理平台，打破传统体检与医疗的壁垒，实现线上、线下，院内、院外，检前、检中、检后无缝衔接，创建全方位、全流程的健康管理闭环服务。

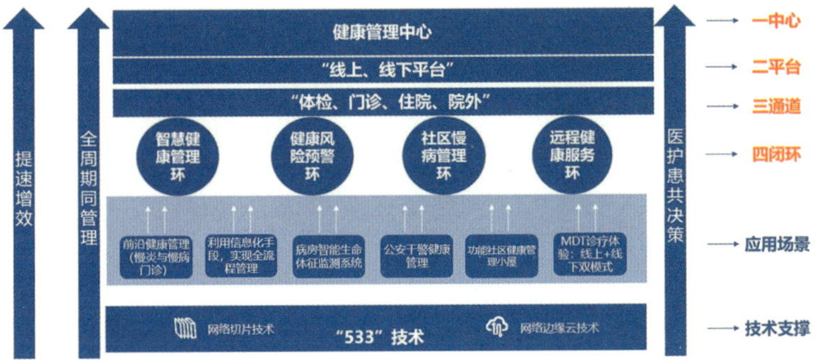

■ 图 1 “5G+ 三早”健康管理模式图

（二）实现体检工作智能监控与管理

借助信息化手段，建立智能监控平台与智慧体检驾驶舱管理系统（一期）。通过接入热感应传感器的数据，映射到每层楼的面板材质颜色，管理人员可以实时掌握人员密集程度，辅助决策进行人流管控。体检驾驶舱管理系统主要由六个模块组成：3D可视化楼层管理模块、工作量统计模块、体检预约管理模块、彩超统计模块、设备管理模块、财务管理模块。

（三）实现全人群健康管理

扩大了健康管理目标人群：从个人到家庭，从出院病人到单位、社区的健康管理。开展功能社区健康管理：与深国际、深圳仲裁院合作，开办“北大云鹭健康咨询室”，实现全人群健康管理。

（四）慢病临床指标干预有效率明显

自开展健康管理服务以来，共完成3万余例，通过数据分析，提前发现潜在健康问题，及时预防与干预，同时通过数据分析发现健康管理对高血糖、高血压、高血脂、高尿酸、高体重的干预效果与对照组比较有明显改善（见图2）。重大异常结果及时预警，及时救治，挽救生命。

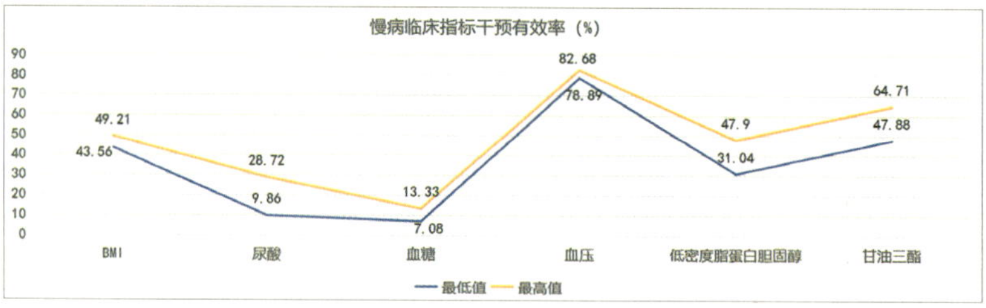

■ 图2　慢病干预效果图

（五）斩获多项荣誉，取得科研成果

该项目成为2022年度中国现代医院管理典型案例，并先后获得了院内品管圈比赛一等奖、广东省品管圈比赛一等奖、第十届全国品管圈大赛一等奖、2023年第十一届全国品管圈HFMEA一等奖等荣誉。科研成果：自2021年以来，先后完成了5项省、市级课题申报，发表SCI论文5篇，投稿1篇，专利5项。

五、工作经验

使用以上综合干预方法后，健康管理成效显著，以慢性病“五高”为例，与对照组相比有明显改善。如何做到这一切，主要是多部门合作，信息系统要跟上。

（一）信息系统建设要紧跟需求

系统根据预防、评估、随访的不同需求和目标进行建设，使健康管理信息化，相关评估数据可分析和统计，并可以进行动态监测和评估，用以加强健康管理的管理内涵，提高管理效率。

（二）多部门合作共发展

多部门分工很关键，由北大健康管理中心牵头，北大医院作为强力支撑，协调专科与全科的合作，医疗与护理的配合，院内与院外的合作。深入了解群众对医疗卫生的需求，让群众病有所管，病有人管，从根本上减轻医疗负担。

（三）跨学科团队协作

新型健康管理模式应鼓励不同专业领域的医疗专业人员之间的紧密合作，包括医生、护士、营养师、健康管理师、运动指导师、心理医生、单位相关负责人等。这有助于提供全面的照护，满足患者的多重需求。

（四）远程医疗和电子健康

利用远程医疗技术和电子健康记录，可以改善患者的便捷性和医疗信息共享。这些技术可以帮助患者更方便地获得医疗建议，监测患者的健康状况，并与医疗团队保持联系，同时减少医疗技术人员的工作负担。

专家点评

点评专家：四川大学华西医院互联网医院管理办公室主任、高级工程师　师庆科

该案例通过5G技术与“三早”（早发现、早诊断、早治疗）健康管理理念的结合，通过构建全流程健康管理，体现了以预防为主、防治结合、全程管理的健康理念，有助于减少重症和急症的发生。项目通过创建全方位、全流程健康管理闭环服务，在检前、检中、检后各个环节，实现了从个人到家庭，从出院病人到单位、社区的健康管理，相关慢病干预效果指标提升明显，重大异常结果及时预警、救治，挽救生命，取得了良好的社会效益。

案例中的全流程健康管理涉及多个学科和部门的协作，体现了医院在构建跨学科协作模式方面的能力，这对于提升医疗服务的综合性和连续性至关重要。相关信息技术的应用也为远程医疗服务提供了强有力的支持，使患者即使在远离医院的地方也能获得及时的医疗咨询和指导。健康管理信息平台为医院提供了大量实时的健康数据，有助于医院管理层基于数据做出更加精准的决策，优化资源配置。

随着技术的发展，医院需要持续跟踪最新的技术进展，不断创新和优化健康管理服务，以适应不断变化的医疗需求。

总体而言，北京大学深圳医院的“5G+三早”全流程健康管理案例是一个值得肯定的创新实践，为公立医院的高质量发展提供了新的思路和方向。未来，医院应继续在技术应用、服务模式创新、跨学科协作等方面进行深入探索，以实现医疗服务的全面升级和优化。

打造移动入出院智慧服务平台 办理入出院不再苦苦等待

部门：护理部
编写人员：丁小容　袁少轩　王霜　郝凤文

一、案例背景

入出院办理是医院每天发生的场景，入出院等待时间长，手续办理烦琐，是很多医院的通病。对于患者来说，本身带着疾病，等着治疗，耗时太长，就医体验感差，也容易引起医患纠纷。

2023年5月，国家卫生健康委、国家中医药局的《关于开展改善就医感受提升患者体验主题活动的通知》中提到，将“以病人为中心”贯穿于医疗服务各环节，整体提升医疗服务的舒适化、智慧化、数字化水平，推动形成流程更科学、模式更连续、服务更高效、环境更舒适、态度更体贴的中国式现代化医疗服务模式，并在“重点任务”中强调要改善入出院服务，优化入出院流程。

二、管理痛点

随着“互联网+”时代的到来，移动互联网的普及和发展为各个领域带来了新的机遇和挑战。“互联网+医疗”作为一种新型医疗服务模式，给人们的健康和就医带来了便利和改变。然而，在传统的医院住院服务过程中，仍然存在以下几个方面的问题：

（一）低效的住院服务流程

目前，大多数医院仍然采用线下方式进行住院服务，预约住院、住院登记均需患者到现场排队办理，填写各种表格和单据，不仅耗费患者的时间和精力，也增加了医务人员的工作量和工作压力。同时，各科室和部门之间缺乏有效的信息共享和协作机制，导致信息传递不畅、数据不一致、业务不协调等问题，影响了住院服务的质量和效率。

（二）烦琐的住院结算方式

医疗费用结算是住院管理过程中的一个重要环节，涉及医院业务多个环节之间的信息传输与核对，如医疗记录、费用明细、医保政策等。由于缺乏信息共享和整合机制，导致线下住院结算方式复杂和低效。在传统的线下结算过程中，医务人员需要人工核对患者的各项信息，以确保准确和完整。这需要耗费大量的时间和精力，且容易造成疏漏和错误。另外，患者到人工收费窗口排队办理出院结算，因现场患者较多，往往需要花费较长时间排队方能完成出院结算。

（三）不满意的住院就医体验及就医感受

传统的入出院服务模式在患者完成线下预约住院后，无法预估入院时间，患者只能在家盲目等待。由于入院时间的不确定，增加了患者等待入院的焦虑情绪，患者在候床期间可能会多次打电话询问入院时间，医务人员需要花费大量时间在重复解释、安抚患者上。一方面，医务人员工作压力大、效率低，执医感受不佳；另一方面，住院时间不确定，加之预约住院、住院登记、出院结算等现场服务排队时间长，造成就医拥堵、就医环境不佳，增加患者焦虑情绪，导致患者就医体验欠佳，甚至增加医患矛盾。

三、解决方案

当前智能移动终端使用较为普遍，在医院诊疗服务中，无论是患者或是医院，均存在优化入出院办理流程，提升住院服务舒适化、智慧化水平的需求。为优化入出院办理流程、改善患者就医感受、提高医务人员工作效率，北京大学深圳医院与第三方公司合作共同研发移动入出院智慧服务平台。

移动入出院智慧服务平台架构设计分为信息资源层、数据接口层、应用支撑层、应用服务层和用户终端操作层（见图1），将线下入出院流程进行线上流程再造（见图2、图3），患者无需在人工窗口排队，只需在移动端根据指示进行操作，便能轻松办理预约住院、住院登记、押金缴纳、出院结算等业务，住院费用清单、电子发票、出院小结、疾病诊断证明等甚至实现电子签章，并可以通过移动端查看、保存、打印，且具有法律效用。

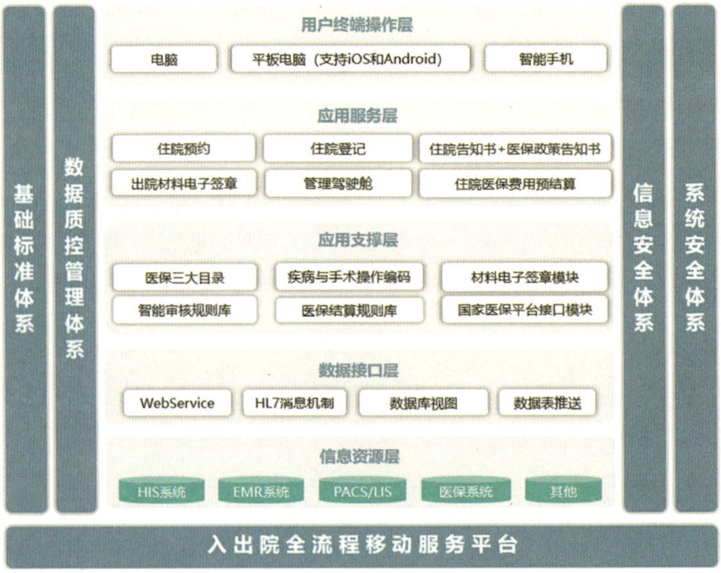

■ 图 1　移动入出院智慧服务平台架构图

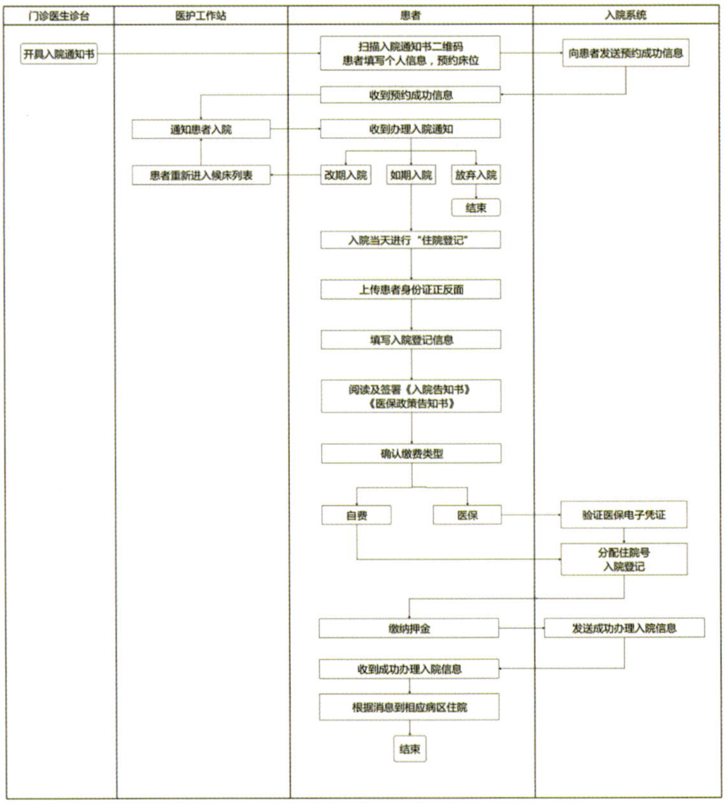

■ 图 2　线上入院流程图

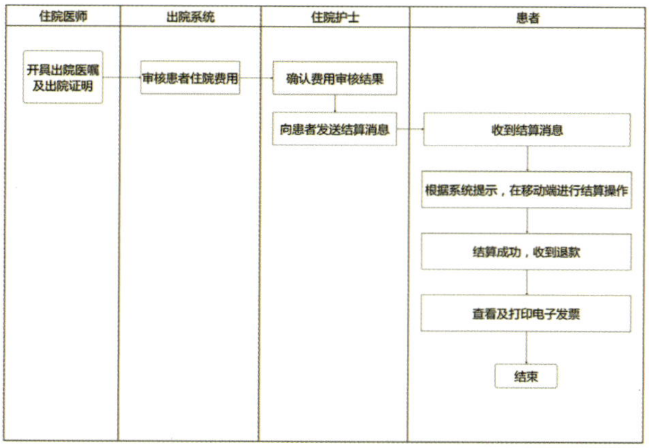

图 3　线上出院流程图

线上入出院全流程智慧服务平台设计基于现代互联网和数字技术的应用，自动采集、整合及存储信息系统数据，可实现患者住院各环节的管理与监控。通过可视化数据管理、分析和跟踪，可以及时监控患者住院流程的每一节点数据，做到可追溯、可统计、可质控。具体介绍如下：

（一）预约住院模块

患者就诊后如需办理住院，门诊医生开具《入院通知书》，患者使用微信扫描《入院通知书》上的二维码自行预约住院，提交预约申请后，系统自动识别并发送短信告知患者候床注意事项；同时，系统通过弹窗提醒病区医护人员及时查看患者的预约信息，医护人员可在系统里查看所有患者的预约信息，并与患者进行交互。

门诊医生开具《入院通知书》时，系统提供疾病医保属性审核组件，根据医生填写的诊断信息自动进行患者疾病医保性质审核，以判别患者的疾病是否符合医保记账的政策要求。在此过程中，系统根据医生填写的诊断，自动与国临版的ICD诊断进行编码对照，正确匹配医保版2.0的诊断编码。系统将疾病诊断的医保属性匹配结果通过接口返回至HIS系统，匹配成功，患者后续使用手机办理入院时可直接进行医保登记，匹配为待审核，系统立即将患者待审核相关信息发送至当日医保部值班人员的手机上，工作人员在手机即可完成患者疾病医保审核工作，审核通过，患者后续可在手机直接进行入院医保登记，审核不通过，则按自费办理入院。

（二）住院登记模块

病区医护人员根据科室床位情况及患者病情在PC端通知患者入院。此时系统通过北京大学深圳医院微信公众号为患者发送通知入院消息，患者收到通知入院消息后，在入院当天即可使用手机办理入院相关手续。

按照病案要求填写相关信息后，系统自动判定患者本次住院是否符合医保记账要求。在此过程中，系统调取患者疾病医保属性匹配及审核结果，连接医保登记接口，自动匹配医保记账方式或自费方式办理住院。在患者登记完成后，系统自动将相应的数据提交给HIS系统，由HIS系统分配住院号、建立电子档案等，与HIS系统完成信息交互后，患者登记成功并同时自动跳转至住院押金缴纳界面，患者可自助线上完成首笔住院押金的缴纳。押金缴纳完成后，系统为患者发送住院登记成功消息，并指引患者直接前往病区住院，无需再到住院登记处。

（三）出院结算模块

医生开具出院医嘱后，护士在电脑点击“住院费用审核”，系统代替传统人工审核费用方式，自动完成患者住院期间所有费用的审核，费用审核完成后，护士通过北京大学深圳医院微信公众号为患者发送移动结算消息，患者点击消息在1分钟内即可完成住院费用结算。结算完成后，患者可在手机查询具有法律效应、电子签章后的住院费用清单、电子发票、出院小结、疾病诊断证明，并可保存、打印，无需再前往住院收费人工窗口排队结算，让患者就医结束后从病区直接回家，为患者提供舒心的就医体验。

四、实践成效

（一）改善患者就医感受、提升患者就医体验

移动入出院智慧服务平台创新了住院服务模式，把预约住院、住院登记、出院结算等业务转移至线上。患者无需多次往返医院人工窗口，随时随地使用手机轻松办理入出院，省时省力，方便快捷。合理分配医疗资源、分流住院患者，避免过多患者排队办理入出院手续带来的医院就医拥堵问题，优化了就医环境和秩序。同时，患者不再需要现场排队等候，缓解其焦虑等待情绪，提升了患者满意度。

经分析，在预约、办理住院方面，患者按原流程办理入院（包括预约）平均耗时95.2分钟，同时患者需要多次往返、多次排队方能完成相关手续，不仅增加患者负担，也给医务人员增加沟通成本，医患双方均不满意。上线移动入出院智慧服务平台后，经实地测试，改善后患者办理入院平均耗时10.5分钟（见图4），极大程度缩短了患者排队等候时间，有效改善患者就医感受及提升患者就医体验。

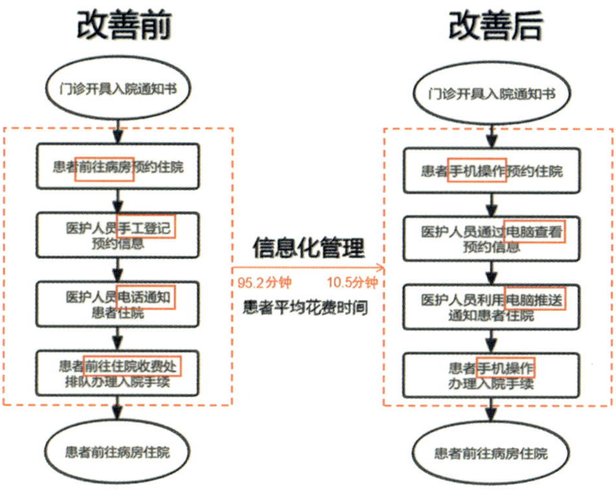

■ 图 4　入院办理改善前后对比图

（二）提高医务人员工作效率

将传统线下人工操作方式转化为线上自助操作方式，医务人员无需手工录入患者预约信息及人工办理入出院相关手续。同时，通过平台可预估患者入院时间，给患者提供极大便利的同时，医务人员无需重复解释，既可减轻工作压力，又可提高工作效率。

（三）节约人力成本，提升医院运营效率

移动入出院智慧服务平台通过信息化改造，简化了住院流程，患者可自助进行线上预约住院、住院登记、押金缴纳、出院结算等操作，较大程度地降低了住院登记处和住院收费处窗口的工作量，节约了人力成本。同时，打破多部门入出院信息间的壁垒，日常管理可查看实时入出院运营数据，提升了医院运营效率。

五、工作经验

在移动入出院智慧服务平台建设及推广过程中，遇到了一些困难，同时也积累了一些宝贵的经验：

（一）充分调研和规划

在项目开始之前，充分地调研和分析，了解医院现有的入出院流程以及患者和医护人员的需求，并提前规划，预留足够的时间和资源应对可能出现的问题和困难。

（二）建立畅通的沟通渠道

平台的建设涉及多个部门的协作，建立畅通的沟通渠道，如定期召开会议、建立微信沟通群等，加强各部门之间的协作和沟通，为平台的成功建设打下坚实基础。

（三）加强培训和推广

系统上线前，制定一系列的培训计划并按计划实施，一方面，着重对一线医护人员进行培训，使一线医护人员掌握操作方法，充分认识到本平台的优势和便利性，从而积极使用本平台为患者提供入出院服务；另一方面，通过多种渠道、多种方式加大宣传力度，使更多的患者了解及使用新的入出院办理方式。

（四）持续改进

系统上线后，积极收集患者和一线医护人员的反馈意见，持续优化和完善系统功能，保证平台能被广泛地推广和使用。

专家点评

点评专家：南京鼓楼医院信息管理处副处长、高级工程师　鲍瀛

该院开发的移动入出院智慧服务平台，是对现代医疗服务流程的一次创新性改进。不仅响应了国家卫生健康委关于提升患者体验、推动医疗服务智慧化的相关政策，也体现了医院在改善患者就医流程、提高医疗服务效率方面的积极探索。

该系统的创新之处在于：一是该平台有效解决患者入出院流程中存在的“三长一短”问题，将传统的线下入出院流程转移到线上，极大地简化了患者的就医步骤，减少了等待时间，提升了就医体验。二是提高服务效率。平台的实施显著提高了医院工作人员的服务效率，减少了手工录入患者信息和办理入院手续的工作量，同时也降低了医疗资源的浪费。三是优化医疗环境。通过线上流程再造，高效分流了住院患者，缓解了医院就医拥堵问题，优化了就医环境。四是促进医患关系和谐。通过减少患者排队等候时间，缓解了患者焦虑情绪，改善了患者就医感受，有助于构建和谐的医患关系。

改进建议：一是提升系统兼容性。考虑到不同患者群体的接受程度，应提升系统的兼容性和易用性，确保所有患者都能便捷地使用平台。二是扩展服务范围。考虑将平台服务扩展到更广泛的医疗服务领域，打造全方位的智慧医疗服务体系。

“云随访”服务平台　助力慢病患者管理

部门：护理部

编写人员：丁小容　王玲　许辉　关丽　易凡　魏雅琴

一、案例背景

《中国慢性病及其危险因素监测年报（2022）》指出2022年我国成人慢性病患病人数约为3.3亿，死亡人数约为4500万。严峻的慢性病防控形势，已经成为健康中国建设的关键问题之一。

随访是慢病管理和延续性护理服务的重要内容，且延续性护理服务已成为三级综合医院评审的“一票否决项”。在三级综合医院评审标准中对患者随访提出明确要求：要加强出院患者健康教育和随访预约管理，提高患者健康知识水平和出院后医疗、护理及康复措施的知晓度，开展多种形式的随访，不断提高随访率。

但传统的随访方式存在人力成本增加、工作效率不高、服务满意度较低等弊端。为创新随访管理的新模式，对患者进行院内院外一体化、全程化、个性化的护理，北京大学深圳医院与第三方信息技术公司共建了“云随访”系统，打造院前—院中—院后全程闭环式管理。

二、管理痛点

传统的随访大多存在效率低下、医务人员依从性不高、随访工作流于表面等痛点，主要表现在：

（一）传统的随访增加人力成本、效率低下

传统的随访方式有电话随访、门诊随访和家庭随访等，对于医务人员来说，日常工作繁忙，如需要对已出院病人进行随访，就要增加人力成本，或者增加医务人员的工作时间，这种模式难以为继。

（二）已有信息化随访系统设计不合理，医务人员使用积极性不高

随着医院精细化管理水平的提升以及互联网技术的提高，部分医院已采用信息化随访平台，但因为平台设计不合理等原因使随访存在诸多问题，例如系统操作复杂，缺乏统筹管理分析，医务人员依从性不高，随访率低、患者回复率低甚至失访等，最终导致随访流于形式。

三、解决方案

为创新随访管理的新模式，实现医院—社区—家庭的有效衔接，对患者进行院内院外一体化、全程化、个性化的护理，北京大学深圳医院与第三方信息技术公司共建了“云随访”系统。“云随访”系统是结合大数据、物联网以及人工智能等先进技术，以专业的随访知识库为基础，提供以院后随访、健康宣教、健康监测和医患沟通为核心服务的平台。该平台具备以下功能特点：

（一）打造院前－院中－院后全程闭环式管理

1. 院前（门诊）

当患者在门诊就诊后，“云随访平台”智能采集患者信息，建立患者全息档案，通过早期筛查异常指标，为患者推送个性化健康宣教及随访问卷，在病人进入医院后便搭起沟通的桥梁（见图1）。早筛查，早干预，同时，通过随访系统，可以根据异常项目设置智能化复诊提醒，同时连接到门诊预约端口，进行复诊预约管理。

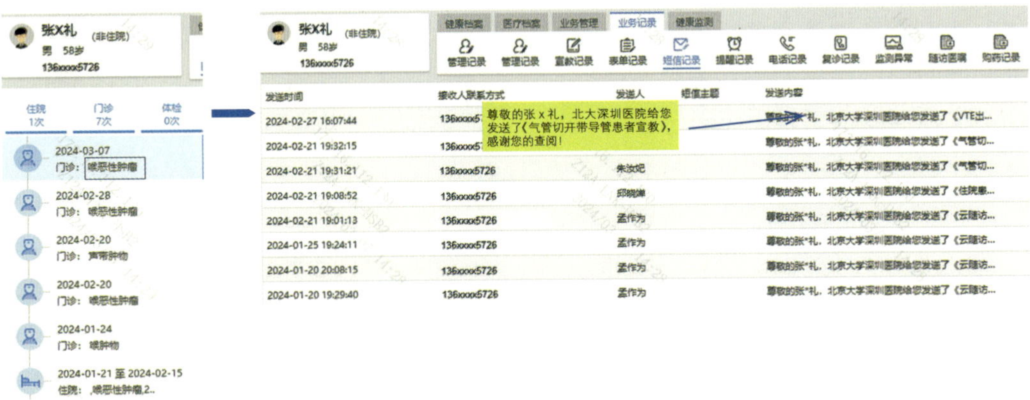

■ 图 1　抓取门诊患者信息，推送个性化健康指导

2. 院中（在院）

“云随访平台”可对在院患者进行智能化的健康宣教，可以设置依据诊断智能触发（见图2），也可以识别固定医嘱内容智能触发，这样能大大减轻医务人员的工作量，提高医务人员的依从性。在平台上也可以根据病情，手动发放个性化的健康指导，患者以多元化的接收方式接收和查阅宣教资料，包括微信、短信、App，宣教内容图文并茂，也可以视频的形式查阅，有效提高了患者和家属的专业知识。

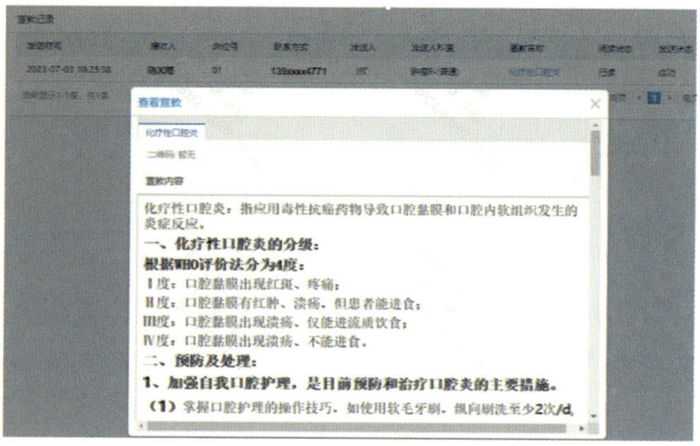

图2 依据诊断智能触发健康宣教

3. 院后（出院）

利用“云随访平台”可对出院患者进行满意度调查、专病随访和复诊提醒。

患者出院后平台可根据设置自动发放满意度调查问卷，患者回复方便，及时反馈就医感受（见图3）。

序号	提交人	提交答卷时间	性别	年龄	卡号	所属科室	主治医生	疾病诊断	答案文本
1	廖XX	6-30 20:4	男	45	66****	心内科	黄X	不稳定性心绞痛	无可挑剔的满意，感谢护士站全体医护人员这几天几夜的精心照顾！正因有了你们，我才快速恢复！尤其要感谢郑医生手术团队！包括吴主任，张X主任，郑X主任，郑XX医生，黄X医生！郑医生是一位具有天然亲和力，性格开朗的好医生，尤其是在手术现场非常沉着冷静，带队攻克难关的精神令人钦佩！郑医生医术精湛，医者仁心，医人更医心，帮无数患者重获新生，寥寥几句无法道尽内心感激之情！
2	姚XX	3-25 16:0	男	75	66****	心内科	孙XX	急性前壁侧壁心肌梗死冠状动脉粥样硬化性心脏病、室性早搏、心功能I级（killip分级）、高脂血症、动脉粥样硬化症	北大医院对病人负责，让我们放心。
3	余XX	2-09 16:3	女	75	48****	心内科	易X	不稳定性心绞痛	暂时没有
4	潘XX	1-02 22:1	男	62	34****	心内科	黄X	不稳定性心绞痛	感谢北大医院心内科医务人员，非常满意！
5	张XX	1-27 20:1	男	46	71****	心内科	李XX	心律失常、动脉粥样硬化、高脂血症、单纯性脂肪肝	继续保持这种服务态度水平
6	汪X	0-18 15:0	男	42	70****	心内科	黄X	心尖肥厚型心肌病、原发性甲状腺功能减退症	整体感觉不错，医护人员悉心照顾，辛苦了
7	刘XX	0-20 17:4	男	78	17****	心内科	梁XX	急性心肌梗死	总的还是满意
8	叶XX	0-16 13:5	男	84	57****	心内科	叶X	稳定性心绞痛	所有的医护人员都很好，水平高、态度好，耐心细致，非常感谢
9	何XX	0-18 14:0	男	66	70****	心内科	李XX	不稳定性心绞痛、冠状动脉粥样硬化性心脏病，心功能I级（NYHA分级）、高血压病2级（极高危）、高脂血症、2型糖尿病，高尿酸血症，闭塞性周围动脉粥样硬化、肺结节病	保持优良服务态度
10	丘XX	2023-10-0	男	44	70****	心内科	梁XX	不稳定性心绞痛、冠状动脉粥样硬化性心脏病、高血压病1级（极高危）	感谢医生和医护救治予关怀！
11	胡XX	2023-10-1	男	67	55****	心内科	黄X	稳定性心绞痛	很好！
12	林XX	2023-09-1	男	83	69****	心内科	朱XX	不稳定性心绞痛	前天下午我亲眼看见你们那种救死扶伤的精神，让我非常感动，希望继续发扬光大

图3 系统导出患者满意度调查问卷

专病随访方面，平台通过设置，根据诊断智能筛选，自动触发专病随访问卷（见图4）。医务人员也可以手动发放个性化的随访问卷，并可实时查看随访的进度，调阅随访问卷回复的明细。对于异常的随访反馈，系统可根据设置的触发条件和回复内容进行智能回复，同时，开启异常的报警提醒，医务人员可以及时回复关注和对病人进行干预指导。对于需要医生介入的患者，在随访下端设有转介主管医生界面，由随访护士转介医生，给予医护一体化的干预。对于复杂的护理问题，若无法线上解答或处理时，依托院区的互联网+护理服务进行上门服务，现场解决患者问题，做好病人的闭环管理服务。

表单汇总统计 ⑦温馨提示：鼠标移入统计项可查看统计说明　　打印　导出Excel

科室	表单	发送总人次	问卷有效填写人次	有效人次比重	发送方式			回复方式			
					app/微信发送人次	短信发送人次	手工填写人次	app回复人次	微信回复人次	短信回复人次	其它方式
胸外科	食管或贲门术后出院随访(v1.0)	1	1	100.00%	0	0	1	0	0	0	1
	肺部或纵膈术后随访(v1.0)	376	364	96.81%	0	17	359	0	0	17	347
	气胸病人出院随访问卷(v1.0)	20	17	85.00%	0	3	17	0	0	1	16
	手汗症出院随访(v1.1)	23	21	91.30%	0	5	18	0	0	3	18
	化疗病人出院随访问卷(v1.0)	58	51	87.93%	0	9	49	0	0	2	49
	VTE出院患者随访表单(v1.0)	14	14	100.00%	0	0	14	0	0	0	14
总计		492	468	95.12%	0	34	458	0	0	23	445

■ 图 4　向专病患者定时自动发放随访问卷

患者出院后，不但可以通过随访平台进行专病随访，还可以根据病情设定智能提醒，系统会将治疗、检查、复诊时间等信息自动发放给患者进行提醒（见图5）。为了方便院后患者的复诊，医院设立了便民服务中心以及护理驿站，为复诊困难的患者开通了绿色复诊通道。患者通过随访得到专业的指导，问题能够及时被发现和解决，并且与后续复诊有效连接，这大大提高了患者的随访后回复率，真正实现了随访的价值，帮助患者改善结局，实现了以病人为中心，门诊、住院、出院全程化的管理。

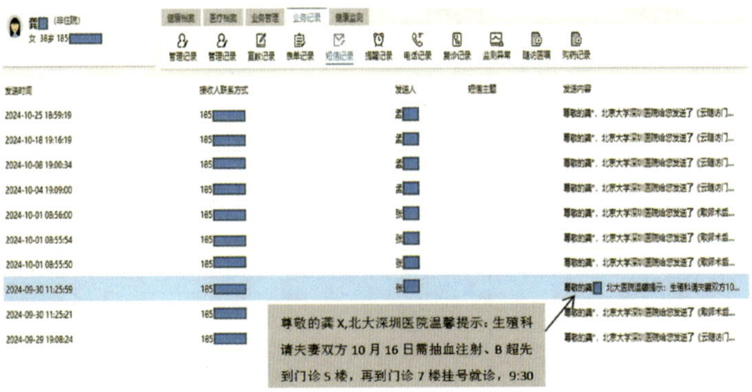

■ 图 5　系统智能发送提醒

（二）系统实现同质化、标准化、智能化、个性化的随访

1. 同质化

使用平台系统进行随访并不是作为减轻医务人员工作量的一劳永逸的手段，如果不能统筹管理，就会出现质量参差不齐、各自为政的现象。

北京大学深圳医院由护理部统筹管理，设立随访管理部门，由专人负责，随访员准入后方可开展随访工作。各专科开展的专病随访内容、随访频次及随访后干预措施均通过医院护理专科质量委员会讨论审核通过后统一系统上线。

2. 标准化

北京大学深圳医院将使用系统开展的随访各项流程、路径、内容以及管理方式，进行标准化，纳入ISO9001统一管理。

3. 智能化

该随访系统开发最大程度的智能化设计。智能化发放随访问卷：医护人员通过“云随访平台”设定触发的诊断（如高血压病、Ⅱ型糖尿病）或者触发的医嘱内容（如PICC置管），系统便可智能化触发随访问卷，全程不需要人工参与。智能提醒：患者有异常随访反馈的，系统会自动报警，警示医务人员及时处理。智能回复：根据设定的回复内容报警界，系统会及时给予自动的智能化回复，提示及时就诊或者及时纠正错误的生活行为方式等（见图6）。智能抓取异常指标：异常的检查检验结果会自动标记警示，便于医务人员随访时关注。智能就诊提醒：对于慢病患者或需要定期复查患者，系统可设定智能的复诊提醒，并显示提醒状态。针对症状无法自动触发的患者，可通过系统设立特殊患者文件夹，将不同问题的患者归类设组，再对不同组别的患者智能化触发随访问卷。

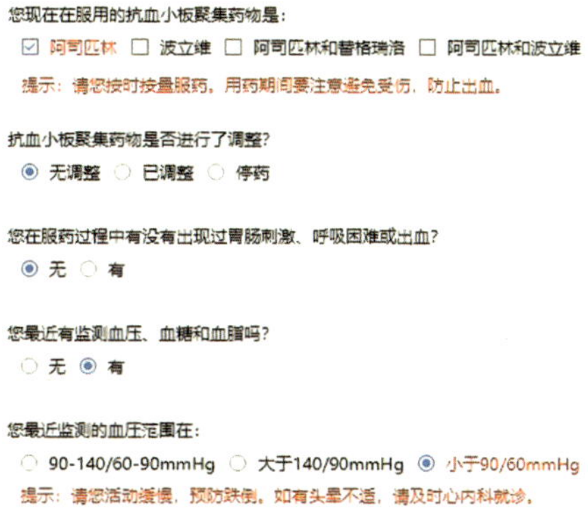

图6 智能抓取异常指标并回复

4. 个性化

针对不同的患者，在“云随访平台”上可以实现个性化的自定义设置，以满足不同患者群体的个性需求，降低失访率。为了实现有效的医护患沟通，系统还设置实现了三方互动平台，医护患三方可以同时进行沟通，给予个性化指导。

四、实践成效

（一）提高患者的随访率

“云随访”系统经过研讨设置，贴近临床使用需求，有效搭建了医护患间的桥梁，提高了随访的便捷性和可及性。目前，北京大学深圳医院从门诊到病区的所有科室随访100%全覆盖，82个病种全程不间断地专病随访，开展随访至今覆盖患者约64万名。

（二）降低慢病患者的再入院率

开展随访后，给患者进一步提供相关的健康知识，让其对疾病有更深的认识，养成有益的健康生活行为方式，并督促其按时返院复诊。当病情发生变化时，能及时给予指导，有效改善不良行为方式和进行危急值处理，积极控制慢性疾病发展，从而避免了因这些问题导致的再次入院。

以健康促进、健康管理为手段，依托随访及互联网+，由专科护士主导，提供科学有效的疾病管理，构建慢病管理模式，提升患者的生存质量。该项目多次受邀在省内外分享经验，并在广东省护理质控中心、广东省护理学会组织开展的广东省“优秀护理质量改善项目奖”评选活动中荣获二等奖（见图7）。

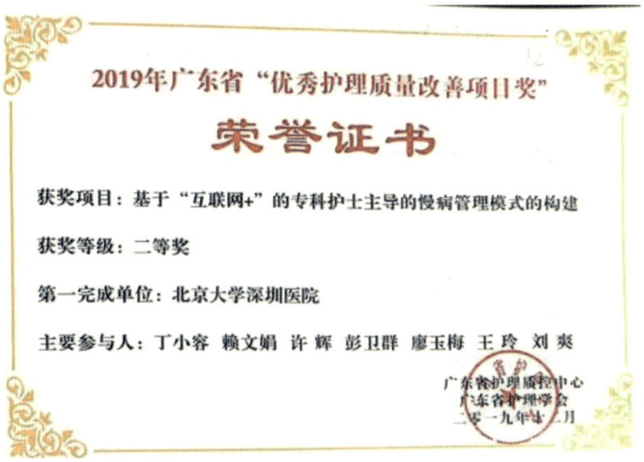

■ 图7 荣获“广东省护理学会管理模式奖”

（三）提升患者就医体验，提高患者满意度

随访工作的开展，大大提高了患者对医院的信任度和黏合度，减少了医患纠纷的发生。在“国考”中，北京大学深圳医院住院和门诊患者满意度频频提升，被评为“全国进一步改善医疗服务先进单位”。

（四）提升服务质量，提高医院影响力

以病人为中心，以改善患者结局为导向，医院持续开展随访工作，提高了服务质量，连续7年召开与慢病及随访相关的省级护理研讨班。作为深圳市医防融合护理项目组的牵头单位，制定了包括社区家庭病床及延续护理等多项标准。

五、工作经验

（一）随访平台的建设要始终以病人为中心，围绕改善患者结局的目的

随着信息公司和众多平台的不断涌现，很多医院寄希望于用信息化手段来减轻医务人员工作强度和减少随访的工作量。但是，随访的最终目的是帮助患者改善结局，因此，必须以病人为中心，贴近临床，便于医务人员操作，便于发现和解决患者的问题，这样随访才不会流于形式。同时，可以结合互联网+护理服务系统进行居家访视上门服务，解决线上无法干预的随访问题，对患者实现闭环管理。

（二）随访平台设计合理

随访系统中操作使用功能，如智能化触发、个性化的开发设置需要有医务人员的共同参与，方可便于后续使用，有效提高医务人员对随访患者的依从性，提高随访率和回复率。

（三）随访时要加强统筹分析管理

有效的慢病管理及随访对于疾病的有效转归和改善患者的生活质量，意义重大。但随访的持续有效开展，离不开管理分析。该随访系统设置实施统筹查看和自动分析，为管理者提供有效的干预数据。

未来，北京大学深圳医院还将进一步发挥智慧医院的优势，通过对慢病患者的疾病转归、生存质量、就医满意度、负性事件、疾病相关知识等相关数据的分析，评价随访系统在临床具体运用中的效果与价值。医院拟进一步整合信息资源，将体检患者信息也纳入随访平台，将疾病随访和健康管理有效结合，管理大数据，完善系统功能，并在院区间实现跨院区信息共享后，进一步完善随访系统平台集团化管理功能，打破院区之间的信息壁垒，实现跨院区患者信息互联互通及共享利用。

专家点评

点评专家： 南京鼓楼医院信息管理处副处长、高级工程师　鲍瀛

该院的“云随访”服务平台是医疗信息化在慢性病管理领域的一次创新实践，体现了医院积极响应国家健康中国战略、深化医药卫生体制改革的前瞻性思维。

该系统的创新之处在于：一是创新全程服务模式。“云随访”服务平台通过整合大数据、物联网、人工智能等先进技术，为患者提供了院前、院中、院后全程闭环式管理，创新了慢性病随访服务模式。二是提高随访效率。平台的智能化设计，如自动发放随访问卷、智能提醒、智能回复等功能，显著提高了随访工作的效率，减轻了医务人员的工作负担。三是改善患者就医体验。通过“云随访”服务，患者可以更方便地接受健康教育、满意度调查和专病随访，提升了患者的就医体验和满意度。四是降低再入院率。系统的有效运用，提高了患者对疾病管理的认识和依从性，有助于控制慢性病发展，降低患者再入院率。五是提升医院服务质量。“云随访”服务平台的建设和应用，提升了医院的服务质量和效率，增强了医院的竞争力和影响力。

改进建议：一是加强数据安全与隐私保护。需要加强数据安全和隐私保护措施，确保患者信息安全。二是扩大服务范围。将服务范围扩展到更多病种和患者群体，实现更广泛的慢性病患者管理。三是建立跨院信息共享机制。探索建立跨院信息共享机制，实现不同医疗机构间的信息互联互通，提升区域慢性病管理的整体水平。四是建立一套完善的长效机制。根据医院的实际情况和政策导向，选择合适的人员和工作模式，确保随访工作的质量和效果。

优化门诊“续诊”服务信息化流程
进一步提高群众看病就医便利性

部门：门诊办公室
编写人员：陈春涛　孟作为　张敏

一、案例背景

在大多数医院，挂号单上会标注“限当次当日有效”字样，但往往一些患者的检查化验结果未必当日就能拿到，如果去医院看病做检查后，赶不上当天出结果，就要抢第二天的号重新排队。

根据2010年修订、目前仍在执行的《全国医院工作制度与人员岗位职责》，挂号诊病当日一次有效，继续就诊应重新挂号，次日或隔日看检查结果，可咨询当时接诊医生，若需开药或看其他医生则需重新挂号。这一规定旨在维护就诊秩序、调节医生工作强度以及匹配医院信息化管理需求。

但对患者而言，如果当天拿不到检查检验结果，就得重新排队、挂号、看病，就医成本显著增加。这不仅是困扰各大医院门诊部的难题，也是常被患者诟病的问题。

近年来，全国多地探索实行了医院看病免费续诊的惠民政策，广大患者纷纷叫好。小切口推动服务品质大提升。北京大学深圳医院门诊部基于深圳市改善门诊就诊服务体验的专项行动，主动作为、系统统筹、创新探索，积极构建门诊患者“续诊”信息化新模式，通过信息化“让数据多跑腿、患者少跑路”，在方便患者的同时也提升管理效能。项目实施后，直接增益在于门诊患者就诊服务体验的效率性和价值性，最终促进政策实施创新和门诊业务服务模式创新的双改善和双提升。

二、管理痛点

北京大学深圳医院的门诊楼建成之初设计门诊量为4000人次/天，现日均门诊量为8500—10 000人次/天。医院长期以来执行“挂号当日一次有效”的规定，看结果患者往往采用临时加号或直接进入诊室的方式。据统计，2023年一季度门诊共受理看结果挂号投诉43单，一医一患执行率为78.12%，门诊服务能力有待提升。

门诊就诊服务改善面临以下问题：

（一）续诊患者无标识，无法区分，被误认为插队

续诊患者无标识，无法区分，被误认为插队，且需要合理协调首诊号源与续诊号源顺序的问题，如果没有处理好，极易给医院门诊秩序带来混乱，无论对于医生还是患者来说，都会成为不好的就诊体验。

（二）首诊负责制度是否可以继续实施的问题

在2018年国家卫生健康委公布的《医疗质量安全核心制度要点》中明确规定，首诊负责制度是指患者的首位接诊医师（首诊医师）在一次就诊过程结束前或由其他医师接诊前，负责该患者全程诊疗管理的制度。但在实操中，专家通常在固定时间出诊，很少有连续坐诊的安排，那么续诊患者很可能是由其他医生接诊。与此同时，尽管续诊时接诊医生是原来的首诊医生，那么由于时间长医生可能不记得患者的情况，也会增加重复书写病历的负担。

（三）门诊患者量无法提前预测

如果患者中出现大量不需挂号的续诊患者，对于部分日常门诊量极大的医院来说，势必会压缩后续的正常门诊量，进而很可能会在现在的基础上进一步缩短个人就诊时间。

三、解决方案

北京大学深圳医院结合项目实施的关键行动主体，由门诊部牵头，联合医务部、护理部、财务部、物价医保部、病案统计室等部门探讨业务流程优化方案，结合检查检验科室（超声科、医学影像科、消化内科、内镜中心、检验科、病理科等），科学调研，保障循证决策。

医院门诊部充分发挥深圳市门诊专委会的作用，积极组织相关专题讨论，结合市内兄弟医院的实际经验以及建议，最终拟定可行性强的实施方案，并主动发挥行业智库的建言献策功能，强化与上级主管部门的业务交流与沟通，充分收集同行反馈，促进深圳市卫生健康委关于优化门诊就诊服务方案施行的科学性和可持续性。

值得一提的是，此方案无需特殊的软硬件设施及经费支出。

（一）多部门联动制定续诊实施方案

由业务院长统筹，联同多部门研读文件，对加号管控、当日看结果规则、改日看结果的现状及需求进行调研，讨论门诊业务流程优化方案和信息技术方案。一是明确续诊概念。患者初次就诊时，医生在开具检验检查项目后，患者凭回报的检验检查结果报告到当时就诊科室再次就诊，属于续诊行为。二是细化概念外延。续诊只有一次免费机会，含当日续诊。如有多项报告，可在所有报告回报后再申请续诊。如因部分报告申请了续诊，看其他报告则需重新缴费挂号。三是制定流程标准。当日出结果的患者于当天完成续诊；在医生下次出诊时（不超过7日）就诊的患者由医生给予诊间预约下次续诊时间；需提前续诊或在7日后出结果的患者提交相关检查报告给分诊护士，分诊护士给予安排好医生和就诊时段；出结果时间离首次就诊时间相隔8天以上的患者在出具报告后三天内完成续诊，超时不再享受免费续诊。四是落实首诊负责制度。门诊首诊医生和回看结果医生尽量保持一致。

（二）推动续诊业务流程信息化改造

一是精准识别患者续诊身份。信息系统可自动识别开通检查检验患者7天内一次续诊机会（含当日看结果、诊间续诊、分诊台续诊等形式）。二是自助机增加“当日看结果”和“复诊”取号模块（见图1）。当日就诊患者在出具结果后可免费取号。已诊间预约续诊的患者凭续诊单免费取号。三是医生工作站开通“续诊”模块。在医生工作站点击“续诊”，即可自动弹出排班情况，选取时间段，打印续诊单交给患者。四是分诊护士工作站开通“续诊”模块。分诊护士可选择当天出诊医生和时间段，为患者进行续诊，同时推送短信至医生端和患者端。五是修改就诊

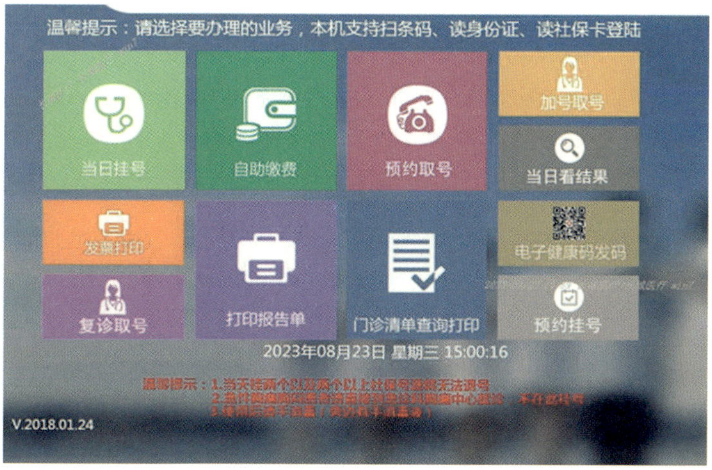

图1 门诊续诊自助机页面改造

秩序规则（见图2）。取号后重新进入就诊队列。当日看结果患者按“一个看结果患者+一个新患者”模式交替进行叫号。改日续诊患者叫号根据时间段正常进入队列。

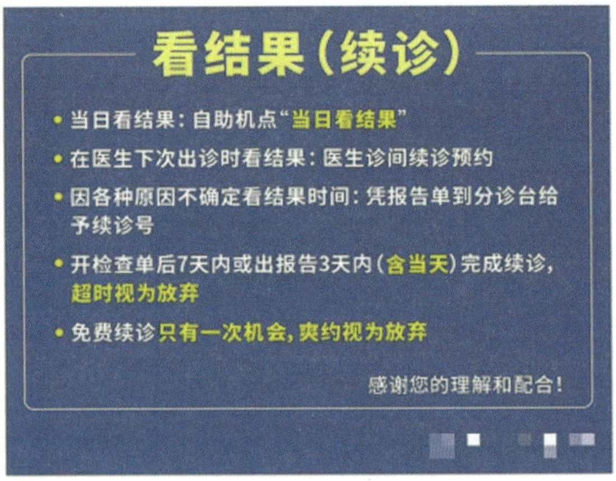

■ 图2 续诊公告

（三）做好续诊服务实施前的准备工作

一是门诊号源缩减。为应对不可预计的突发情况，试运行阶段按号源总量10%暂时减少医生号源，留出余量给二次回看报告的患者，必要时给予加号处理。二是开展全员宣教培训。制作针对医务人员的续诊操作手册和门诊各诊区分诊护士操作流程，加强临床医生和分诊护士培训，掌握相关规定，提高现场处理能力。三是完善相关告知。通过医院公众号推文、患者预约模块、现场标识、分诊语音播报等，完善相关温馨告知。四是维护现场秩序。落实分时段（30分钟）预约诊疗，均衡安排续诊患者就诊，高峰时段由分诊护士及时疏导现场秩序。五是门诊收费处需设置人工处置专职窗口。做好兜底保障，执行免诊金患者挂“零元号”。六是开通病房号。如患者病情不允许等待同一名医生下次出诊时回看结果，视情况给予病房号，首诊医生安排空闲碎片时间回看结果。

四、实践成效

北京大学深圳医院是深圳市属医院中首家制定落实市级优化门诊就诊方案的单位，医院积极配合深圳市卫生健康委的相关行动部署，第一时间发布实施方案以及市民就诊服务公告，并开展方案试点工作，取得初步成效：

（一）医院门诊业务瓶颈实现突破

医院在续诊实施期间患者量达2.9万人次，占总就诊量的15.7%，有效保障续诊患者就医连续性，减少续诊患者挂号难的问题，同时降低其看病负担。此外，医疗看诊秩序有序且高效。对医生而言，通过对续诊号看诊时间的合理安排，诊疗秩序得到良好维持，有效避免因患者反复进出诊室而打乱正常诊疗秩序，同时降低了对初诊患者就诊时间的影响，从而提高医患沟通效率，门诊一医一患执行率由78.1%提升至95.0%，隐私保护满意度由85.8%提升至91.3%。

（二）门诊管理模式创新性增强

医院利用执行新规定的契机，不仅有效解决门诊患者看结果的问题，同时达到规范门诊就诊秩序管理的目的。对医院而言，提高了医院的服务能力和效率，增加了患者对医院的信任度，增强了患者黏性，患者复诊挂号投诉由43单降至0单，门诊总满意度由89.6%升至91.1%。

（三）积极输出行业经验，增强医院门诊部作为门诊专委会主委单位的品牌影响力

积极发挥深圳市门诊专委会的平台作用，充分组织线上、线下业务讨论，促进深圳市内同行医院积极实施门诊流程优化专项行动，共同保障公立医院门诊高质量发展落到实处。

五、工作经验

该项目在实施前、实施中和实施后共三个阶段的探索中积累了重要经验。

一是在方案实施前要科学调研，充分听取业务科室建议。方案拟定的科学性和可行性依赖于客观和充分的业务调研，所以方案制定前充分的调研会使实施方案的可操作性大大增加。

二是方案实施中要系统统筹，合理分配领导力资源。院领导直接牵头，全院一盘棋，增加了工作人员的配合度；各部门要凝聚共识，明晰责任，协同配合保障落实。各任务明确负责人，工作高效且具备连续性。

三是方案实施后要及时复盘，持续改进。其一，项目实施过程中业务流程的细节需要持续优化。如需进一步增强门诊工作人员的查对意识，若存在患者同名同姓情况，分诊台续诊时除了核对姓名，还需核对出生年月，必要时需核对其他信息，以保障患者医疗质量和安全。其二，健全的激励机制可保障专项落实的可持续性。激励机制的完善既是长效性行动，也是系统性工程，这是保障续诊方案稳定实施和可持续的必要手段。

专家点评

点评专家：四川大学华西医院互联网医院管理办公室主任、高级工程师　师庆科

北京大学深圳医院通过信息化手段优化续诊流程，有效解决了患者因检查结果延迟而需重复挂号的问题，提高了就医便利性，这是对传统医疗服务流程的一次重要创新。该案例体现了医院以患者为中心的服务理念，通过减少患者的就医成本和等待时间，提升患者的就医体验，符合当前公立医院高质量发展的方向。

该项目充分利用信息化手段，在患者续诊概念定义、身份识别、就诊秩序管理等方面进行了系统优化。在管理方面，通过号源管理、教育培训、通知公告、现场秩序维护、特殊病房号开通等措施，充分保障了项目的顺利实施，优化了医患体验，取得了良好的效果。项目有效保障续诊患者就医连续性，减少续诊患者挂号难的问题，同时降低看病负担。此外，医疗看诊秩序有序且高效。

医院在实施过程中，实现了多部门的联动和协同，这种跨部门合作模式对于确保方案的顺利实施和高效运作至关重要。案例中提到的精细化管理措施，如分时段预约诊疗、优化就诊秩序等，都是医院管理向精细化转型的具体体现，有助于提升医院服务的整体效能。

总体而言，北京大学深圳医院在优化门诊“续诊”服务信息化流程方面的实践为其他医院提供了宝贵的经验和启示。未来，医院应继续在信息化建设、服务创新、患者体验提升等方面进行深入探索，以实现医疗服务的高质量发展。

“云健康”融媒体平台 建设公立医院健康科普“中央厨房”

部门：医院办公室
编写人员：黄贤君　赖文娟　孙杨　李梦园　严凌　赵慧瑶

一、案例背景

健康，是民生所系，是民族昌盛和国家富强的重要基础。告别疾病，拥抱健康，除了治疗，更重要的是预防。要不断提升居民健康素养水平，做好健康促进与教育工作格外重要。

医院是守护人民健康的主要阵地，承担着疾病预防、诊断、治疗、康复和健康教育等工作。《中华人民共和国基本医疗卫生与健康促进法》自2020年6月1日起实施，对医疗卫生等各机构开展健康知识科普宣传提出要求。2021年出台的《公立医院高质量发展促进行动（2021—2025年）》，也要求医院要实现从“以疾病为中心”向“以健康为中心”的转变，构建医防融合服务新模式。国家卫生健康委鼓励医疗机构和医务人员开展健康促进和健康教育工作，甚至将健康科普纳入医护人员职称考核标准。

当前，随着信息技术发展，传播媒介手段发生翻天覆地的变化。我国也迎来“百花齐放”的融媒体时代，人民群众接受资讯的方式和习惯同步发生变革。尤其全国各地纷纷建立“中央厨房”，也被称为融媒体中心，实现新闻信息一次采集、多种生成、多元传播。

新的传播环境下，公立医院传统的以文字、手册、线下讲座为主的健康科普工作方式，已无法很好地适应健康传播和健康促进的需求。因此，公立医院主动紧抓融媒体发展趋势，充分整合资源，构建集“图—文—音—视频”于一体，打造多渠道、多平台健康科普融媒体矩阵，实现健康知识信息一次采集，集中处理，多元传播，做好健康科普工作，这具有重要意义。

北京大学深圳医院自2023年起，充分整合医院现有自媒体传播平台，搭建起“云健康”融媒体矩阵，丰富科普内容，拓展传播方式，提高健康科普传播效果。

二、管理痛点

（一）医院健康科普内容不够趣味丰富

传统的公立医院健康科普内容更多集中在疾病的预防以及后期康复上，由医护人员的单方输出为主，比较缺乏采用互动沟通的科普方式，很少从患者乃至广大群众多样化健康需求的角度出发策划患者喜闻乐见的科普内容。由于医护人员工作负担较重，且受到科普方式和场所等局限，在疾病诊疗过程也很难为每一位患者健康科普到位，由此导致医院整体健康科普内容不够丰富、同质化严重。

（二）医院健康科普传播渠道有限

传统的公立医院健康科普方式大多是围绕来院就诊的患者，通过报纸、电视台主流媒体、发放健康宣教手册、宣传栏、发布图文健康科普信息以及线下面对面科普指导的方式。这些科普方式的传播渠道受限，非来院就医的患者覆盖比较欠缺。近些年来，随着微信公众号的广泛应用，医院逐渐将健康科普的阵地转移。虽然有了更好的载体，但是融媒体时代的到来，使拓宽传播渠道、创造优质内容、扩大科普效果成为当下健康科普的重要趋势。

（三）医院健康科普课程缺乏体系，内容生产压力大

传统的公立医院健康科普由各科室自行安排，缺乏院级自媒体的策划和统筹，导致健康科普内容连贯性不强、重点不突出，后续接受反馈途径不够畅通，科普内容体系化、品牌度不高，重复生产内容压力大。

（四）医院健康科普院内外传播联动效应不强

传统的健康科普往往局限于医院内部传播，没有充分考虑不同载体、不同内容形式，比较难以形成院内院外的最大联动传播效果。健康科普的受众，除了到医院看病就医的患病人群，还应该包括处于健康或者亚健康状态的人群，这样才能够发挥健康科普的作用，达到“上医治未病”。

（五）获得医院健康科普素材资源便捷度不够

传统的纸质版、视频版健康科普素材很多都是一过性的，很难支持或很少再有其他途径可以充分利用。随着医院的发展，各式各样的健康科普材料资源也越来越多且形式多样。那么，随着融媒体平台的逐渐多元化，广大群众获取健康知识的途

径不再局限，医院的健康科普素材也应当随之作出调整，应当充分利用融媒体发展的契机，将更多的健康科普素材资源进行整合存储播放，方便随时随地随学，使信息传播更加广泛、便捷、高效。

三、解决方案

北京大学深圳医院“云健康”融媒体平台项目，打造专业线下直播空间，建成医学科普资源的“中央厨房”。通过对医院的微信公众号、视频号、头条号等自媒体，HTML5第三方线上直播平台，院内电视频道综合信息平台、电子屏幕等各类传播媒介的有机整合，打造融媒体传播矩阵，精心策划栏目，分发不同载体和渠道，为患者呈现集图文、短视频、长视频、直播等各类高质量的医学科普内容；以此平台为桥梁，向广大群众传播通俗、易懂、趣味的医学科普知识，增加优质健康科普作品数量，丰富健康科普作品形式，增强公众健康意识和科学健康观念，满足公众对健康知识的日益增长需求，促进公众形成良好健康行为习惯，不断推进健康科普服务高质量发展。平台项目的具体实施方案如下：

（一）搭建“云健康”品牌“线上线下”科普平台

在北京大学深圳医院开辟独立空间，按照“云健康”品牌设计，搭建医院科普专属的“‘云健康’直播间”（见图1），提供专门的线下直播、录制场地（见图2），形成场景品牌印象。线上依托第三方，以HTML5技术制作、进行网页设计，建设能够满足录播讲堂以及网络直播需求的“‘云健康’科普平台”（见图3）。平台可实现多会场同步直播，观众可自由切换，支持电脑、平板、手机直播；平台具有即时回看、永久回放以及实时互动功能，如暖场、点赞、弹幕等。该平台嵌入“北京大学深圳医院”微信公众号，可以通过微信公众号进入直播课程，进行留言互动，没有任何关注或注册门槛，直播结束之后，立即生成回放视频，便于错过直播的观众随时收看。截至目前，已开展云健康直播达40期，涉及急诊科、妇产科、内分泌科、风湿免疫科、皮肤科等多个科室，点赞量达30万，观看次数达10万次，获得广大群众与医生的一致好评。

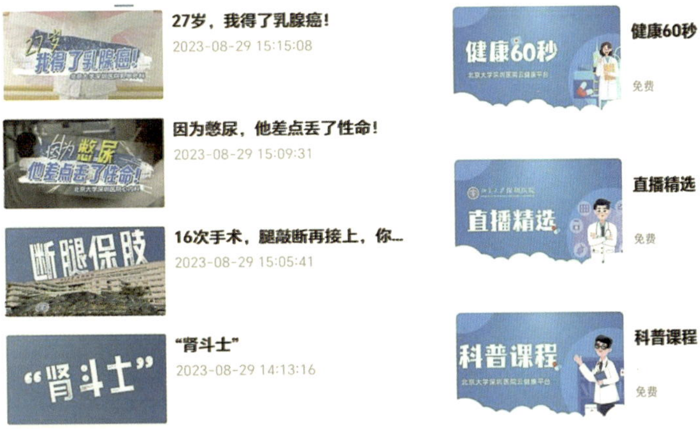

■图 1　线上直播间

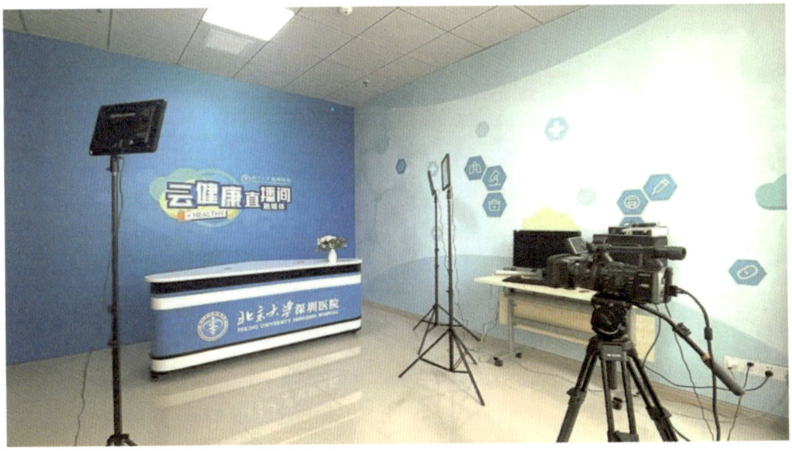

■图 2　线下直播间

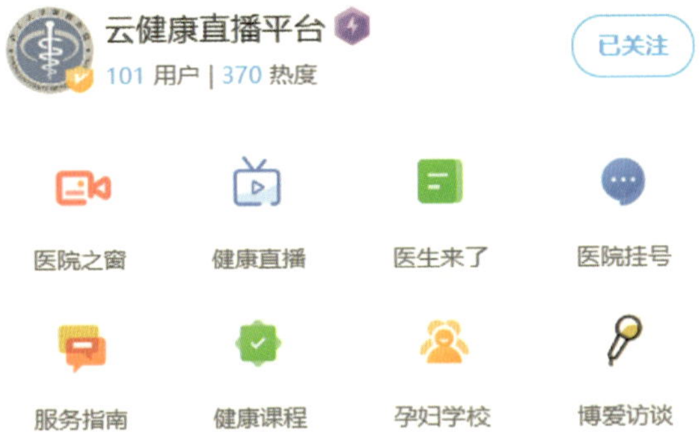

■图 3　线上“云健康”科普平台

该平台还开设“医院之窗”“健康直播”“医生来了”“健康课程”“孕妇学校”“博爱访谈”等栏目，为观众打造一个高质量的免费科普平台。

如云科普·医生面对面，健康科普类直播课堂；云探院·医学零距离，医院平台科室进行沉浸式探访介绍；云课堂·健康脱口秀，用轻松幽默的方式演绎健康脱口秀；云课堂·医学直播间，为医院大型学术会议、医院教师等提供医学专业课程录制和直播；云访谈·博爱医荟访，进行医院历史访谈、文化访谈、典型人物和任务访谈。

（二）升级建设病房电视个性化综合信息平台

医院病房设置电视机供患者观看，已经是公立医院病房“标配”。北京大学深圳医院对病房电视机进行信号高清的升级改造和个性化栏目升级。在传统电视台频道的基础上，新增医院频道和科室健康科普频道个性化定制，打造集娱乐、宣传、信息发布及具有健康教育功能的电视宣教系统，增加医院新的宣教窗口，丰富宣传和科普的手段和形式。通过电视频道随时将医院最新诊疗信息、便民须知、专家介绍等进行告知，让住院患者可以在住院期间更好地接受健康资讯和健康科普知识教育（见图4）。

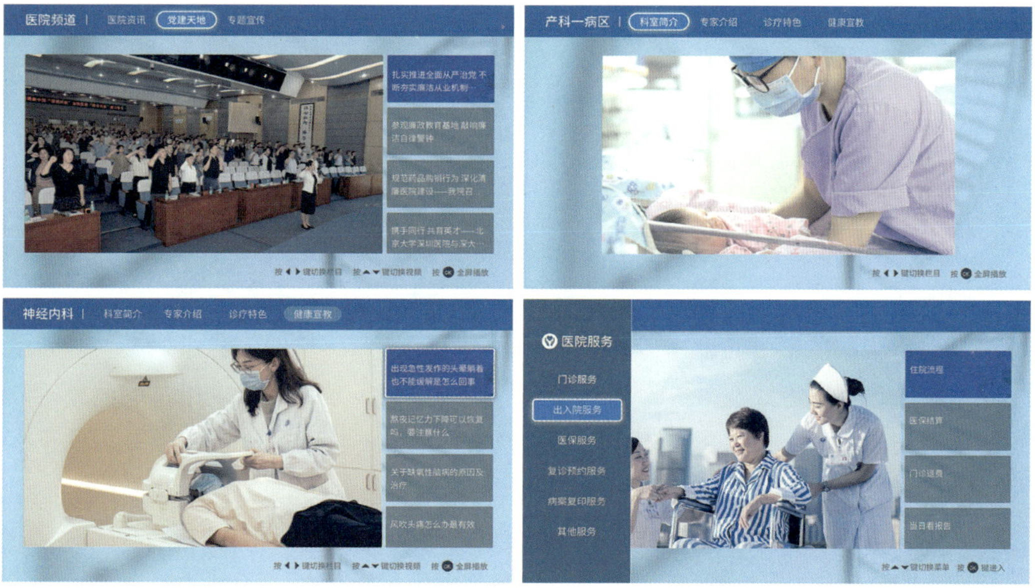

■ 图 4　病房电视个性化综合信息平台

（三）电子宣传屏幕一体化平台系统

北京大学深圳医院在全院门诊、住院部等主要公共区域和各专科、病房、楼层设置了各类电子屏幕，用于信息宣传发布使用，并建设了电子屏幕综合一体化管理平台。通过该系统，对医院录播、直播进行海报、视频的预热宣传，对录播、直播后产生的课程进行精华剪辑后，进行重复投放，便于来院就诊和候诊的患者进行观看，大大提高了院内的科普传播载体渠道和科普覆盖率。

（四）搭建内外联动的健康科普新媒体发布矩阵

医院不同的宣传媒介平台，适合发布的内容形式会有所差异。除了以上的院内的载体，医院还开设有微信公众号、视频号、抖音号、头条号等各类对院外发布信息的自媒体平台，可根据平台特点实现文章、海报图、短视频、长视频、直播课程等融合发布，和以上的电子屏幕、病房电视台、H5线上直播厅等形成多元传播矩阵，真正实现医院科普同一主题内容，不同形式载体，不同发布渠道，统一矩阵传播，建设医院健康科普的“中央厨房”，提高科普资源的利用效率和传播可及性，丰富科普内容。尤其是医院微信公众号平台作为主阵地，现有粉丝达250万，总阅读量近700万，通过具有趣味的人设打造、以用户思维科普干货、故事场景多样化、热点有梗封面图和具有话题性的标题设置，不断输出高质量原创作品，产出市民粉丝喜闻乐见的精品科普内容，多篇作品阅读量达10万+，深受粉丝、患者喜爱，起到良好科普传播效果。

综上，北京大学深圳医院通过构建健康科普传播矩阵，培养健康科普人才，创造优质健康科普内容，增加健康知识传播频率，扩大传播范围，满足公众多样化的健康知识需求。

四、实践成效

（一）实现一个素材的多元运用，形成最大传播效果

融媒体传播通过不同媒体渠道之间的融合，使宣传更加有针对性、广泛性和个性化，且不同媒体渠道的传播形式会有所不同，但健康科普的内容可以实现多元运用，从而抵达不同的受众人群，达到最大的传播效果。通过“云健康”的科普矩阵平台建设，实现了一个主题的素材，多种形式的制作，多平台渠道投放，抵达不同受众人群，最大程度获得传播效果。

（二）突破传统科普的单独输出，强化医患互动沟通

在中国网民科普搜索主题中，健康与医疗主题遥遥领先、占据首位，这充分说明广大群众对健康知识、医学科普需求仍然很大。但是传统的健康科普更主要是由医护人员单独输出，我国医护人员更多精力集中在看病救人上，与患者一对一沟通健康科普问题的精力和时间不足，信息不对称问题普遍存在。“云健康”融媒体矩阵平台，打破医院的时空限制，一方面，能让广大群众在任意时空下以各种方式接收信息，可以改善医学健康知识供不应求的现状，在一定程度上延展健康咨询服务领域，满足广大群众的健康需求；另一方面，广大群众接收到更加专业权威的健康知识。感受到医护人员积极科普的努力，可以拉近医院与患者之间的距离，营造和谐、互动关怀的良好氛围，促进形成良好友善的医患关系。

（三）搭建科普课程的品牌体系，满足群众健康需要

健康科普需充分发挥公立医院的示范效应和辐射作用，通过品牌建设、顶层设计，最大限度地挖掘、传播优质的健康科普知识，提升品牌影响力。“云健康”融媒体项目自启动以来，围绕市民群众感兴趣的健康话题进行科普，并针对系列科普节目制定一套完善的前期、中期、后期策划，实现科普节目的持续开播，形成了固定栏目、固定品牌，真正搭建起医院健康科普课程的品牌体系，使健康科普知识传播覆盖人数更多、辐射范围更广。

（四）构建丰富的科普素材库，更好实现调阅传播

随着健康教育资源的不断增多，如何在统一的平台存放、随时随地实现观看和互动等需求会不断增强。该平台整合了各类科普资源的生产、存放和传播，并通过科普素材分门别类存放并且供更多群众调阅观看，实现对科普素材高效管理、多次传播的同时，进一步拓宽提升健康科普平台的传播力与影响力。

（五）促进科普人才的队伍建设，提高健康科普能力

医护人员作为健康科普传播的主要力量，需要通过官方权威的科普平台进行科普知识的生产与传播。通过该平台，为医护人员“搭台”，让医护人员减少科普时没有录制、空间、灯光、传播等后顾之忧，有助于培养健康科普医护团队与主持人团队，挖掘出大批具备高素质的健康科普人才，提升医护人员参与科普的热情。

五、工作经验

（一）系统整合院内外资源，推动融媒体品牌建设

“云健康”融媒体项目的开展，不仅仅是宣传部门的工作，更需要集院内外的人、财、物等各项资源，建设好融媒体平台矩阵。最大限度地挖掘和传播权威、优质的健康科普知识，提升科普活动品牌影响，尤其是在政策上支持、鼓励医护人员加入健康科普工作当中，营造出良好的健康科普氛围，提升医护人员在技能提升、荣誉感、知名度等方面的获得感，增强科普对医护人员的正向效应。

（二）深入分析健康知识需求，注重精准高效科普

健康科普知识无穷无尽且日新月异，因此，在科普选题上，我们应当以需求导向为主，充分认识到广大群众是健康科普知识的使用者，通过问卷调查、网络搜索、评论查阅等各种途径积极主动了解群众的多样化需求，更加有针对性地提供各类人群需要的健康知识，持续对健康科普的内容和形式进行改进，做到细化科普内容、精准传播知识、满足健康需求。

（三）多方渠道推广运营项目，防范化解舆情风险

提高“云健康”融媒体平台的影响力，关键是要做好运营与推广工作。本项目在成立之初便与第三方专业公司进行合作，合作团队的专业能力、公关能力和运营能力过硬，可以极大提高“云健康”融媒体平台的知晓率、关注率和使用率。同时，还要关注避免健康科普宣传过程中可能发生的舆情风险，提前做好预防和应对措施，并通过网络舆情监测系统随时关注健康科普宣传后的舆情，及时防范化解产生的舆情风险，必要时可进行应急演练，确保项目的顺利开展。

专家点评

点评专家：四川大学华西医院互联网医院管理办公室主任、高级工程师　师庆科

北京大学深圳医院通过构建“云健康”融媒体平台，实现了健康科普内容的多元化传播，这种创新方式有效应对了传统健康科普方式的局限性，满足了公众对健康信息的多样化需求。该平台通过图文、短视频、长视频、直播等多种形式，提供了丰富多彩的健康科普内容，增加了科普的趣味性和互动性，有助于增强公众的健康意识和科学素养。医院通过整合院内外资源，打造了线上、线下相结合的健康科普平台，形成了具有品牌效应的科普栏目，提升了医院健康科普的知名度和影响力。平台的建设为医护人员提供了展示和锻炼的机会，有助于培养健康科普的专业人才，同时通过激励机制，提高了医护人员参与科普工作的积极性。通过建立科普素材库和新媒体发布矩阵，实现了科普资源的高效管理和多次传播，提高了资源的利用效率和传播的可及性。

随着平台内容的不断增多，如何保证每一项科普内容的科学性和权威性，避免误导公众，是需要持续关注的问题。同时，也要考虑根据不同人群的健康需求，提供更加个性化和针对性的科普内容，以满足不同人群的具体需求。

总体而言，北京大学深圳医院“云健康”融媒体平台的建设是公立医院在健康科普领域进行信息化建设的有益尝试，为其他医院提供了宝贵的经验和启示。未来，医院应继续在科普内容创新、技术平台升级、人才培养等方面进行深入探索，以实现健康科普服务的高质量发展。

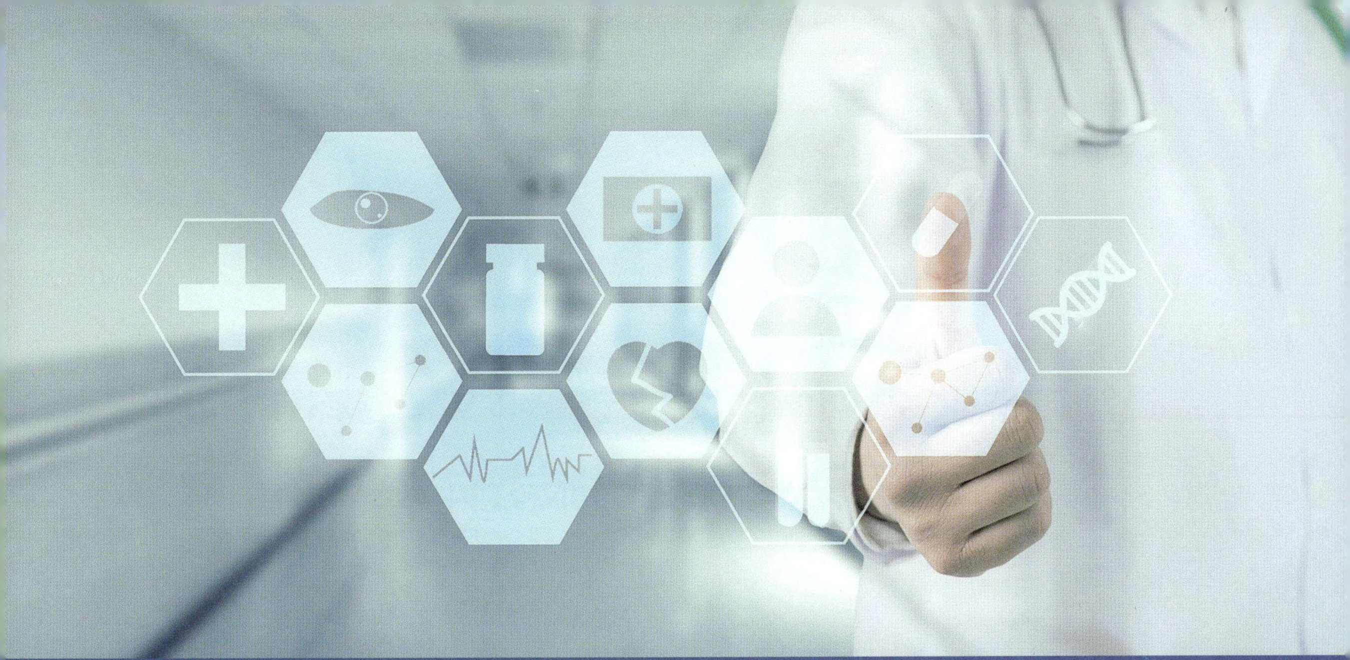

第三章 智慧管理

基于院长驾驶舱的数据管理平台建设构建医院数据治理服务体系

部门：医院办公室
编写人员：赖文娟　田怀谷　黄贤君　吴世超　江智茂　孙杨　陈惠燕

一、案例背景

目前，大数据已经成为国家的战略性制高点和重要竞争资源。数据治理可提升医院医疗数据管理及服务水平，增强组织决策分析能力。2009年，美国提出“智慧医院”概念。物联网、互联网、人工智能等技术发展为智慧医院建设迭代升级提供了广阔空间。

2016年6月，国务院办公厅印发的《关于促进和规范健康医疗大数据应用发展的指导意见》，提出要高度重视健康医疗大数据的应用发展，提升医疗服务效率和质量。2021年6月，国务院办公厅发布的《关于推动公立医院高质量发展的意见》明确提出提升医院管理的精细化水平，建立基于数据循证的医院运营管理决策支持系统，以大数据方法对医院病例组合指数、成本产出、医生绩效等进行从定性到定量评价，提高效率、节约费用。

建设管理型的智慧医院数据平台，应用大数据增强医院的决策分析能力，提升医院管理精细化程度，是智慧医院建设的必由之路。从医院应用层面来看，医疗数据大体上可分为临床数据与管理数据。临床数据多数用于科研或基础医疗质量的评价，管理数据主要为医院管理者提供决策依据。目前，医院临床数据应用相对成熟，而管理数据利用上还存在诸多困难。因此，有必要建立综合数据平台，通过信息技术和综合应用两个方面的数据治理，实现数据标准统一和质量提升，运用管理驾驶舱的辅助管理决策功能，促进医院高质量发展。对此，北京大学深圳医院依托基于院长驾驶舱的智慧医院管理数据平台构建数据治理服务体系，取得了良好的效果。

二、管理痛点

（一）医院数据规模大，数据类型繁多

医院作为医疗服务的核心机构，日常运营中涉及的数据规模庞大且类型繁多。这些数据不仅涵盖了患者的个人信息、病历记录、诊断结果，还包括了医院医疗质量与安全管理、人力、财务、设备等各类管理类数据，每一项都关乎着患者的生命安全、健康福祉，还有医院整体的运营发展水平。随着医疗技术的不断进步和数字化转型的加速推进，医院数据的处理和应用已经成为提升医疗服务质量、推动医疗改革的关键所在。

（二）医院数据标准不统一，完整性和准确性差

医院数据标准不统一，是医疗行业当前面临的一大难题。由于各科室、各部门在数据收集、整理、存储和使用过程中缺乏统一的标准和规范，导致医院内部数据格式混乱、数据质量参差不齐。一方面，这种数据标准的不统一，不仅增加了数据处理的难度和成本，还可能导致重要信息的遗漏或误解，从而影响医院管理决策的准确性。另一方面，数据标准的不统一也阻碍了医院内部各部门之间的信息共享和协作。

（三）医院信息系统较多，尚未实现数据整合交互

随着信息化技术的不断发展，医院内引进或者联合开发的临床、管理系统繁多，涉及的技术公司、端口复杂多样，导致医院在数据管理上面临着巨大的挑战。由于这些系统间缺乏统一的数据交互标准和接口，数据无法实现有效整合和共享，形成了一座座信息孤岛。此外，医院还存在新老系统交替的情况，使很多数据在传递时容易出错或丢失，很难保证数据的连贯性，这不仅增加了数据管理的复杂性，也降低了数据的使用效率。

（四）医院数据使用效率不高，没有起到决策支撑作用

医院数据使用效率不高，未能充分发挥决策支撑作用的问题，是当前医院管理面临的一大挑战。一方面，由于数据质量不可靠，医院管理者难以获得全面、准确的信息来支持决策，可能导致资源配置不合理、运营效率低下。另一方面，医院管理层对数据管理和使用的重视程度不够，也是导致数据使用效率不高的重要原因。医院内部对数据的管理和使用缺乏统一规划和有效机制，缺乏对数据敏感性强的管理人员，也缺乏专门的数据分析团队，无法对海量数据进行有效挖掘和分析，无法为决策提供有力支持。

三、解决方案

院长驾驶舱是辅助医院管理者使用的管理驾驶舱，是“一站式”决策支持的管理信息系统。其采用自设的指标体系，通过各种常见的图表，实时监测医院的运营情况，并可以对异常关键指标进行预警和挖掘分析。基于院长驾驶舱的智慧医院管理数据平台（主要包括门诊、医务、护理、质控、医学装备、人力资源、科研教学等管理模块）可以实时掌握、提取、展示、分析、预警医院的各项数据。医院管理者可根据需要自定义数据提取标准，掌握医院各项运营数据。

基于院长驾驶舱的智慧医院管理平台架构流程，以院长驾驶舱为总领，可宏观展示医院最为重要的核心指标数据（见图1）。以此为基础，将院长驾驶舱作为数据顶层，对下一层级的数据按照医院行政管理部门类别进行收集与整理，并按照相似的方式进行分支或部门驾驶舱的构建。依次往下，则是各部门根据自身日常运营需要，在数据池中提取的目标数据，从而形成“金字塔”式的数据治理逻辑架构（见图2）。从层级上看，由上至下逐级递减，院长驾驶舱具有最高层级权限，可根据需要对各职能部门驾驶舱的数据进行调阅。而部门驾驶舱仅有部门权限，管理本科室相关数据。从数据量上看，由下至上逐级递减，符合管理基本规律，满足行政管理的数据应用需求。该平台能够精准把握医院运营各环节要素，便于医院顶层依托系统的管理数据，进行科学管理决策。同时，各部门依托部门驾驶舱的管理平台，能够在院领导的指挥下，强化部门内或各部门间的管理工作能力，增强部门间的联动协同，有利于交叉部门的任务顺利完成。

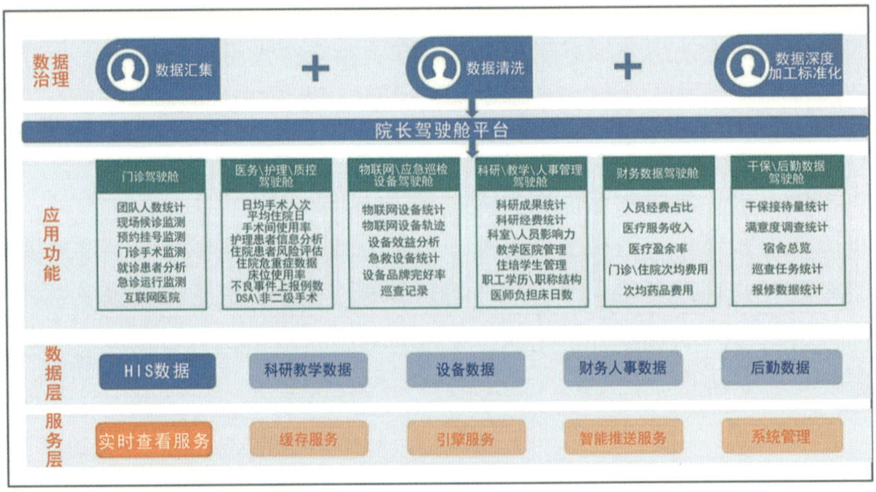

■ 图1　基于院长驾驶舱的智慧医院管理平台架构流程图

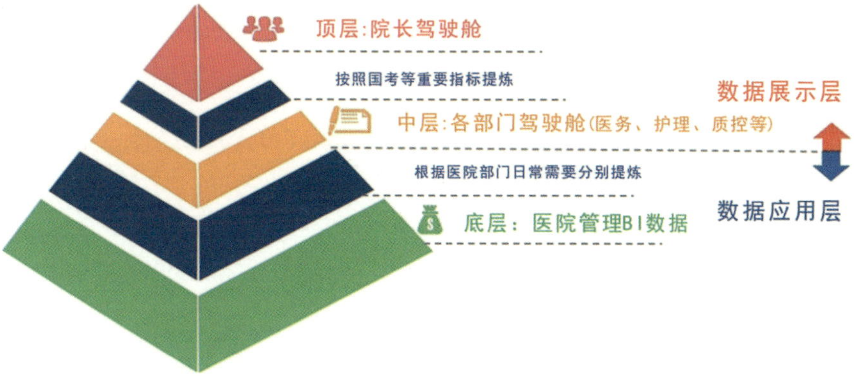
顶层:院长驾驶舱
按照国考等重要指标提炼
中层:各部门驾驶舱(医务、护理、质控等)
根据医院部门日常需要分别提炼
底层:医院管理BI数据
数据展示层
数据应用层

■ 图 2 “金字塔”式的数据治理逻辑架构

（一）门诊驾驶舱

门诊驾驶舱是基于多系统门诊数据融合打造的基于门诊多元化业务场景的智慧管理平台。门诊驾驶舱紧密结合精细化管理内涵和门诊高质量建设要求，以门诊管理的需求为切入点，系统搭建现场候诊监测、预约及现场挂号情况监测、检验检查监测、诊室诊位实时监测、就诊患者数据分析、门诊手术监测、发热门诊监测、全院闸机系统监测、急诊运行情况监测以及患者满意度与投诉监测共十大功能模块。门诊驾驶舱旨在通过分解量化门诊重点业务板块的管理指标，实时预警业务异动，全过程、全方位、全天候掌握门诊运营动态，切实解决以往门诊信息化管理系统操作复杂、数据滞后等问题，可实现门诊管理决策的科学性、高效率和高效能，夯实门诊服务质量的内涵建设，提高门诊数字化治理水平。

（二）医务、护理、质控驾驶舱

医务、护理、质控三大驾驶舱融合为一体，具有重要性、实用性、易用性等特点，通过数据集成、分析、预警对医院床位使用率、平均住院日、不良事件、住院管理、护理管理数据等进行监测，可实现各科室的效益分析，调查门诊、急诊、住院患者的疾病分布及患者流向分布，完成工作量的实时统计与辅助运营管理决策等，最终助力医院实现安全医疗、效率医疗和效益医疗。

（三）医疗设备驾驶舱

医疗设备驾驶舱以急救类设备、手术室麻醉科设备、超声影像设备、医学影像设备为监测重点，通过物联网射频识别（RFID）技术应用，实现可视化的设备轨迹管理和运行状态全方位监控。一是远程精准定位，医疗设备驾驶舱可实时定位设备分布和所在楼层科室，支持一键盘点；二是实时轨迹管理，有效保障设备资产安全，有助于紧急状态下管理部门及时了解设备运行状态，精准进行调配；三是实时监测设备在线运行状态，自动获取设备的总工作时间、停机时间、使用率、人员操作、医生工作量、检测人次等运行指标，为绩效考核提供决策依据。

（四）科研教学驾驶舱

科研教学驾驶舱全面集成科教相关基础数据，能分层动态呈现个人、科室及整体医院的报表及档案，并根据驾驶舱管理者的不同身份对科管数据分层次展示，在界面首页实现数据可视化交互展示，满足不同目标群体的数据需求。针对教学管理，驾驶舱分为8个子系统，分别为住培医师、实习生、进修生、研究生等提供服务，还包括在线学习、在线考试、技能中心管理及客观结构化临床技能考试等一体化管理系统，其便捷的功能和全面的数据分析能力，在减少教学工作量的同时，还能量化反映教师的带教能力和学生的学习水平，通过精细化管理提升教学内涵和教学质量。

（五）人力资源管理驾驶舱

人力资源管理驾驶舱是在构建战略驱动、全员互联的人力资源管理体系基础上，以数字与图标相结合的方式，呈现实时、动态、全面、多维、直观的人力资源关键监控指标，实现从全院宏观层面到个人微观层面全过程展现。依托现有的人力资源管理体系，通过大数据分析，构建全周期的人才培养档案及评估系统等战略性功能，为医院提供“一站式”人力资源管理决策支持。

（六）财务管理驾驶舱

财务管理驾驶舱围绕医疗服务收入、人员经费占比、医疗盈余率、门诊次均费用、住院次均费用、药品次均费用以及绩效考核等，通过对数据进行监测分析并设定预警阈值，将财务运营数据进行可视化的展示，能够让医院管理者清晰了解医院运营管理现状，及时制定应对措施，降低医疗成本，辅助医院管理者做好管理和决策提升。

（七）后勤管理驾驶舱

后勤管理驾驶舱主要从一站式服务、信息模型可视化、大数据决策支持系统以及安全运维与能耗管理4个方面搭建综合管理平台。通过流程中心、报表中心、资源中心和用户中心垂直化、系统化的运维管理，对数据进行挖掘、整合、分析，使管理决策人员准确掌握医院后勤资源的信息和后勤设备状态，通过信息数据支持，做出相应决策，制定相应措施，从而确保医院临床工作顺畅运行。

四、实践成效

（一）建立可视化、开放式的综合数据治理平台

院长驾驶舱由供院级领导使用的战略驾驶舱、供中层管理者使用的管理驾驶舱以及供一线人员使用的智能终端3个层面组成，各层面均能实现对指标的监控，各舱也可以根据需要添加监控指标，各舱之间均可实现数据共享、交互和统计处理，通过可视化的图表、“仪表盘”等功能辅助管理者实现数据治理。同时，院长驾驶舱还能辅助临床管理工作。以某科室床位使用情况为例，在纳入院长驾驶舱管理前，其床位使用率不足70%，且无法知晓每位医生当日工作量、患者候诊情况等。科室床位纳入院长驾驶舱管理后，可以清晰呈现每个床位的使用情况，包括医生开诊时间、等候人数、等候时间和平均操作时间等，从而进一步分析出床位使用不足的原因并进行针对性改进。纳入院长驾驶舱以后，该科室床位使用率提升至95%以上。基于此，医院各临床科室都进行了一系列提升床位利用率的管理干预项目，也被称为“全院一张床”管理项目。

（二）实现基于数字治理的精细化管理

以设备管理为例，单纯的设备驾驶舱只能通过监测检查人数、开机运行时间提示MR运行效率，但是难以获取检查者的等候时间、医技人员排班等情况。因此，很难为管理者提供更详细的信息，用以分析其深层原因。但医院通过院长驾驶舱的数据整合、穿透功能，调取与之相对应的人力资源、业务流程等信息，分析并提示管理者，技师排班不合理是导致设备运行效率不佳的主要原因。同时，医院管理者可以通过院长驾驶舱，对全院候床危重患者、各科室新收患者及诊断、空余床位数量及分布、生命支持类设备使用情况等“一站式”了解，实现医疗资源的统筹调度。

（三）为实现医院战略目标提供决策支持

院长驾驶舱可以帮助医院将战略目标落实到日常管理中，建立科学全面的评价体系，实现对计划执行情况的有效监控，对实施效果进行全面评估。例如，该院将研究型医院定位为战略目标之一，院长驾驶舱就把各科室特定时间段的科研立项、科研产出等以任务达成率或者排序等形式进行统计，方便管理者和一线员工了解科研任务的完成度，促进战略目标的实现。

五、工作经验

（一）以数据治理为前提

院长驾驶舱数据来源于各子系统，存在数据标准不统一、数据清洗不足和数据挖掘不充分等问题。如果不进行有效的数据治理，势必会造成数据错配、丢失或者浪费，甚至会影响院长驾驶舱的可靠性和实用性。因此，基于院长驾驶舱的智慧医院管理数据平台的建设必须依托于数据整合与数据治理，必须具有对院内业务数据进行收集整理、数据清洗以及数据深度加工的能力，最终形成标准化、结构化的数据，让管理者能够清晰准确地获取医院各项业务数据，从而推动决策的合理化、规范化，提升医院的治理能力与加强体系建设。

（二）重视数据的安全和患者隐私保护

院长驾驶舱的数据穿透、可视化展示是发挥驾驶舱作用必不可少的功能，但也带来了数据安全隐患。因此，在院长驾驶舱建设过程中，尤其是在实现医院内外网信息交互时，一定要加强数据安全防护，强化防网络安全攻击、防拷贝的能力，同时要对数据使用进行严格的分级授权和后台留痕管理，确保数据安全、合理使用。在涉及患者隐私安全数据的使用时，严格遵守脱敏规则。

（三）院长驾驶舱监测指标选取符合医院战略发展需求

建设院长驾驶舱的过程是一个按照综合评估体系建立医院战略管理模型的过程。因此，对院长驾驶舱监控指标的确立就是对医院战略目标确立、实施和评价的“数据推演”过程。院长驾驶舱的监测指标要能为管理者提供足量的决策信息，要有较好的前瞻性，并能对战略目标的实现进行监控、评价和预警。好的监测指标可为医院日常管理精细化提供帮助，提高日常管理效率，更好地服务于医院战略目标的实现。因此，院长驾驶舱纳入监测指标要经过科学评价和慎重选择。

专家点评

点评专家： 国家卫生健康委医院管理研究所医疗政策部主任、研究员　董四平

本案例报告了医院在智慧化建设方面的具体实践，通过引入先进的信息化技术，在医疗流程、患者服务、内部管理等方面水平显著提升。该院依托院长驾驶舱智慧医院管理数据平台，实现了数据标准化和质量提升，通过数据整合、穿透和深度加工，为管理者提供清晰准确的医院业务数据，推动决策合理化和规范化，提升医院治理能力。

根据国家卫生健康委智慧医院评价标准中的智慧管理相应要求，本案例在以下方面表现突出：一是信息化基础设施建设完善，医院建立了稳定的网络系统和数据中心，为各项智慧化应用的开展提供了坚实基础。二是数据管理与应用能力较强，医院通过大数据分析，实现对医疗资源的精准配置和优化，提高了医疗服务效率和质量。三是患者服务体验提升显著，智能导诊系统、在线挂号缴费等应用极大便利了患者就医，提升了患者的满意度。四是内部管理效率提高，电子病历系统、办公自动化系统等应用，简化了管理流程，提高了医院内部管理的效率。

该案例在医院智慧管理建设工作中可从以下方面进一步持续改进：一是加强信息安全保障，建立完善的信息安全管理制度和技术防护措施，定期进行信息安全风险评估和演练，确保数据安全。二是深化智能化应用，积极探索和应用新的人工智能技术，如深度学习、自然语言处理等，提升诊疗辅助、患者管理等方面智能化水平。例如可利用人工智能技术开展更精准的诊疗辅助、慢性病管理等应用。三是强化员工培训和意识提升，持续开展员工信息素养和技术能力培训，提升员工对智慧化建设的认知度和支持度，推动智慧医院建设的深入发展。另外，医院还可积极参与并共同推动区域内智慧医院的建设与发展。

搭建门诊管理“驾驶舱”赋能公立医院门诊新智慧

部门：门诊办公室
编写人员：陈春涛　张敏

一、案例背景

随着公立医院发展进入从“量的积累”转向“质的提升”的关键时期，推进医疗质量管理体系和管理能力现代化的重要性愈加凸显。国务院办公厅《关于推动公立医院高质量发展的意见》中明确提出要推进电子病历、智慧服务、智慧管理“三位一体”的智慧医院建设，提升医院管理精细化水平，建立基于数据循证的医院运营管理决策支持系统。

北京大学深圳医院基于智慧医院大数据总体架构，探索依托数据管理平台，构建高质量的医院管理型数据治理服务体系，充分应用医院大数据，增强决策分析能力，提升管理精细化水平，助力公立医院高质量发展，为全国医院数字化转型提供示范性参考。“驾驶舱”正是医院在智慧医院建设上的再一次升级，真正意义上实现了医院管理“智慧化”。门诊驾驶舱是基于多系统门诊数据，融合打造出的基于门诊多元化业务场景的智慧管理平台。

二、管理痛点

目前公立医院的发展方式还比较粗放，精细化管理不够，医疗质量有待提高，普遍存在“三长一短”（挂号、收费、取药排队时间长，医生看病时间短）的问题，门诊管理者需要到现场查看诊室使用情况，医生出诊考勤依靠手工登记，门诊量和专家出诊等情况无法及时掌握，且信息的滞后给门诊管理带来诸多不便。

如何减少患者就医流程，减少非医疗时间占比，减少排队等候时间，提高医生诊疗时间在整个就医过程的占比，提高医院门诊业务和患者的就诊效率是每家医院面临的主要问题。

（一）门诊业务质控意识不强

门诊业务常态化运营中，如何将质控理念融入日常业务中？行业中仍存在部分医院将门诊质控业务边缘化的现状。长此以往，必将影响门诊业务的精细化和标准化管理，最终降低门诊服务质量和门诊服务体验，所以亟待提高认知。

（二）门诊业务数据利用不足

首先，门诊业务数据存在不完整、不准确、不规范等问题；其次，门诊数据没有得到充分地利用和挖掘；最后，门诊业务数据整合难度大，不同系统之间的数据格式和标准不一，均无法为医院的决策和管理提供有效的支持。由此可见，建立整合型、可视化的数据化管理平台尤为关键。

（三）门诊管理效率低下

传统的门诊管理模式往往依靠人工操作和管理，缺乏自动化和智能化手段，导致管理效率低下。当前正处于向数字化、智慧化的转型期，公立医院门诊管理抓住机遇，实现门诊业务管理模式转型升级尤为重要。

三、解决方案

医院门诊管理是一门高复合性的业务实践，高度依赖管理决策的科学性和最优化，实现门诊业务管理体系化，纵深挖掘门诊核心业务数据的质量，最终实现数据赋能于门诊常态化管理中，考验门诊行业管理人的智慧。

北京大学深圳医院门诊驾驶舱紧密结合精细化管理内涵和门诊高质量建设要求，以门诊管理业务需求为切入点，系统搭建现场候诊监测、预约及现场挂号情况监测、检验检查监测、诊室诊位实时监测、就诊患者数据分析、门诊手术监测、发热门诊监测、门诊关键业务质控监测、急诊运行情况监测和患者满意度与投诉监测共十大核心模块，并将这些模块嵌入一个门诊质控管理驾驶舱数据管理平台（见图1）。

走进医院门诊会议室，墙上的大屏幕，门诊量、候诊患者量、排队时长等各种实时数据在不断更新，让医护可以及时应对处置。这是“门诊驾驶舱”指挥系统，实时监控着门诊管理十大核心业务运营模块的指标。门诊驾驶舱以大屏的形式使用各种常见的图标展示院内门诊运行的关键数据，能够直观地监测门诊运营的实时情况，并且对异常数据进行预警通知。

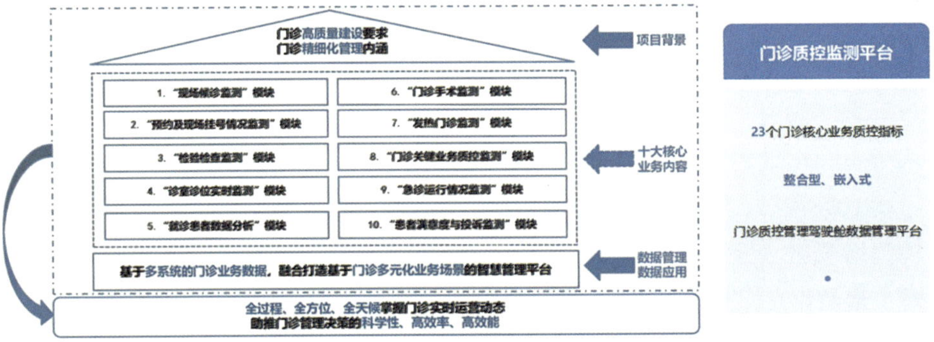

■ 图 1　门诊驾驶舱管理系统设计框架

（一）现场候诊监测模块

实时统计医院门诊患者平均就诊时长、平均候诊时长、二次报到（当日看结果）人数、当前候诊人数、已就诊人数、互联网医院咨询业务量，实时查看当前候诊人数和已就诊人数，客观反映日、月、年的门诊患者现场候诊总体情况，帮助医院实现门诊就诊信息化管理（见图2）。

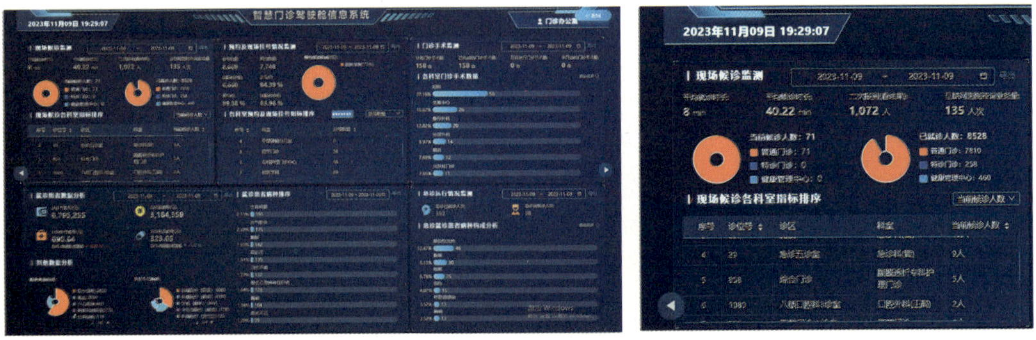

■ 图 2　现场候诊监测模块

（二）预约及现场挂号情况监测模块

根据年、月、日实时呈现医院放号数量、已挂号数量、现场挂号数量、预约就诊率、现场挂号数量、预约渠道构成、实际就诊率以及各科室现场挂号指标等数据，实时统计排序各科室现场预约及挂号情况，动态监测门诊综合以及单个科室的预约就诊情况（见图3）。

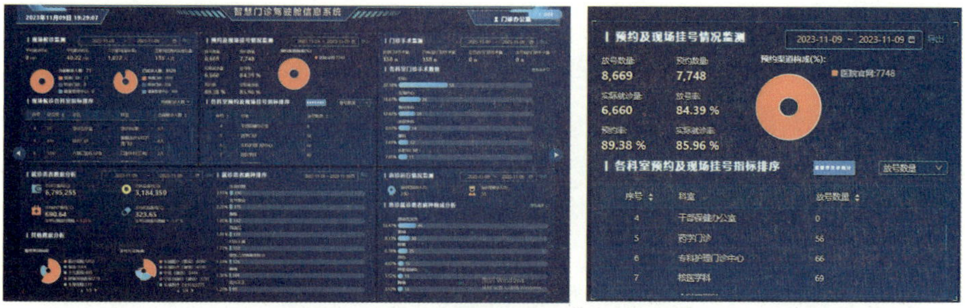

■ 图 3　预约及现场挂号情况监测模块

（三）急诊运行情况监测模块

通过统计急诊已就诊人次、急诊现就诊人次、急诊就诊患者的病种构成分析，实时监测急诊科室患者的候诊情况以及病种构成情况，为急诊管理团队提供决策依据（见图4）。

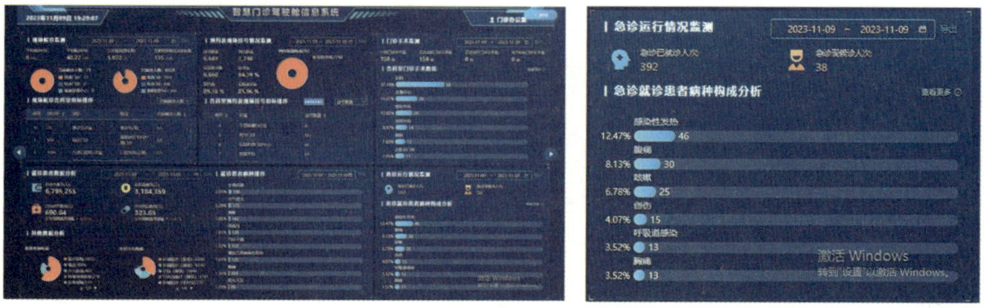

■ 图 4　急诊运行情况监测模块

（四）就诊患者数据分析模块

实时统计并显示就诊患者病种类型、总诊疗费用、总药品费用、次均诊疗费用、次均药品费用、患者支付方式等数据，按照患者病种构成种类进行排序和数据分析，以“国考”杠杆以及患者就诊费用的微观视角，折射科室的业务影响力，促进专病门诊的发展（见图5）。

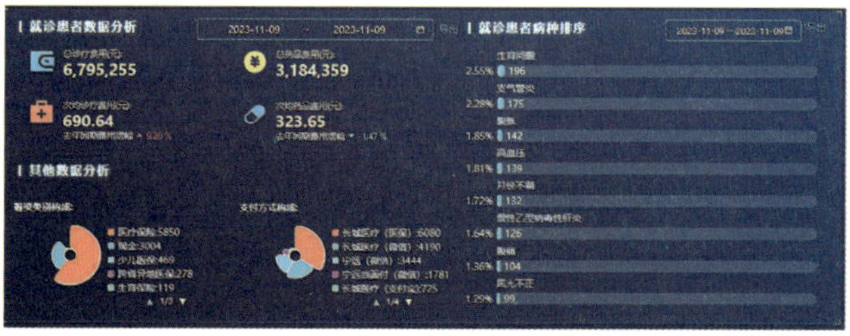

■ 图 5　就诊患者数据分析模块

（五）门诊手术监测模块

实时呈现拟开展的门诊手术量、已开展的门诊手术量、正在进行的门诊手术量、未开始的门诊手术量，按照科室门诊手术量进行排序，点击可查看各科室门诊手术明细数据，是门诊“大质控”背景下提升门诊手术业务的过程质量和结果质量的有效抓手（见图6）。

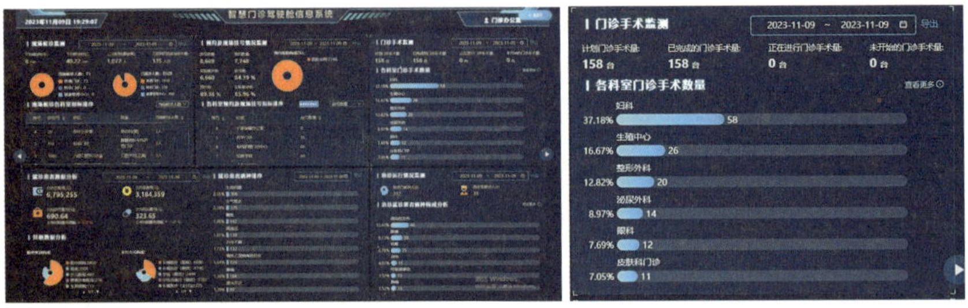

■ 图 6　门诊手术监测模块

（六）诊室诊位实时监测模块

实时监测院内总诊位数、当前使用诊位数、诊位使用率、科室诊位使用率排行榜，按照正序、降序的条件显示科室诊位使用率排序；设定平均就诊时长、平均候诊时长数值，超过标准数值进行标红预警并提醒，结合预约挂号情况，科学协调门诊诊位的分配，共同促进门诊诊位利用的精细化（见图7）。

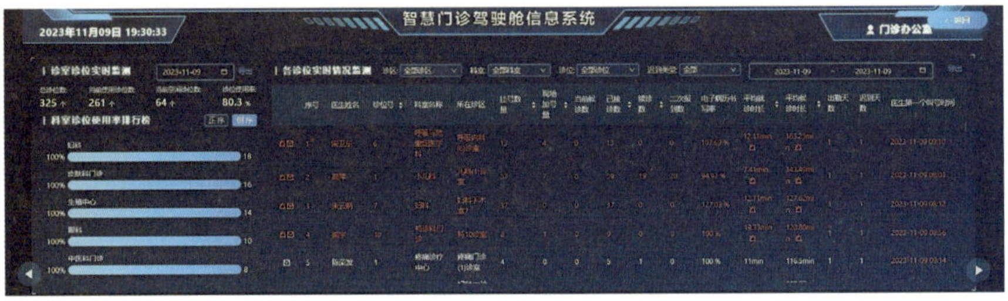

■ 图 7　诊室诊位实时监测模块

（七）发热门诊监测模块

根据统计发热门诊就诊、候诊、留观人数、就诊患者病种、年龄构成、检查检验结果等数据，助力发热门诊无纸化以及发热门诊患者就诊流程优化，建立预警机制，实行医务人员备班制度，灵活维护发热门诊患者就诊秩序（见图8）。

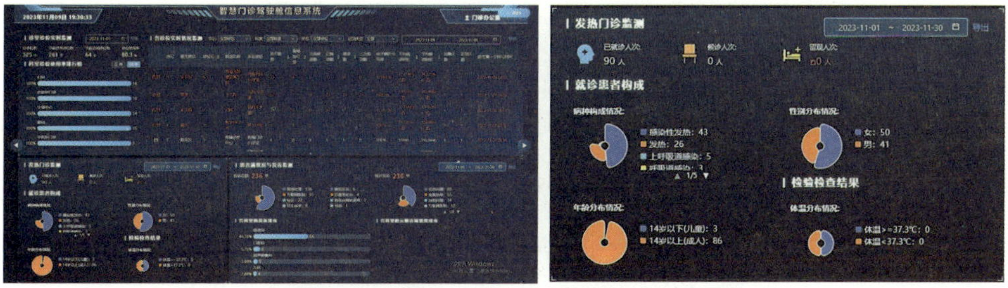

■ 图 8　发热门诊监测模块

（八）检验检查监测模块

统筹医院检查检验项目的报告情况，根据年、月、日的时间选择科室查看待采样、待运送、待接收的样本状态、样本总数，呈现门诊超时未送达样本量、门诊报告总量、超时未报告的数量以及危急值报告的数量，重点管理超时未报告以及危急值报告数量，提高医疗质量、安全以及患者就诊效率（见图9）。

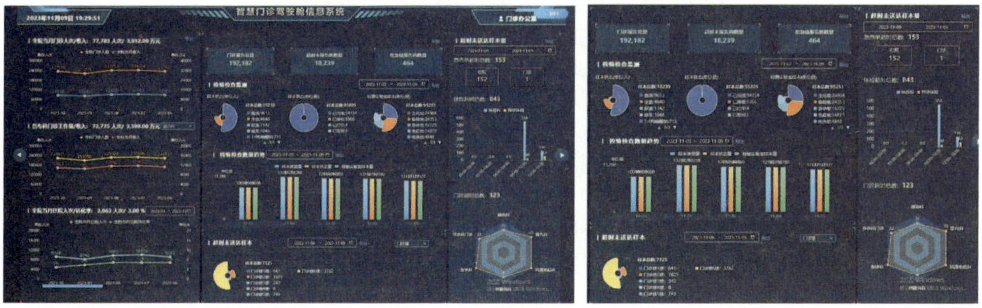

■ 图 9　检验检查监测模块

（九）门诊关键业务质控监测模块

检测统计全院当月门诊人次/收入、各专科门诊工作量/收入、全院当月住院人次/转化率，重点强化门诊患者的转化率以及提升门诊业务运营效能（见图10）。

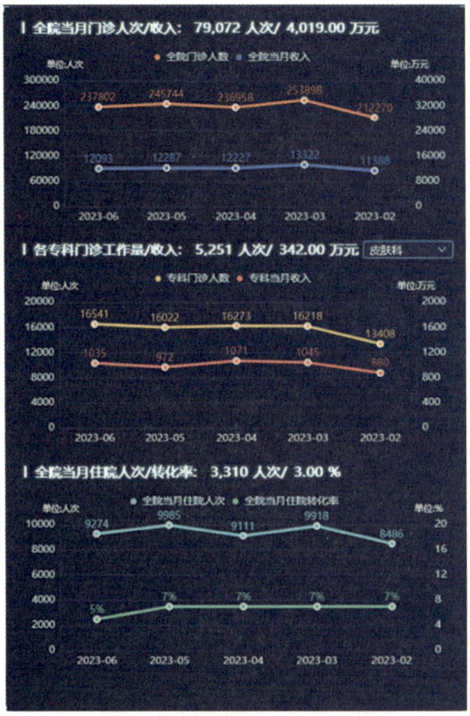

■ 图 10　门诊关键业务监测模块

（十）患者满意度与投诉监测模块

对投诉总量、类型、渠道、“云随访”满意度各科室数据进行统计并排序，集成全院每日、每月、每季、每年的患者满意度、投诉数据等情况，通过负性指标的动态监管以及跨部门的业务负性情况（患者满意度）督导，促进个人、科室以及全院维度的患者满意度提升（见图11）。

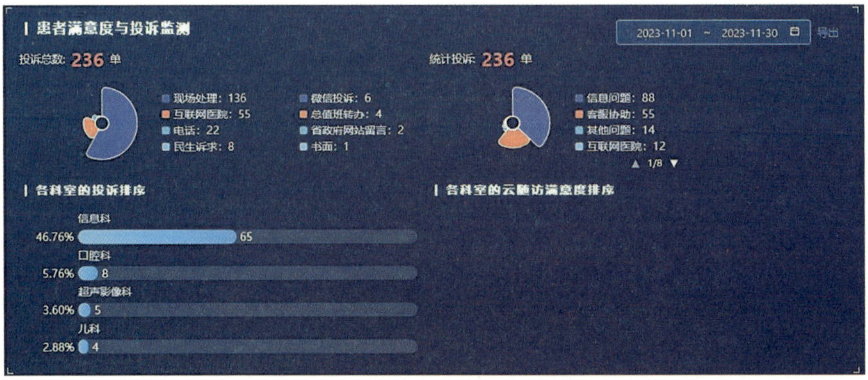

■ 图 11　患者满意度与投诉监测模块

（十一）门诊质控管理驾驶舱数据管理平台

将质控指标体系数据纳入门诊驾驶舱，建立整合型、嵌入式的门诊质控管理驾驶舱数据管理平台，实现门诊管理决策的科学性、高效率和高效能（见图12）。

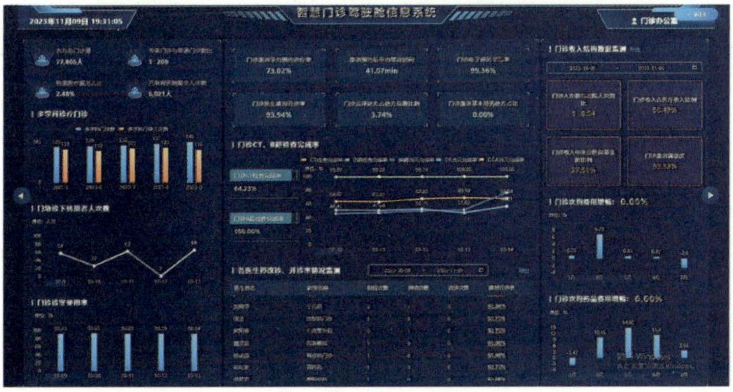

■ 图 12　门诊质控管理驾驶舱数据管理平台

四、实践成效

（一）瞄准痛点，建立“驾驶舱+”门诊业务管理新模式

一是规范数据提取。针对医疗机构存在的标准不一、完整性差、准确性差、数据割裂等问题，规范提取数据流程。二是可视数据强化质控。通过可视化图表，实时监测医院的运营情况，对异常关键指标实现预警干预。门诊驾驶舱正式运行以来，已形成门诊医疗业务质控分析报告11份，有效加强门诊质控督导。三是辅助科学决策。利用实时数据，辅助医院管理者进行科学决策，增强医院的数据治理和决策分析能力，促进医院管理科学化、规范化和精细化。截至2023年4月，医生准时出诊率由85.96%提升至90.42%，平均候诊时长由42.37分钟降至35.68分钟，电子病历书写率由84.32%提升至93.42%，有效提升门诊运营管理水平。

（二）树立典范，学科建设的品牌效应凸显

北京大学深圳医院是智慧医院建设“先行者”，也是标杆医院，先后举办了四届中国（深圳）智慧医院高峰论坛，接待参观、交流、学习人员超万人。2023年度，门诊部已接待17批次国家卫生健康委医管中心、省（湖南、湖北、江苏等）医院、市（罗湖区、龙岗区、宝安区、南山区、福田区等）医院的参观交流（见图13）。此外，门诊驾驶舱系统已申报9项计算机软件著作权成果（见图14），显著提升门诊学科影响力。

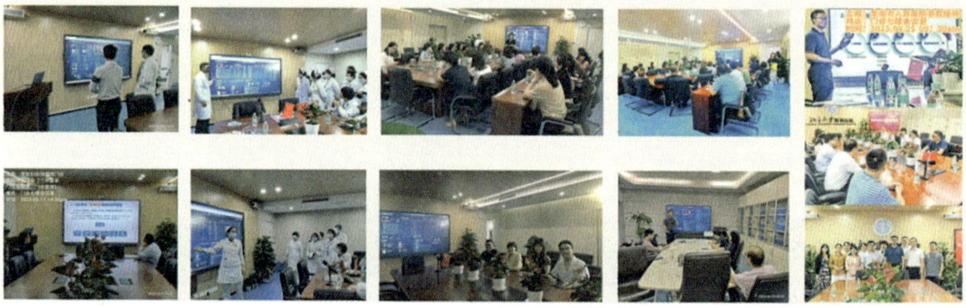

■ 图 13　接待门诊驾驶舱管理交流

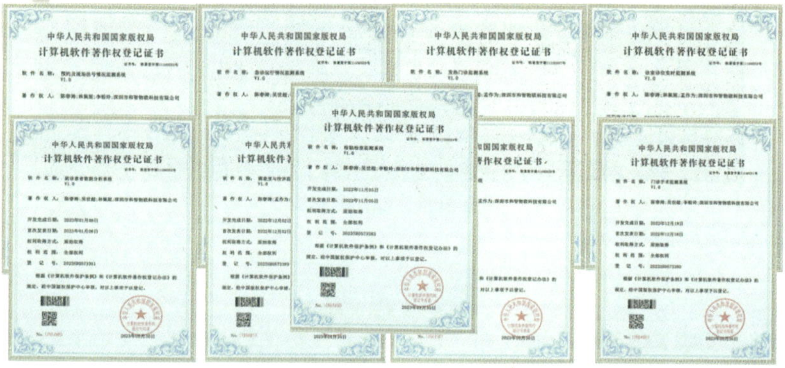

■ 图 14　门诊驾驶舱管理系统计算机软件著作权登记证书

五、工作经验

一是聚焦业务核心，针对性提升门诊管理水平。门诊驾驶舱系统以门诊管理业务需求为切入点，通过分解量化门诊重点业务板块的管理指标，实时预警业务异动，全过程、全方位、全天候掌握门诊运营动态，切实解决了既往门诊信息化管理系统操作复杂、数据滞后等棘手问题，实现门诊管理决策的科学性、高效率和高效能，夯实门诊服务质量的内涵建设和提高门诊数字化治理水平。

二是科学统筹，有序推进门诊管理信息化建设。基于该项目设计和实际落成情况而言，新兴信息化项目落地需要注重科学设计、系统统筹、目标分解、全过程督导。门诊驾驶舱管理系统项目基于“行政MDT+”理念，由院长统筹、门诊部牵头并结合医院关键业务部门（信息中心、院办、客服中心、财务部、口腔中心、体检中心、病案统计室等），采用“日落实、周汇报、季督导”的方式保障项目分期推进，按期上线，最大化减轻项目延期风险。

三是在“数字化转型”浪潮下，把握门诊管理发展机遇。数字治理赋能已经成为医院医教研管高质量发展的“助推器”。近年来，北京大学深圳医院服务能力不断提升，“国考”连续五年进入全国百强，2022年度位列全国第38位。未来，医院将继续秉持“数智治理”的理念，持续推进“驾驶舱+”门诊业务管理建设，用数据说话、用数据决策、用数据驱动，不断提升质量、效率，改善患者就医体验，赋能公立医院门诊新智慧。

专家点评

点评专家：国家卫生健康委医院管理研究所医疗政策部主任、研究员　董四平

该案例介绍了医院通过构建和应用门诊管理“驾驶舱”提升门诊精细化管理水平：通过整合多系统数据，提供包含实时监控和决策支持功能，解决管理效率低下和患者就医流程烦琐等问题，助力医院优化资源分配，提高医疗质量和患者满意度。该案例的门诊管理“驾驶舱”展现了其在智慧管理方面的特色，主要包括：一方面精细化管理水平显著提升，通过提供十大核心功能模块，实现了对门诊管理的实时监控和决策支持，优化了门诊管理流程，有助于提高医院门诊管理效率。另一方面智慧门诊应用取得显著成效，例如医生准时出诊率提升和患者平均候诊时间减少等，显示了数字化转型的实际效果。上述经验为其他医院门诊管理数字化转型提供了参考。

虽然本案例显示医院在门诊智慧管理方面取得了一定的成果，但仍有进一步的改进空间，主要包括以下两个方面：一方面是进一步加强对门诊业务流程数据的分析和利用，通过数据挖掘和机器学习等技术，为优化院内门诊管理、提高医疗效率提供更加准确和科学的支持。另一方面是推动院内跨部门协作与院外跨机构之间的协作，加强健康信息的共享和院外随访等方面的管理，优化门诊资源的优化配置和高效利用。通过这些改进措施的实施，医院将能够进一步提升内部管理效率和服务质量，为患者提供更加优质、高效的医疗服务。

打造智慧质控驾驶舱
实现院科组三级医疗质量精细化闭环管理

部门：质控部
编写人员：刘天钊　漆正宇　钟少杰　卢意求

一、案例背景

医院每天门诊量约7000人次、住院量1800多人次、各类手术500余台次。随着医院的快速发展，每天都会有海量数据产生，数据涉及的方向在不断变化，数据的维度也越来越多，对数据的展示和处理也提出更高要求。

2016年，国务院办公厅发布了《关于促进和规范健康医疗大数据应用发展的指导意见》，提出要综合运用健康医疗大数据资源和信息技术手段，健全医院评价体系。《公立医院高质量发展促进行动（2021—2025年）》也提出，要实施医疗质量提升行动，加强各级质控中心建设与管理，进一步完善医疗质量控制指标体系。

北京大学深圳医院积极践行“以患者为中心、以服务为根本、以管理为支撑”的核心理念，利用大数据技术手段，整合院内HIS（医院信息系统）、CIS（临床信息系统）等多源异构业务数据资源，打造智慧质控驾驶舱。利用现代医院管理理念，广泛使用大数据技术，互联网技术以及云计算技术，对接医院管理涉及的各类软件中的关键指标，实现数据规范和归类分屏，并进行定性、定量以及趋势分析。

同时，还建立了医疗质控数据平台，汇聚标准化各类医疗数据、开发解决实际问题的应用，搭建具有计算能力、存储能力的计算机集群，嫁接主流医学分析工具、数据挖掘工具和展示工具，引入外部数据源和知识库，全方位服务于医院的质控团队、管理人员以及科研人员。

二、管理痛点

在医院的发展进程中，会产生大量的数据和信息，但因为数据分散、标准不统一、不完整等问题，导致数据很难成为有价值的资产。

一是医院每天产生大量的数据，但无法有效传递和延伸。医院的医疗信息不再是简单的业务数据采集与存储，但数据的展示存在很大的困难，繁杂的数据所表达的内容不容易被理解，无法保证数据被有效地传递、共享和交换，更无法向医疗业务数据的分析与挖掘方向延伸。

二是在当前医疗信息化软件领域中，医疗质量管理软件缺乏良好的应用成果。目前，基于数据整合、数据分析、数据展现、数据上报、数据应用的现实困难，医疗质量管理软件一直缺乏良好的应用成果，大多仅作为子模块，分散于各类异构医院信息管理系统中。而对于上级管理机关及医院个性化的医疗质量数据管理与上报工作需求难以满足，基本上都只能作为事后的数据记录，无法对医院基本运行、医疗质量、等级评审及持续性改进全过程起到支撑作用。

三是医院的医疗质量管理问题还是以“治”为主。有效合理的医疗质量监控和管理系统，是提高医院综合水平的有力保障，采用大数据分析处理等先进技术对现有医疗信息化数据资源进行充分利用，将医院传统系统以“治”为理念逐渐转变成以“防”为理念，以“防”为主，以“治”为辅，将医院可能出现的质量问题，利用大数据技术信息系统解决于未然，必将减轻医院事后处理所付出的代价。摆脱滞后的、粗放的、被动型、经验型的医疗质量管理方式和手段，才能使医疗质量管理水平迈上一个新的台阶。

三、解决方案

在数字化浪潮下，基于数据渠道的决策和改进是医院发展的必由之路。北京大学深圳医院利用大数据技术手段，整合院内多个信息系统的业务数据资源，打造智慧质控驾驶舱，可实时更新，动态展示，一站式了解医院运营情况。驾驶舱系统可实现多维度、个性化、智能化，可以基于不同需求进行个性化定制，是实现领导层查看、分析、管理、决策的一站式综合平台，有效为医院的日常管理提供参考决策，从而实现医院管理维度的多元化、管理颗粒度的精细化、医疗服务的智慧化，实现医疗成本、医疗质量的双控制，向社会提供更好的服务。

（一）根据目前质控部业务需求和现有信息系统的相关数据，设计质控驾驶舱系统架构

质控部与信息科沟通对接后，质控驾驶舱系统可查看当日的在院病人分布情况、门诊量情况、床位使用率情况、手术量情况。还能按月查看去年、今年的门诊收入和住院收入情况、门诊量和出院量情况等。相关的指标可下钻明细，如今日入院人数、高病危病重人数、各重症ICU病人数等均可下钻查看病人明细信息，并支持一键信息导出。同时，可以对比本地区医院的运营情况，找出不断提高医院经济运行质量的成因和差距，抓住自身工作的薄弱环节，切实采取改进措施。

（二）医疗质控管理平台为管理人员提供运行分析和质量监督

作为院内日常质量及指标管理应用工作的重要组成部分之一，医疗质控管理平台为医院提供统一的指标、数据管理模式与方法，确保指标体系、各个指标聚合数据、各指标授权均有抓手，并对数据进行初步汇总、校验、清理，方便对中间数据进行性能提升，为全院日常质量与指标管理提供唯一的指标基本信息并保证其唯一性、正确性，基于数据和配套应用，可有序地开展全院日常相关工作，为领导提供决策支持服务，为管理人员提供运行分析和质量监督，服务全院各相关科室。

（三）基于质控驾驶舱和医疗质控管理平台，建立健全临床科室医疗质量报告、主诊医师指标评价体系等，实现等级评审和绩效管理

第一，临床科室医疗质量季度报告是管理部门医疗指标分析工具，平台系统后台管理界面上传数据和信息化抓取病案首页数据，从全院、科室、医生等多个维度评价工作绩效，能够将分析结果传送相关临床科室，相关临床科室登录账号可查看本科室的报表情况。第二，主诊医师指标评价系统是落实到科室医生工作量的分析工具，以平衡计分卡结构从医疗质量、运营效率、DRG、单病种、高质量病种分析考核医生的季度工作量，通过系统算法计算医生的工作质量、科室排名、全院排名等分析。通过后台填报和系统自动抓取病案首页、HIS、手麻系统收集数据。第三，医疗质量监测指标系统提供涵盖国家级/省级医院评审标准实施细则所规定监测指标，包括：资源配置与运行数据指标、医疗服务与医院质量安全指标、重点专业质量控制指标、单病种（术种）质量控制指标、重点医疗技术临床应用质量控制等，支持按章结构对医疗质量指标进行图表展示及数据集导出。第四，三级医院评审管理系统可提供三甲评审任务分工、科室自评、条款审核、评审进度管理、评审资料管理、自评报告等功能。通过灵活的任务分工管理、可视化的自评过程管理，为医院等级评审工作的有序、高效开展提供有力支持。有效降低医院评审工作的烦琐性与复杂性，减轻三甲办、内审组等评审人员负担，也让临床业务人员回归生产。

四、实践成效

第一，质控驾驶舱上线实现了对全院门诊、住院、手术、医疗质量等多方位统计和展示，同时实现了从全院到科室到患者明细的穿透展示，提升了医疗管理效率和医疗服务质量，推动各类业务提质增效。

质控驾驶舱系统在综合了HIS系统、LIS收益分析系统、PACS系统、手术麻醉系统等的基础上进行综合分析，实现多部门、系统之间的信息共享。利用不断完善和丰富的信息库，来避免消息不畅通带来的部门孤岛现象，为医院领导制定决策提供有效的数据参考。

医院精细化管理是以规范化为前提，系统化为保证，数据化为标准，信息化为手段，把服务者的焦点专注到满足被服务者需求上，以获得更高效率、更多效益和更强竞争力。基于质控驾驶舱系统，使质控部和医院决策层能够快速清晰全方位地了解各科室相关情况，省去了科室调研和信息整合的时间，为不同科室制定相关管理方案提供支撑，助力科室发展，提升医院整体医疗服务质量。

第二，医疗质控管理平台在医院的日常质量管理和管理效率方面发挥了重要作用，通过提供数据分析、绩效评估、实时监测和流程改进来支持日常管理。

医疗质控管理平台通过汇总和分析临床科室的医疗质量数据，把医疗质量管理的整体要素推送给临床，有助于提高医疗质量管理的透明度。通过监测医疗质量指标，医院可以迅速发现潜在问题并采取纠正措施，支持了日常专项质量控制和改进。通过评估主诊医师的绩效，把医疗质量管理精确到组，责任到人，有助于更好地分配资源、提高工作效率、开展高质量专科建设。

医疗质控管理平台还体现了医疗质量量化评分闭环管理。平台在临床科室医疗质量季度报告、主诊医师指标评价系统、医疗质量监测指标系统和等级评审管理系统引入量化评分理念，实现了数据集成分析功能和奖罚绩效闭环管理。

可以说，质控驾驶舱和医疗质控管理平台的开发，为其他医院和医疗信息化行业提供医院质控综合管理的优秀案例，推动各类业务提质增效，实现基于数据的医院精细化管理方案。长远来看有助于我国总体的医院管理水平进步，进而有助于医疗水平进步。

五、工作经验

（一）建立大数据服务科室应用的闭环

智慧质控驾驶舱将HIS、LIS等业务系统数据打通，为构建面向医院课题研究、临床辅助决策、运营管理、质量监测、临床路径规划、精准医疗应用场景的大数据资源中心提供基础，可实现数据资源向下精准授权给科室，科室医务人员可根据实际业务应用的特点进行自定义的数据分析，实现提前预警、主动预防和定制分析服务，让科室工作看得见、查得了、控得住，形成大数据服务科室应用的闭环。

（二）创新智慧共享与监管模式

众创智慧共享模式，通过融合共享众人的小智慧，打造业务精准监管的大智慧。大数据驱动决策的科学运营模式，针对不同管理层级生成分析研判报告，提升数据在辅助领导决策方面的实际效能，辅助领导作出科学的运营决策，全面提高医院运营管理效率和管理水平，为推动医院智慧化运营提供强有力的理论支撑和智力支持，为临床诊断和医疗服务提供数据支撑和分析，从而在实际工作中更好地发挥数据指导决策的作用。

（三）实现多部门协作

医疗质量监控平台开展多部门协作，需要涵盖来自临床、信息技术、数据分析等领域的专业人员，以实现数据集成和标准化，数据标准化是确保数据一致性和可比性的关键。模块化建设使得功能清晰，可以保证平台可扩展性和升级计划。医疗领域的不断发展，确保平台具备可扩展性，能够应对未来的需求。建立定期升级和维护计划，以保持平台的功能和性能。

专家点评

点评专家： 杭州市第一人民医院互联网医院办公室信息中心主任、高级统计师陈斌

该案例利用大数据技术手段，整合院内多个信息系统的业务数据资源，基于不同需求，进行个性化定制，实时更新，动态展示，多维度、个性化、智能化、一站式展示查看、分析、管理、决策的综合平台，有效为医院的日常管理提供参考决策，实现医院管理维度的多元化、管理粒度的精细化、医疗服务的智慧化，实现医疗成本、医疗质量的双控制，向社会提供更好的服务。该案例方法可行有效，对医疗管理意义显著，需要不断的持续改进和更新管理指标体系，在创新性和独创性上有其行业的实用推广意义。

但需要指出的是，该案例虽综合了诸多数据来源，如提到“质控驾驶舱系统在综合了HIS系统、LIS收益分析系统、PACS系统、手术麻醉系统等的基础上进行综合分析，实现多部门、系统之间的信息共享”。并提及管理应用，如提到“在医院的日常质量管理和管理效率方面发挥了重要作用，通过提供数据分析、绩效评估、实时监测和流程改进来支持日常管理”。但在这两个节点里面，应当还要有一套类似辅助决策系统进行逻辑勾连。否则，仅一个管理数据看板的展示，难免会给人雷声大雨点小的感觉，缺乏更深层次的应用与底层逻辑。倘若将其梳理清晰，理清层次，补充好关键的数据处理与应用环节，并在多项先进技术集成后，进一步搭载到系统上，则将能形成更好的功能，可为医院管理进一步提升提供有效依据，意见仅供参考。

人力资源驾驶舱系统
助力医院人力资源管理提质增效

部门：人力资源部
编写人员：周健　廖花平　李彦奎　贾晨阳

一、案例背景

信息化是实现医院智慧化、精细化管理的重要工具，也是提升医院内部资源配置效率和运营管理效益的重要手段。如何有效整合数据资源，打破信息孤岛，建立集成化、可拓展的信息化平台对于提升医院运营管理水平，提高效能，促进学科发展，增强医院核心竞争力具有重要意义。

人力资源作为医院发展的核心资源，一直是医院管理的重要环节，在“智慧管理”的发展导向下，人力资源管理的信息化是未来发展的必然选择。人力资源管理信息化作为三甲医院智慧化建设的重要标志，对于提升管理效率、优化医疗服务、支持管理决策具有关键性的意义，构建一站式人力资源管理综合平台可以为医院形成领先核心竞争力提供重要支撑。

为健全公立医院运营管理体系，北京大学深圳医院人力资源部以业务需求为导向，围绕临床业务、科研教学、人事信息三方面搭建人力资源数据中台，并研发人力资源驾驶舱系统，助力人力资源管理提质增效，推动实现公立医院高质量发展。

二、管理痛点

目前，各大公立医院建立的人力资源管理系统，通常采取与软件公司合作，基于成熟的人力资源平台进行定制化开发，实现对全院职工进行人力资源信息化管理。但在信息化的浪潮下，医院人事业务线日益繁杂，人事数据不断积累增量，传统的人力资源管理系统作为信息化管理的“基建工程”，已经无法满足公立医院提质增效的发展需求。如何进行既有资源整合共享，实现人力资源管理的降本增效?

通过梳理总结传统的人力资源信息化管理模式，发现医院传统人力资源管理系统需实现职工信息管理、招聘管理、入离职管理、劳动合同管理、人事考核、人事调整、考勤管理、领导审批等多项功能，工作量大、效率较低、各业务系统模块信息独立、协作性差，影响决策分析和数字转型进程。具体体现为以下几点：

（一）系统缺乏联动，无法对接业务系统

临床业务系统包括HIS系统（医院信息系统）、LIS系统（检验信息系统）、PACS系统（医学影像存档与通信系统）等。传统的公立医院人力资源管理系统往往只涉及人力资源信息数据管理，在进行人事信息变动、岗位调整时无法与业务系统联动，导致管理混乱。

（二）数据缺乏联通，存在信息孤岛

目前，各系统间数据更新主要通过先手动导出，处理后再导入的方式，不仅效率低下，而且发生错误的可能性较高。因此，科研、业务、人事等各种管理系统间的数据协作已成为掣肘人力资源管理工作的“限速步骤”。

（三）管理流程烦琐低效，人才评价难开展

人才培养和评价是人力资源部的核心职能之一。在开展人才评价时，现有的人力资源管理系统主要起到的是科研、临床工作等信息录入和存储平台的作用。其中需要大量的人工操作和多部门协作，这与“提质增效”的发展需求背道而驰，亦无法进行精确的人才画像。

（四）整合分析能力欠缺，人事决策支撑不足

现有的人力资源管理系统无法实时连通各系统，并进行数据整合分析，数据呈现方式较为单一。单纯通过访谈、打分等方式进行评价时，主观思想影响较大，导致在进行人事决策时，无法全面了解情况，从而导致决策偏差。

三、解决方案

数据中台的概念早已有之，旨在将各个系统的数据库数据进行联通、整合。通过借助大数据，对数据进行初步处理，最后应用到数据场景中。人力资源数据中台，就是以“人”为核心，通过联通各系统，如临床业务系统、科研教学系统、病案系统等，将与人才相关的工作量、工作能力、科研水平、人事信息等数据进行整合，并据此建立全面的人才档案数据库。

人力资源驾驶舱系统是基于人力资源数据中台的高层决策支持系统，通过详尽的指标体系，将采集的数据形象化、直观化、具体化，对全院职工进行全周期人才培养管理、精准进行人才画像。人力资源驾驶舱系统既是领导层查看、分析、管理、决策的一站式综合平台，也是人力资源管理决策的重要抓手，更是智慧医院和高水平医院建设的关键支撑。

北京大学深圳医院人力资源部以提质增效为目标，以业务需求为导向，对标“国考”“三甲”指标，以主诊医师为抓手，围绕临床业务、科研教学、人事信息三方面搭建人力资源数据中台，并研发人力资源驾驶舱系统，有效提升医院运营管理科学化、规范化、精细化、信息化水平。

（一）结合实际深入调研，做足前期准备

根据广东省和深圳市职称评审文件、国考、三甲评审相关要求，结合院内职称聘任、主诊医师评价指标等需求，科学选定指标范围，涵盖临床工作、临床业务水平、科研能力、人事资历等方面。所选定的指标存在于各个系统中，且需结合临床科室实际情况，因此需要深入科室进行调研工作。为此，人力资源部与信息中心成立调研小组，协调临床科室、系统工程师、开发工程师等开展指标调研工作。

（二）搭建人力资源数据中台，打破数据壁垒

采用分步搭建的方式，依据项目进展情况，分别推进临床工作量、临床工作能力，科研水平等部分的建设，最后再进行统一整合，从而建立完整的人才数据库。

（三）研发人力资源驾驶舱系统，提升核心功能

一是人力资源驾驶舱系统核心分为指标呈现和功能提供。指标呈现按照指标维度，提供人事核心指标和人事相关运行指标的实时展示，包括人事信息、科研教学、临床工作、临床能力、主诊医师指标体系等。功能提供分为三部分（见图1），包括职称评审院内工作量统计（人力资源工作量数据平台）、职称聘任系统、人才档案。二是人力资源工作量数据平台和职称聘任系统结合职称评审，依据职称聘任相关文件要求，做到对全院职工的工作量（如门诊量、手术量、专业技术操作量等）和科研成果的一键统计和展示。这使职称评聘有依据可查，清晰透明，实现真正的无纸化操作。三是依靠人力资源驾驶舱系统构建的人才档案，包括科研经历档案以及专业技术档案，可进行全周期的人才培养管理，并基于档案进行精准的人才画像和横向比较，为全院人力资源管理决策提供数据和信息支撑。

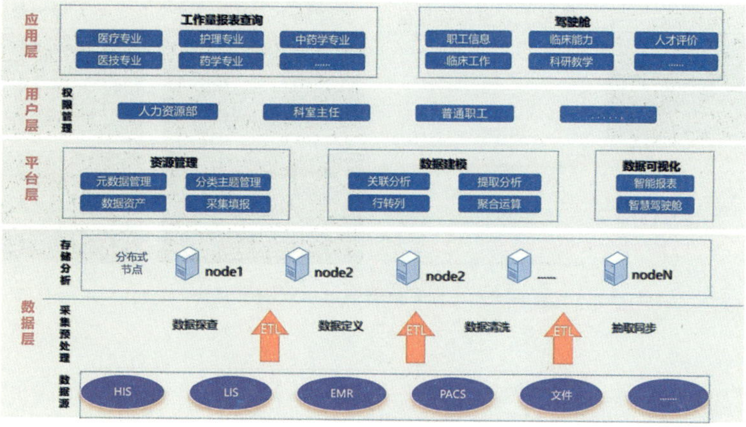

■ 图 1　系统设计架构图

（四）持续优化指标体系，进行信息化系统改造

在初步完成人力资源数据中台和人力资源驾驶舱系统搭建后，持续推进未完成信息化改造的指标进行信息化改造，协调信息中心和临床科室进行系统改造，不断完善指标体系。

四、实践成效

（一）建立人才评价体系，绘制人才画像

人力资源驾驶舱工作量数据平台项目和职称聘任系统已初步上线，可对临床医务人员门诊、手术、操作、签发报告等工作量数据和科研能力数据进行统计和展示。将工作量提取的条件和聘任规则导入系统，实现申报人员工作量或聘任得分的一键导出。统计分析和图形化展示功能也使工作量数据平台成为职工平时查阅分析的有力工具。

人力资源驾驶舱个人档案系统实现了对临床医师临床能力、临床工作量、科研水平的全方位展示，精准绘制人才画像，通过能力评估体系的多维度比较，为人才培养、选拔及任用提供直接的决策支撑（见图2）。

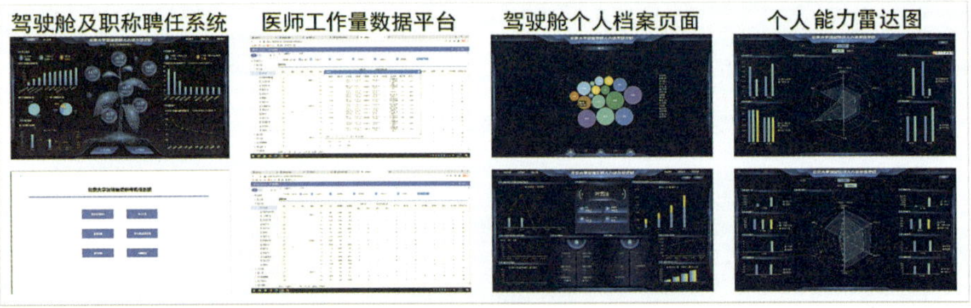

■ 图 2　人力资源驾驶舱功能模块页面

研发临床医师效能评价数字化报告（见图3），采用信息化手段对临床医师的质量进行评价，基于此生成临床医师工作效能数字报告，从12个维度评价医师的医、教、研能力，形成可视化、具象化“人才地图”。

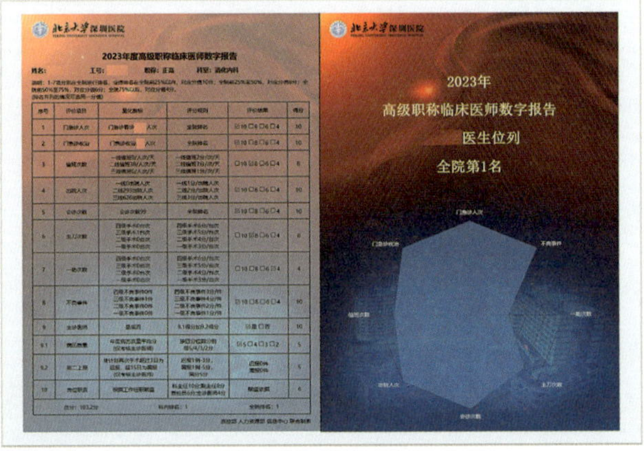

■ 图 3　人力资源驾驶舱高级职称临床医师数字报告

（二）大幅节省人力资源成本

以职称聘任为例：2022年职称聘任报名共185人，如按照传统方式报名，需要本人手动提交资料，假设提交资料花费时间每人约1小时，共花费185人时。完成职称聘任工作人力资源部共花费约945人时。人力成本约110元/人时，职称聘任报名者人力成本约220元/人时，计算既往花费在职称聘任的成本约144 650元（未考虑其他职能科室）。人力资源驾驶舱建设完善后，可减少人力资源部工作量至405人时，职称聘任报名者无需手动提交资料，无时间花费，共计理想职称聘任成本为44 550元，相比未建设系统之前减少了100 100元成本。

（三）获同行高度评价

目前，人力资源驾驶舱系统1.0版本已上线，并在中华医院信息网络大会深圳专场暨第四届中国（深圳）智慧医院高峰论坛进行了展示，获得了参会人员的高度评价。

五、工作经验

（一）系统设计围绕业务核心

找准人力资源业务中的痛点和问题，紧贴医院运行与管理选择指标，确保人力资源驾驶舱系统能够高效高质量传递信息。

（二）系统设计立足提质增效

职称评审和职称聘任是人力资源部需要不定期开展的全院性工作，借助信息化手段开展这两项工作，大幅节省工时，提高管理效率，减轻人力资源部门在数据采集、信息申报等方面的工作压力。

（三）分步骤多项目并行推进

采用分步搭建的方式，依据项目进展具体情况，将项目进行拆解，将不同的子项目并行推进，在开展科室调研期间同时开展界面UI设计工作，缩短建设周期。对于暂时无法推进的指标，先搭建系统框架，在系统上线后，逐步进行指标的系统改造和补充。

人力资源管理方式由传统的管理向数字化、信息化方向的转变，已是大势所趋。未来，北京大学深圳医院人力资源部将持续推进基于人力资源数据中台的人力资源驾驶舱系统建设，逐步打通“三位一体”智慧医院建设脉络，以人力资源管理的转型升级、提质增效不断为智慧医院的建设赋能。

专家点评

点评专家：国家卫生健康委医院管理研究所医疗政策部主任、研究员　董四平

该案例描述了医院构建人力资源驾驶舱系统以解决传统人力资源管理系统在联动、联通、效率和决策支持上的痛点。该系统通过数据中台整合临床业务、科研教学、人事信息，打破信息孤岛，实现自动化、可视化和无纸化管理，降低运营成本，提升管理效率。通过人才评价体系和人才画像，支持精准的人才管理和决策。系统实施显著节省了人力资源成本，例如在职称聘任中减少了大量人力投入，并获得行业高度评价。该案例凸显了医院在人力资源信息化管理方面的三个优点：一是人力资源数据中台和驾驶舱系统的建设，有助于打破信息孤岛，实现数据整合分析，提升决策的全面性和准确性。二是系统设计紧密围绕业务核心（例如职称评审和聘任），能够提高管理效率，减轻人力资源部门的工作负担。三是通过人才数据库和人才画像，支持全周期的人才培养管理，有利于精准的人才评价和选拔。

该案例存在的可能改进方向：一是加强系统间的联动，实现与临床业务、科研教学等系统的数据互通，提高管理效率。二是优化数据更新机制，减少人工操作，降低出错率，提高人力资源管理的效能。三是优化管理流程，实现各业务系统模块间的信息共享，加速决策分析和数字化转型进程。

病案首页数据有错在线纠
信息化助力做好“表面”功夫

部门：病案统计室
编写人员：陈寒杰　刘颜　刘畅　刁予涵　蔡文冰　石从行

一、案例背景

病案是医疗信息的汇集终端，记录了就诊患者的基本信息、诊疗过程和转归等信息。其中，病案首页作为病案信息的综合反映，集合了整个病案中最为重要的内容，是医疗管理、医院统计、疾病分类、临床医学研究等的重要原始数据。

从政策背景看，近年来，我国卫生管理事业对于病案首页数据质量的要求，已经达到了前所未有的高度。2019年1月，国务院办公厅印发了《关于加强三级公立医院绩效考核工作的意见》，要求提高病案首页质量，统一疾病分类编码、手术操作编码和医学名词术语集，建立统一的考核体系。

三级公立医院绩效考核（“国考”）作为医院考核评价的重要指标，其考核内容与考核结果已成为医院提升医疗质量和科学管理的“指挥棒”，其中，国家监测考核指标中345分来源于病案首页数据，其分值占所有数据来源之首，因此病案首页数据质量对医院发展至关重要。

在医保付费新模式下，随着疾病诊断相关分组（Diagnosis Related Groups，DRG）和按病种分值付费（Diagnosis-Intervention Packet，DIP）的应用，病案首页疾病编码及手术编码的正确性将直接影响患者是否能进入正确的病组，直接影响医院的经济效益。除医院绩效评价、医保收付费之外，各级重点学科的评审、卫生专业技术人员职称晋升等方面均明确指出评价数据主要来源于病案首页，对此，北京大学深圳医院建立了病案首页数据质控与ICD编码逻辑校验系统，利用信息化不断提升病案首页数据质量，助力医院高质量发展。

二、管理痛点

对病案首页和ICD编码进行调研后，根据实际工作情况，医院发现了该领域的痛点，其落脚点仍落在“人”上，缺乏信息化、智能化管理，导致人工审核负担过重，在现今工作烦冗的情况下，这种“人工”操作容易出错。

（一）专业编码人员稀缺，“活多人少”出错难避免

临床诊断与国际疾病分类（International Classification of Disease，ICD）之间存在差异。临床医生根据患者实际诊疗情况书写疾病诊断及手术操作，并确定主要诊断和主要手术；ICD主要是对一类疾病进行编码的分类方法，主要应用于统计分析。因此，临床诊断对疾病的描述更加详细准确，在病案首页诊断及手术书写过程中要充分尊重临床诊断。

但这一操作造成不能直接将ICD作为患者住院的出院诊断及手术操作，需要通过病案编码人员将医生所下的临床诊断转换为ICD编码，从而进行统计、分析与上报。现阶段，大部分的疾病编码都是由编码人员人工完成，由于我国专业编码人员的稀缺，导致编码人员的工作量非常大，无法避免会产生各项错误。

（二）规则关联信息复杂，人工审核耗时耗力易出错

疾病手术ICD编码作为病案首页数据中的关键信息，是DRG分组及病种手术统计的主要依据。提升主要诊断编码正确率作为国家改进医疗质量安全十大目标之一，对评价医疗质量安全水平和技术能力等工作具有非常重要的基础支撑作用，因此开展ICD编码逻辑校验提升编码正确率极具必要性。

校验规则主要来源于广东省病案评估系统中所发布的《疾病及手术编码校验规则》，并加入资深编码人员总结的各章编码规则共计100余条，分为：主要诊断编码逻辑规则、合并编码逻辑规则、互斥编码逻辑规则、残余分类编码逻辑规则、优先分类编码逻辑规则、疾病编码逻辑规则、手术编码逻辑规则、另编码逻辑规则等，各规则之间关联信息复杂，通过人工审核耗时耗力且很有可能疏忽遗漏。

三、解决方案

洞悉行业痛点后，北京大学深圳医院基于信息化，针对病案首页数据产生的各项流程，建立优化病案首页数据质控与ICD编码逻辑校验系统，通过智慧化的工具及管理方法不断提升病案首页数据质量。

流程如图1所示，其主要措施有：

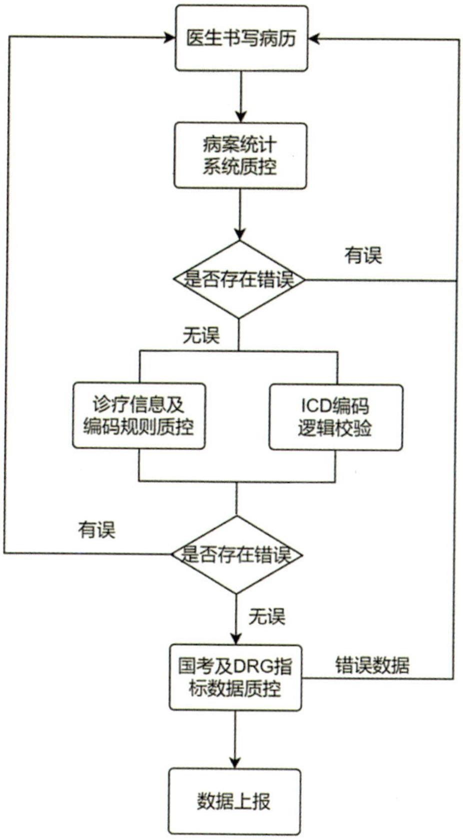

■ 图 1　病案首页数据质控流程图

（一）“错了就要改”，强制弹窗提醒保质量

利用全省统一部署、管理和维护的病案管理系统，进行病案首页的数据采集、录入、编码以及统计分析。该系统从医院HIS系统中读取每份住院病案首页数据信息，编码人员根据医生临床诊断对每份病历进行ICD编码、录入。对人工易出错的地方，该系统在病历录入及病案首页数据核查时就像安装了一位“纠错员”，如病

历录入时，它对不符合规范的患者现住址强制弹窗提醒，引导病案录入人员进行修正（见图2）。“现住址”作为计算异地患者占比、区域内住院率的重要指标，通过系统的强制提醒可有效提升该指标的规范性及正确率。在诊断录入时，如果录入了两个相同诊断或非标准疾病编码则该份病历无法保存，确保诊断编码的规范性（见图3）。除此之外，该系统对手术级别编码、病例分型等出现的错误，同样会“弹窗提醒”，保障了病案首页数据的数据质量。

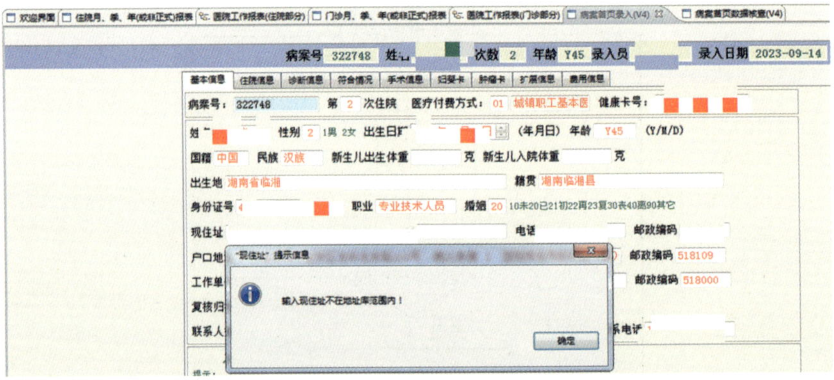

■ 图 2　病案统计系统患者现住址异常弹窗提醒

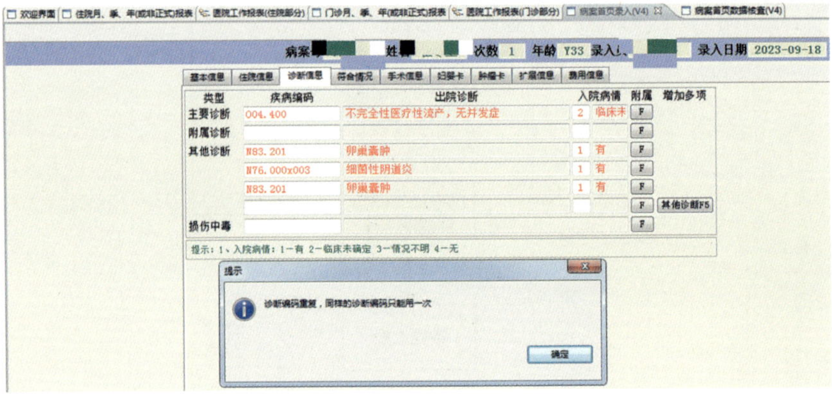

■ 图 3　病案统计系统患者疾病编码重复弹窗提醒

（二）“多面手”SQL语言，快速准确批量核实信息

结构化语言（structured query language，SQL）作为一种适用于关系数据库的语言，不仅允许用户与数据库相互作用，而且还具有数据定义、数据检索、数据更新等功能，这使SQL语言与医院信息系统完美结合。通过SQL语言按照省级病案首页填写规则及ICD编码规则编写病案首页数据质控语句，可随时、快速、准确地

对所有病案首页进行批量质控，病案人员根据查询出来的错误进行核实修改（见图4）。有效地提升了病案首页数据核查工作效率，减轻了病案编码人员工作量。

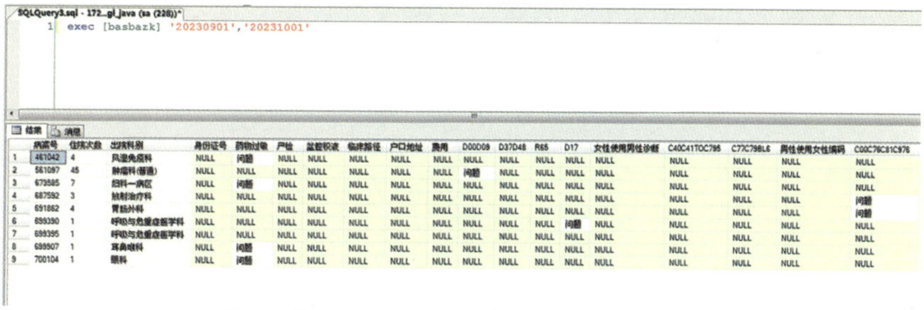

■ 图 4　基于 SQL 语言的患者诊疗信息及编码质控

（三）ICD编码逻辑校验，实现病案校验“两化”

医院还开发了ICD编码逻辑校验系统，实现病案编码校验的自动化、智能化。该系统集成了所收集的各项编码规则，可实时对病案数据进行质控，并详细列出错误编码，协助病案人员快速完成核实修正（见图5），提高病案编码正确率的同时，也能显著提升编码人员的编码水平。

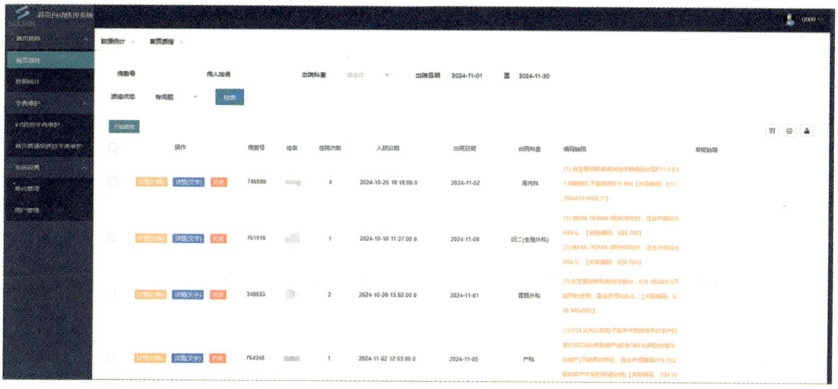

■ 图 5　ICD 编码逻辑校验系统

（四）前置指标统计分析，提升数据统计效率迎“国考”

根据国家卫生健康委印发的《国家三级公立医院绩效考核操作手册》，系统对各考核指标的定义、计算方法给出了详细说明，并下发了手术操作类别目录、四级手术目录、微创手术目录等。病案首页作为“国考”数据的重要来源之一，在病案首页上传前进行国考相关指标的统计分析可保障上传数据的准确性。基于SQL语言，以病案管理系统数据库为数据源，编写“国考”各指标统计语句，从医院—科室—主诊组三级多维度进行统计分析，包括同期对比、趋势分析、手术排位及变化对比以及并发症及低风险组死亡病例核实等内容。

该功能的落地一方面提升了“国考”数据统计效率，便于医院对科室各项业务数据的快速了解与掌握，为医院科学管理提供数据依据。另一方面提升了“国考”病案首页数据质量，修正了各项负性指标，有利于医院“国考”评价结果（见图6、图7、图8）。

国考指标文献.sql - 172....l_java (sa (136))* | SQLQuery3.sql - 172...gl_java (sa (228))*

```sql
-----科室四级手术占比
select fcydept as 科室,count(distinct case when a.fcydate>='20230801' and a.fcydate<'20230901' then  a.fprn+convert(varchar(5),a.ftimes) end) as 出
count( distinct case when a.fcydate>='20230801' and a.fcydate<'20230901' then ( case when c.ssdm is not null then  a.fprn+convert(varchar(5),a.fti
count(distinct case when a.fcydate>='20230801' and a.fcydate<'20230901' then ( case when d.ssdm is not null then  a.fprn+convert(varchar(5),a.ftim
count(distinct case when a.fcydate>='20230801' and a.fcydate<'20230901' then ( case when e.ssdm is not null then  a.fprn+convert(varchar(5),a.ftim
count(distinct case when a.fcydate>='20220801' and a.fcydate<'20220901' then  a.fprn+convert(varchar(5),a.ftimes) end) as 出院人数202208,
count(distinct case when a.fcydate>='20220801' and a.fcydate<'20220901' then ( case when c.ssdm is not null then  a.fprn+convert(varchar(5),a.ftim
count(distinct case when a.fcydate>='20220801' and a.fcydate<'20220901' then ( case when d.ssdm is not null then  a.fprn+convert(varchar(5),a.ftim
count(distinct case when a.fcydate>='20220801' and a.fcydate<'20220901' then ( case when e.ssdm is not null then  a.fprn+convert(varchar(5),a.ftim
from tpatientvisit a
left join toperation b on a.fprn=b.fprn and a.ftimes=b.ftimes
left join T_ICD9_GL3_2022 c on b.fopcode=c.ssdm and c.sslb in ('手术','介入治疗')
left join T_GL3_SJSS_V2 d on c.ssdm=d.ssdm and d.ssjb='四级'
left join T_GL3_WCSS_V2 e on c.ssdm=e.ssdm and e.SFWC='微创'
where  (fcydate>='20220801' and fcydate<'20220901' or fcydate>='20230801' and fcydate<'20230901')
and fcytykh in ('Z0302','Z0314','Z0311','TZY0412*1','TZY0413*1','TZY0802*1','TZY0410*1','Z0412','TZY0411*1','TZY0403*1'
,'Z0415','Z0404','TZY0405*1','TZY0406*1','TZY0407*1','Z0409','TZY0408*1','TZY0501*1','TZY0503*1','Z0505','TZY0502*1'
,'Z0504','Z0506','TZY100*1','TZY110*1','TZY120*1','TZY0803*1','Z0321','Z0811','Z0819')
group by a.fcydept
```

结果 | 消息

	科室	出院人数202308	手术人数202308	四级手术人数202308	微创手术人数202308	出院人数202208	手术人数202208	四级手术人数202208	微创手术人数202208
1	皮肤科	49	41	0	0	43	37	0	0
2	妇产中心综合病区	225	166	8	33	293	210	19	41
3	心血管外科	85	55	26	2	77	54	31	2
4	肝胆胰外科	232	150	18	136	252	135	27	131
5	骨关节科	199	155	46	0	187	151	27	0
6	神经外科ICU	13	11	9	0	5	3	3	1
7	妇科一病区	323	211	38	110	307	226	35	97
8	超声介入病区	43	1	0	0	47	6	0	0
9	胃肠外科	362	220	51	133	328	215	44	120
10	心内科	192	89	1	0	180	86	0	0
11	整形外科	63	60	0	0	49	46	0	0
12	疼痛科	107	86	67	3	139	103	72	11
13	妇二(生殖外科)	203	146	16	61	263	186	15	71
14	耳鼻喉科	269	223	17	0	238	192	3	0
15	运动医学科	253	238	27	215	225	211	26	190
16	泌尿外科	375	273	66	84	277	176	34	60
17	眼科	284	204	39	2	254	172	51	1
18	心内二病区	214	61	0	0	209	74	0	0

■ 图 6　国家三级公立医院绩效考核指标统计

SQLQuery5.sql - 172...gl_java (sa (221))* | SQLQuery4.sql - 17...agl_java (sa (218)) | 国考指标文献.sql - 172....l_java (sa (136))*

```sql
SELECT fprn AS 病案号,ftimes AS 住院次数,fname AS 姓名,fcydept AS 出
WHERE fcydate>='20230801' and fcydate<'20230901'
GROUP BY fprn,ftimes,fname,fcydept,fcydate
```

结果 | 消息

	病案号	住院次数	姓名	出院科室	出院日期	并发症
1	101221	10	[redacted]	重症医学科	2023-08-09 16:05:00.000	19手术后休克或休克
2	690625	1		神经外科	2023-08-01 09:48:00.000	20手术后血管并发症
3	690639	1		耳鼻喉科	2023-08-01 16:00:00.000	8手术患者术后瘘
4	693301	1		肝胆胰外科	2023-08-15 12:22:00.000	8手术患者术后瘘
5	694088	1		妇科一病区	2023-08-07 09:58:00.000	18手术患者并发症例数
6	694980	1		肝胆胰外科	2023-08-31 09:47:00.000	18手术患者并发症例数,4手术患者术后出血或血肿

■ 图 7　手术患者并发症情况

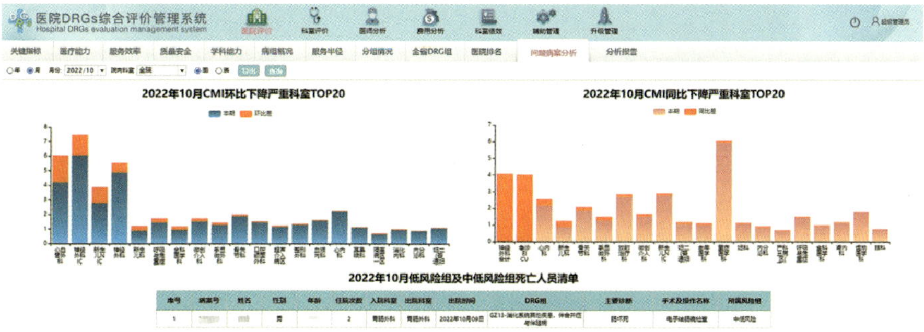

■ 图 8　低及中低风险组死亡情况

（五）持续开展病案编码培训，提升病案编码员人员能力

病案编码员作为提升病案首页数据质量的主要责任人，直接影响编码的准确性。对此，医院定期组织病案人员深入临床科室交流、学习，一方面通过与医生交流，了解所负责专科疾病发生的病因、部位、临床表现以及病理报告等知识，明确手术操作的部位、入路和术式等，确保编码的正确性；另一方面，将日常工作中所收集的医生填写病案首页的常见错误以及医生在填写过程中所提出的问题，以实例分析的方式对临床医生进行讲解培训，指导医生提升病案首页填写正确率。

四、实践成效

通过一系列智慧化管理工具及方法的运用，对病案首页数据进行全流程质控，有效地提升了病案首页数据质量，相关成效主要有如下几方面：

（一）正确率逐步提升，接近100%

诊断填写及编码的正确率是评价病案首页数据质量的关键指标。各信息化工具运用及持续的培训交流，使该指标显著提升。

通过病案首页数据质控系统，平均每年质控并修正错误编码病例1200余例，其中遗漏疾病诊断和手术操作错误类占44.7%，主要诊断和主要操作选择错误类占22.67%，ICD编码逻辑校验系统每年修正错误编码400余例，助力主要诊断编码正确率由2020年的93.75%提升至2022年的99.89%，主要诊断填写正确率持续稳定在较好水平。医院由此有效避免了因漏诊、错编等问题而影响医院相关绩效评价及医保费用的损失。

（二）CMI值持续提升，位居深圳第一

CMI值是反映医院医疗实力的重要指标，DRG分组数据主要来源于病案首页疾

病编码及手术操作。在全省DRG综合绩效评价中，医院CMI值连续7年位居广东省前十、深圳市第一，指标稳步提升，各年CMI值如图9所示。

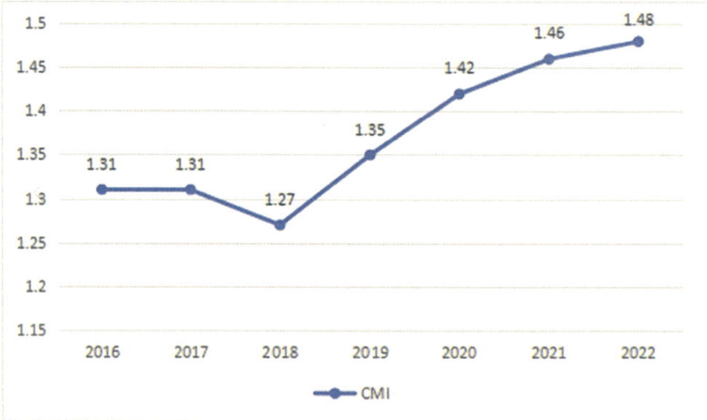

■ 图 9　2016—2022 年我院 CN-DRG　CMI 值趋势

（三）助力“国考”，连续四年获A+等级

公立医院绩效考核是加快推动公立医院高质量发展的重要抓手，在其指标体系中，出院患者手术占比、出院患者四级手术占比、出院患者微创手术占比、手术患者并发症发生率、I类切口手术部位感染率、单病种质量控制、低风险组死亡率7个指标来源于医院通过医院质量监测系统（HQMS）平台每月定期上传的病案首页数据。

在过去的考核中，已成功上传病案首页62万余份，正确率100%，无任何退修记录。同时应用SQL语言对病案首页进行上传前质控以来，医院手术并发症发生率持续下降，由2019年的0.16%逐步下降至2022年的0.10%，平均每年因诊断及入院病情填写错误被校验更正病例超10例，“国考”并发症发生率指标评分连续4年保持满分。

（四）病案首页质量提升，省级评分持续满分

近年来医院病案首页评分逐步提升，并可持续保持满分（见图10），反映出智慧化管理工具对病案首页数据质量提升作用明显。

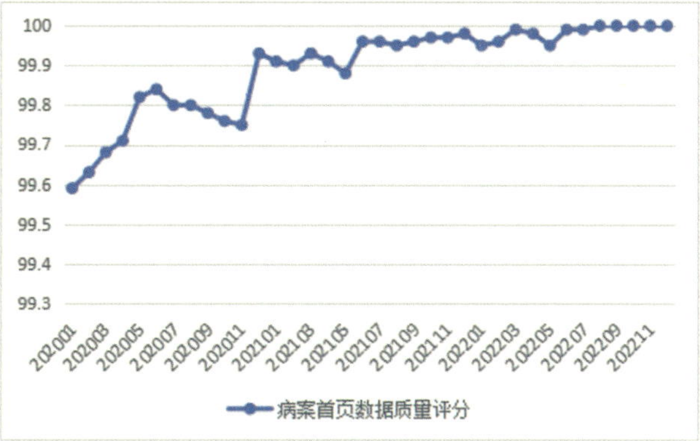

■ 图 10　2020—2022 年每月我院病案首页数据质量评分情况

五、工作经验

（一）重视病案首页培训，提升病案编码水平

作为病案的书写者，临床医生的主观能动性在提升病案数据质量的过程中发挥着至关重要的作用。设立专科编码员制度，专人负责专科，定期学习相关专业最新指南，更新个人知识，收集问题并定期培训反馈，向临床医生介绍病案首页数据质量对医疗质量改进、技术水平提高和DRG/DIP付费、绩效评价的影响，使医生意识到每一份完整准确病案的重要性。同时提升病案编码人员的编码水平也极为重要，落实资深编码人员帮带年轻编码人员、编码交叉检查制度，定期总结交流，定期外出进修学习。

（二）不断完善编码知识库，提升逻辑校验覆盖率

ICD编码逻辑校验是提升编码正确率的有效途径，通过不断总结、收集疾病和手术编码规则进一步丰富了编码知识库。同时，可结合DRG/DIP分组原理、权重设置等相关知识，指导医生、编码人员更为准确识别错误，并融入医保收费项目与ICD编码对应关系，根据患者收费信息判断疾病与手术的漏诊情况。

（三）医院信息化打好“地基”，加强病案复合型人才培养

病案管理是一门专业性较强的学科，需要经过专业、系统的学习才能更好地胜任相关工作。随着大数据时代的到来，病案首页作为医院精细化管理、实现高质量发展的重要数据来源，准确、高效地完成病案数据的处理是医院病案统计工作必须掌握的技能。随着智慧医院的建设，信息化手段已逐步渗入到医院的日常工作中，医院也打下了扎实的信息化基础。为顺应时代的发展，病案人员应与时俱进，提高工作技能、创新工作方法，提升工作效率和信息化水平，更好地为医院实现高质量发展服务。

专家点评

点评专家：杭州市第一人民医院互联网医院办公室信息中心主任、高级统计师 陈斌

病案首页虽然是“表面”功夫，但其所含的内容较多，且病案与众多院级层面的管理项目（如公立医院绩效考核、DRG/DIP、医疗纠纷等）相关，因此，病案工作不可谓不重要。

该案例针对病案首页数据产生的各流程，建立数据质控与ICD编码逻辑校验系统，通过智慧化的工具及管理方法不断提升病案首页数据质量。如：利用智能化逻辑工具，对不符合规范的患者信息进行强制弹窗提醒，引导病案录入人员进行修正；通过SQL语言按照省级病案首页填写规则及ICD编码规则编写病案首页数据质控语句，可随时、快速、准确地对所有病案首页进行批量质控，病案人员根据查询出来的错误进行核实修改；开发ICD编码逻辑校验系统，集成了所收集的各项编码规则，可实时对病案数据进行质控，并详细列出错误编码，协助病案人员快速完成核实修正。

不仅如此，该系统还在国考方面的应用亮点突出：以病案管理系统数据库为数据源，通过自定义功能，一方面，在病案首页上传前进行国考相关指标的统计分析可保障上传数据的准确性；另一方面，从医院—科室—主诊组三级多维度进行统计分析，可进行同期对比、趋势分析、手术排位及变化对比以及并发症及低风险组死亡病例核实等操作。

该案例方法可行有效，对病案首页管理实用有效，需持续改进数据质控与ICD编码逻辑校验规则和与时俱进管理指标体系，在创新性和独创性上有其行业的实用推广意义。

现代管理模式 + 信息化手段 提高医院和临床科室 CMI 值

部门：病案统计室
编写人员：段俊　刘颜　刘海燕　梅光华　梅婧　何桂香

一、案例背景

CMI，指的是病例组合指数（以下简称“CMI”），是DRG医疗质量维度的关键指标，数值越高，代表医疗服务难度系数越高，也是国际公认的代表医院诊疗病例技术难度及收治疑难重症的能力。因此，CMI值的高低可以衡量一家医院收治疑难危重症的水平。

在政策引领方面，CMI值在公立医院绩效考核、高水平医院评审、三甲医院评审、公立医院高质量发展评价中发挥着重要的枢纽作用，对公立医院发展从规模扩张转向提质增效，运行模式从粗放管理转向精细化管理有着重要意义。

北京大学深圳医院就提高CMI值方面，开展了为期一年的病案首页规范化培训，在实践中发现，CMI值作为评判医疗服务能力的重要指标，医院各科室临床医生的病案首页填写正确率是提高医院CMI值的重点，医院间宏观病种结构与标杆医院的差距，是提高医院核心竞争力的“痛点”。2021年国务院办公厅《关于推动公立医院高质量发展的意见》和国家十大医疗质量安全改进目标，首次将提高病案首页主要诊断编码正确率上升到国家医疗层面，提出以大数据方法建立病种组合标准体系。

在国家政策和医院自身发展需求的双重要求和战略考虑之下，本研究应用了质量控制的循环管理工具，分为Plan（计划）、Do（执行）、Check（检查）和Action（处理）4个阶段，在大数据的支持下，为提高医院和临床科室CMI值进行管理与实践，并对比分析实施前后首页数据，为DRG背景下医院高质量发展提供参考依据。

二、管理痛点

北京大学深圳医院积极响应国家政策要求，在全院开展病案首页规范性填写和DRG指标解析，为助力医院高质量发展添砖加瓦，共创高水平医院。医院制定了含有4个步骤的措施，首要执行的就是，分析病案首页现状并发现存在的问题。在分析和反思之中，医院针对发现的问题梳理分析出主要原因，包括医师、系统、编码员、管理4个方面。

（一）填写琐碎复杂，临床医师“望而却步”

医院发现，在医师方面，临床科室缺少DRG与病案首页专职质控员；临床医生日常工作太忙，对病案首页填写规范和DRG入组流程掌握不牢，导致对病案首页“望而却步”，无从下手。

（二）系统工作不稳定，易导致录入分析“卡顿”

过去所开发的专业的统计分析软件、系统工作不稳定，亟须进行升级优化。值得提出的是，优化系统的目的，是使工作更加便捷和可追溯，并非通过功能性软件对病案或者DRG分组进行不合理操作。

（三）多部门缺少协作，编码员和临床科室沟通少

缺少多职能部门协作管理，与临床科室沟通不及时，质控标准定义模糊等。编码员工作强度大，和临床医生缺乏系统的培训与沟通等。组织机构未完全规范、工作制度不完善，奖惩落实未到位等。

三、解决方案

为提高病案首页规范化填写正确率和医院及各临床科室CMI值，业务院长统筹协调管理，医务部、质控部、病案统计室、科研教学部和人力资源部联合实施，具体见图1。医务部组织全院青年医师开展病历培训大会，负责制定培训奖惩；质控部负责制定培训日程，并具体实施病历内涵书写培训；病案统计室负责召开病案管理委员会，并具体实施病案首页规范化培训和DRG指标体系培训；科研教学部负责实习医师的考核与考勤；人力资源部负责统计医生人数。

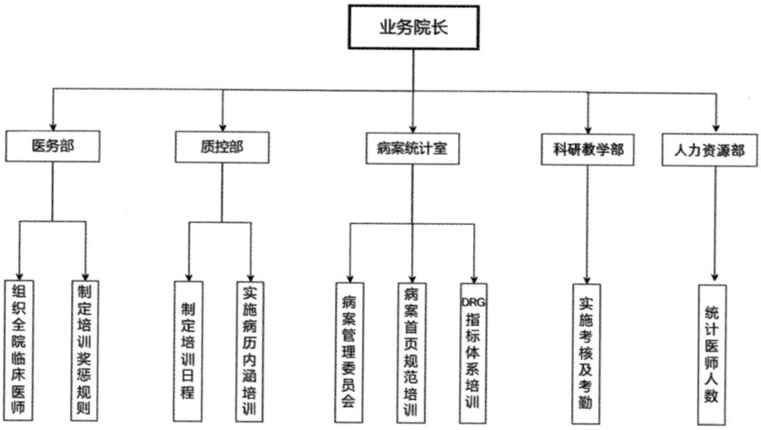

■ 图 1　院内病案首页强化培训组织架构图

在全院都“动起来”的情况下，医院通过优化信息系统，建立网络沟通途径等方式，利用现代化的信息手段和管理办法，制定病案首页管理策略。将PDCA循环运用到病案首页管理和提高医院与临床科室CMI值中，按照4个阶段及8个具体步骤实施。

（一）计划阶段

计划阶段包括分析现状与发现问题、找出原因、确定目标、制定措施4个步骤。

1. 分析病案首页现状并发现存在的问题。

2. 针对存在的问题梳理主要原因。问题的主要原因包括医师、软件、管理、系统、编码员5个方面。（1）医师因素：临床科室缺少DRG与病案首页专职质控员；临床医生对病案首页的重视程度不够；日常工作太忙导致的对病案首页填写规范和DRG入组流程掌握不牢。（2）软件因素：专业的统计分析软件、系统工作不稳定等。（3）管理因素：职能部门缺少协作管理，与临床科室沟通不及时，质控标准定义模糊等。（4）系统因素：组织机构未完全规范、工作制度不完善、奖惩落实未到位等。（5）编码员因素：工作强度大，编码员和临床医生缺乏系统的培训与沟通等（见图2）。

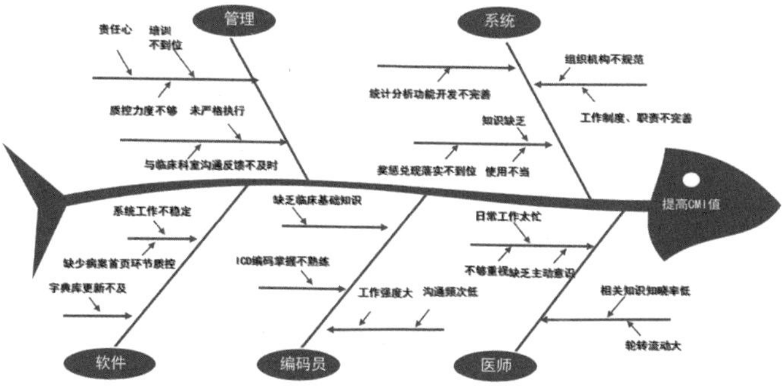

■ 图 2　影响病案首页质量因素的鱼骨图

3. 确定项目持续改进需要达到的目标。广东省病案首页质量得分率需达到99%，主要诊断编码正确率达到99%，CMI值持续提升达到广东省前十名，深圳市第一名。

4. 根据原因制定提高病案首页质量改进措施。（1）建立健全病案质控体系；（2）完善培训体系；（3）优化信息系统；（4）搭建临床医生与编码员的沟通平台；（5）建立病案首页质量评价体系；（6）完善奖惩制度。

（二）执行阶段

根据事先拟定的目标和制定的改进措施逐步实施。

1. 健全并严格落实病案首页三级质控管理体系，即临床科室质控、病案统计室质控、病案管理委员会质控。（1）临床科室质控：临床科室设立DRG与病历质控员，负责本科室病案首页质控，DRG密切相关指标质控分析，科室内部培训，指导本科室临床医生填写病案首页，针对上级反馈的问题制定改进方案并实施。（2）病案统计室质控：编码员常规初筛质控和培训，即编码员在疾病编码的同时对住院病案首页内容进行初步审核，培训基础理论知识包括DRG分组流程、命名规则、相关概念、付费办法等，科室收治的前10位病种和手术操作分别在ICD-10和ICD-9-CM-3中的分类轴心，以及病案首页填写规范与质控标准。重点问题讲解主要是针对近一季度质控数据和临床科室常见的易错、易混淆病案首页填写问题进行重点讲解。培训实操方面，一是培训员针对存在的问题和知识缺陷进行再次讲解；二是针对本科室DRG数据分析优势病种、超标病案费用构成、高低倍率病案原因、未入组原因等，大致流程见图3。

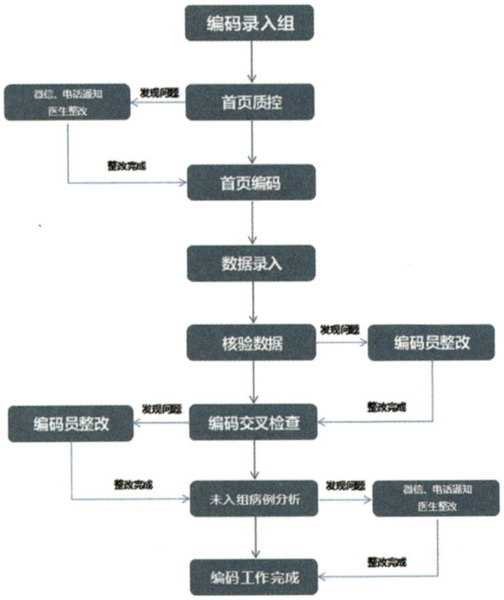

■ 图3 病案首页质量控制流程图

（3）病案管理委员会质控：集体研讨病案首页质控过程中遇到的较难解决的问题并作出决策。制定《病案首页数据质量评价体系及评分标准》《病案首页质量考核方案及奖惩制度》，每月抽查病案首页填写质量，及时将问题反馈临床科室，找出原因、提出改进措施并落实。（4）搭建沟通交流平台：每个科室建立微信群，便于临床医生与编码员及时沟通DRG和病案首页填写相关问题。

2. 制定信息化改造方案并针对相关的信息系统进行全面优化。（1）优化医生端病案首页模块部分功能；（2）自动导入部分首页数据；（3）完善字典库；（4）增加逻辑校验：利用信息化手段提升病案首页数据完整性和准确性。一是针对病案首页76个必填项目设置非空逻辑校验；二是针对部分项目设置条件必填逻辑校验。

（三）检查阶段

检查阶段的工作主要包括：

1. 督查实施方案及改进措施的执行情况。是否按照拟定的方案及措施执行；执行的进度是否与方案一致；针对执行过程中出现的问题，是否及时对方案进行调整和改进。

2. 评估观察指标的达标情况。收集实施PDCA循环后的3项观察指标，与PDCA循环前数据进行比较分析，评价病案首页质量是否达到了预期目标。

（四）处理阶段

主要包括成果巩固和遗留问题处理2个步骤。

1. 成果巩固。一方面，每月采用抽查的方式对病案首页填写质量进行考核，病案统计室将问题反馈至各临床科室，质控员组织科内医生集中讨论并提出解决方案。另一方面，临床医生通过微信群与培训员就DRG和病案首页填写中存在的问题进行及时沟通，在初期制止问题发生。形成一系列长效机制，巩固了病案首页管理成果。

2. 遗留问题处理。将PDCA循环后检查发现的问题进行梳理，然后进入下一个PDCA循环，通过持续改进提高病案首页质量。例如检查发现仍有病案首页部分指标可以通过信息化手段自动提取、新入职的医生仍存在病案首页填写质量不高、入院管理处对基本信息审核不严格等问题则可作为下一轮PDCA循环的改进重点。

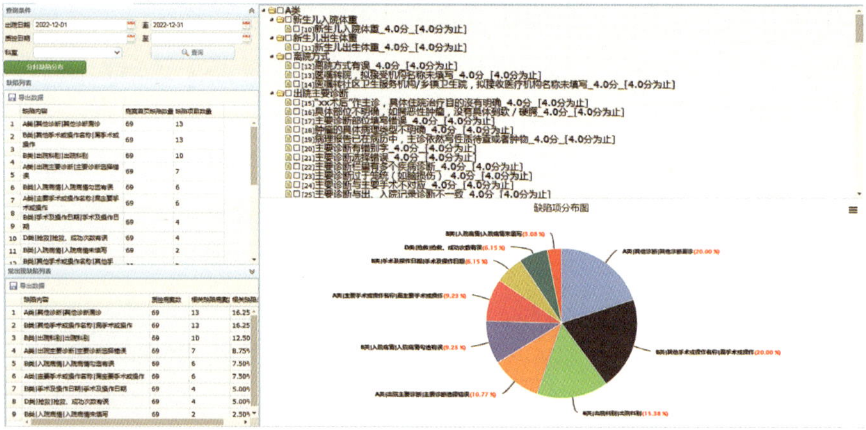

■ 图 4　医院病案管理系统

四、实践成效

（一）病案质量和CMI值逐步提升，拔得深圳头筹

实施PDCA循环后，3项指标数据均有不同程度的提升。首先广东省卫生健康委官方平台发布的评分，北京大学深圳医院病案数据质量评分持续保持得分在99%（见图5）；病案首页抽查的主要诊断编码正确率由93.75%提升至99.89%（见图6）；院内的CN-DRG体系的CMI值稳步提升至1.5（见图7），CMI值持续提升达到广东省前十名，深圳市第一名的好成绩。

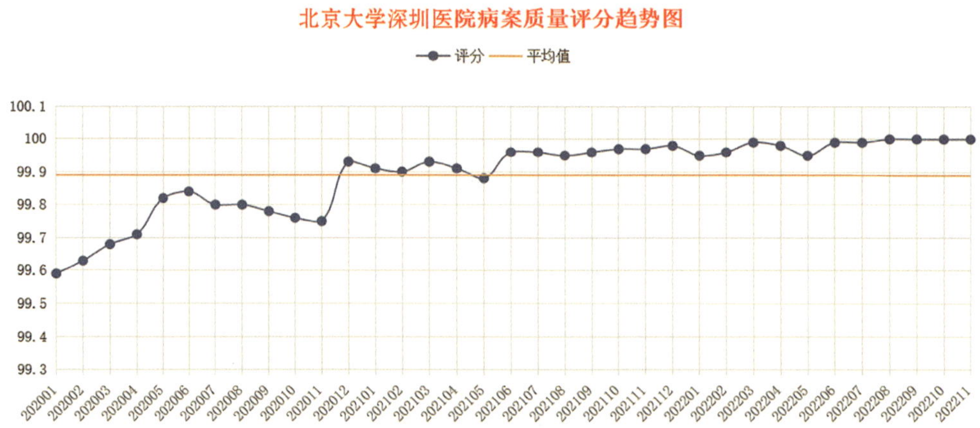

■ 图 5　广东省卫生健康委官方平台发布病案数据质量评分

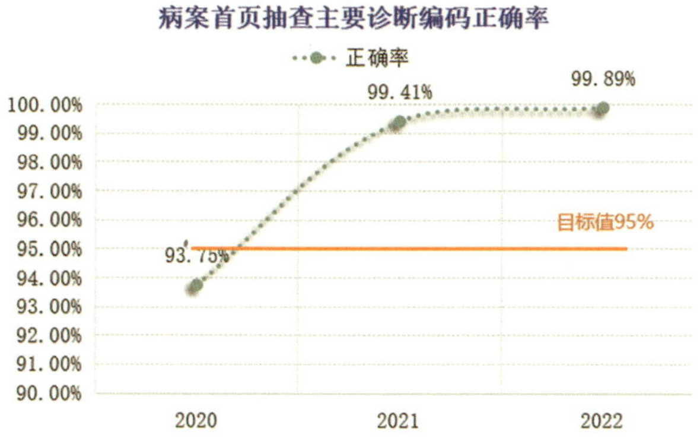

■ 图 6　病案首页抽查的主要诊断正确率

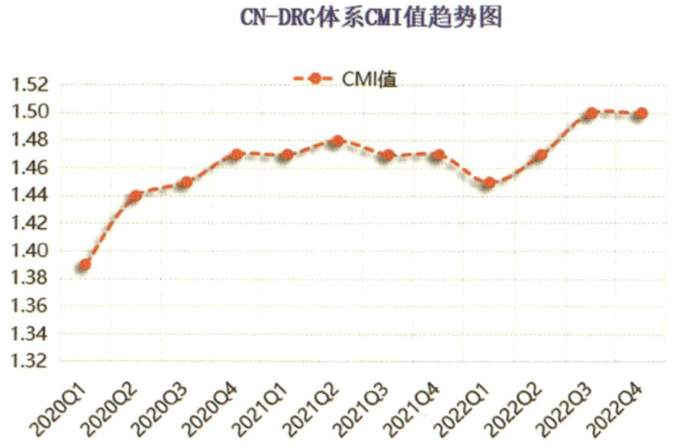

■ 图 7　院内的 CN-DRG 体系的 CMI 值趋势图

（二）完善多部门协作管理体系，形成长效机制

健全并严格落实病案首页三级质控管理体系，即临床科室质控、病案统计室质控、病案管理委员会质控。临床科室设立DRG与病历质控员与编码员建立良好的沟通机制，编码员在疾病编码的同时对住院病案首页内容进行培训，内容包括DRG分组流程、命名规则、相关概念、付费办法等，对常见的易错、易混淆病案首页填写问题进行重点讲解，分析科室优势病种、未入组原因等，受到临床的一致认可。部门间协调配合，形成一系列长效机制，巩固了病案首页管理成果。

（三）完善优化分析软件和系统，信息化为工作赋能

沟通网络多样化，加强了前端和后端信息交流。优化后的信息系统可实现实时监控，利用信息化手段提升病案首页数据完整性和准确性，建立病案管理系统，与软件公司联合开发了病案首页数据质控与ICD编码逻辑校验系统，将信息化运用到方方面面。

五、工作经验

好的工作方法决定了整个战略部署的格局和方向。

本案例通过将PDCA循环应用于病案首页管理，提升提高医院和临床科室绩效CMI值，且各项病案指标数据均有不同程度的提高。其可推广的经验主要涵盖：（1）计划阶段基于病案首页管理现状，梳理存在的问题，采用鱼骨图从医师、系统、编码员、管理四个方面分析现存问题，并制定系列改进措施。（2）执行阶段从三级质控管理体系、完整的培训体系及全面的信息化改造，质控管理体系是从事前、事中和事后进行质控。培训体系包括编码员、临床质控员“三位一体”、“一对一”培训、线上沟通交流、个性化案例培训等，强化了临床质控员和医生对病案首页正确填写的认识，提升了编码员的编码水平和质控能力。（3）检查阶段派专人督查实施方案及改进措施的执行情况，同时评估观察指标的达标情况，促使病案首页质量在既定的时间内达标。（4）处理阶段采取事前沟通和事后考核的方式巩固阶段性成果，通过持续的PDCA循环处理遗留问题，从而达到提高病案首页质量的目的和持续质量改进的效果。

综上，将PDCA循环应用于DRG背景下的病案首页管理，经过多次大循环套小循环，在一定程度上能够提高医院和临床科室绩效CMI值，提升医院精细化管理水平，值得借鉴和推广。

专家点评

点评专家： 杭州市第一人民医院互联网医院办公室信息中心主任、高级统计师 陈斌

DRG与DIP均为现代医院管理工具，目前已广泛应用于全国各家医院。随着国家医保局按照《中共中央国务院关于深化医疗保障制度改革的意见》提出“建立管用高效的医保支付机制”，制定《DRG/DIP支付方式改革三年行动计划》，未来所有医保签约机构均将纳入CHS-DRG或DIP的应用范畴。而通过DRG/DIP一方面解决了医院外部医保支付的问题，另一方面则是解决了内部绩效考核的问题。因此，从这一点上来说，本案例作为从病案角度夯实DRG相关重点指标CMI值，对于医院临床科室运营、评估乃至整个学科建设，具有深远的意义与影响。

该案例应用PDCA持续改进法于病案首页管理，从病案首页管理现状，梳理存在的问题，采用管理工具进行问题根因分析，从事前、事中和事后进行质量管控，采取事前沟通和事后考核巩固成果，提升提高医院和临床科室绩效CMI值，使各项病案指标数据均有不同程度的提高。

但必须指出的是，该案例还需进一步从概念上明确，包括从题目上应强调CMI值的提升是基于病案首页的规范化这一关键要点来进行，而并非通过某些功能性软件对病案或者DRG/DIP分组进行不当操作，从而使CMI值虚高。有别于这些存在违规可能的信息化建设，才是符合国家医保政策的信息化建设方案。这一点，还请作者注意。案例总体而言，实用可行，其经验可推广复制。

构建高质量科研教学信息系统
提升智慧医院科教一体化管理水平

部门：科研教学部
编写人员：周丽萍　赵永胜　石宇　张锦枝

一、案例背景

随着人民物质文化生活水平的提高，医疗卫生事业发展也进入新的历史时期，现有的医学教育和卫生事业的发展要不断地满足广大人民群众对医疗卫生服务的需要。那么，培养和造就一支适应社会需求、结构合理、德才兼备、作风优良的专业卫生队伍非常重要。

医务人员在承担医疗服务主要职责的同时，还承担了大量的教学与科研任务，科学研究工作是一项严谨且复杂的系统工程，需经过从发现临床问题、科研方案撰写、项目申报、过程管理、数据收集、试验记录、结题验收、成果产出与转化等一系列严格科研管理流程；临床教学在医学专业教育中占据十分重要的地位，而医学教育的规范化管理、考核分析、病历书写规范等方面是临床教学的重要组成部分。

因此，拥有一套科学、高效的科研教学管理体系及平台来辅助医务人员更好地完成科研全过程实施、教学全流程管理就显得尤为重要。北京大学深圳医院在智慧医院建设需求的驱动下，自主研发科研教学信息系统，搭建智慧医院科教信息一体化平台，实现对医院科研教学工作全面信息化管理，通过大数据分析提升科研效率，同时为决策层提供强有力的决策依据，赋能公立医院高质量发展。

二、管理痛点

传统的科研教学管理存在的问题都有哪些？通过梳理总结传统医院科研教学管理模式，发现普遍存在以下问题：

（一）数据输入靠“纯人工”，统计分析耗时耗力

从科研数据输入源方面来说，纸质文件不易管理和保存，不同的管理人员掌握不同数据源，汇总数据需要多人合作且查询困难，数据复盘要二次做工，领导层无法实时掌握科研数据情况。

（二）数据输出评估筛查难，难以支撑科研决策

科研成果评价是对科研工作的重要衡量指标。但从科研数据输出方面来说，目前科研成果报表大多局限于完成填写上级部门报表工作，被动输出单一口径的回溯性数据信息，无法应用大数据技术服务于预测和规划未来决策，科研决策版块也无相应的信息化管理系统支撑，查询统计比较困难。

（三）无法实时掌握数据，提前预警提醒能力不足

科研项目管理过程中，因研发项目多，科研信息无法第一时间进行集中统计、预警、提醒，导致科研成果数据不集中、决策时缺乏数据分析支撑，且信息化应用数据少、更新慢，一致性、动态性较弱，数据归集质量不高。此外，科研项目管理需多部门协作，缺少一体化的统一管理系统进行信息共享和统筹推进，而传统模式下业务线上流转与线下实体分割严重，多部门信息不共享，难以保障业务延续性，导致项目经常处于失控状态，存在较高风险。

（四）缺乏全流程数据搜集追踪，不利于质控和持续改进

传统科研管理在项目申报、评审、过程、成果全流程缺乏系统性工具进行集中管理、统计、追溯，对科研人员的项目及成果难以实时追踪。科研项目多以自报为主，缺乏对科研任务合理性的评估，容易造成目标设置被人为降低或高估自身水平，导致结果无法评价，不利于质控和持续改进。

（五）经费使用管理滞后，与项目进度存在脱节

目前，大部分公立医院的科研项目经费管理还停留在简易设置手工项目辅助账的方式进行核算。如在EXCEL表中登记各科研项目经费和配套资金。另一方面，科研项目计划与进度控制也存在脱节，存在进度、质量的控制相互脱节、成本使用不清等问题，或者有预算无控制，造成经费浪费。

（六）临床技能规范化培养，带来理论教学与临床实践的无法融会贯通

随着病人维权意识的提高，医学生临床实践日益受到局限，为克服理论教学和临床实践教学之间的脱节现象，提高教学质量，集轮转、出入科、考核、在线培训、示教操作、带教活动等多功能为一体的全方位培训平台就成为医院教学高质量发展的必然需求，以此来满足医学人才的规范化培养。

（七）组织教学培训考核费时费力

教学培训过程中，为考核阶段性培训成果，系统制定考核信息发布，在规定的时间内组织大规模的阶段考试，每次考核均需要大量人力物力的沟通和协调，并且容易出错。另外，纸质的培训考核也无法通过将数字化的考核数据反馈培训效果，也不能进行培训计划的及时调整，无法将考核情况进行统一管理，查找核对将十分棘手。考核数据无法与绩效管理系统对接，不能同步检验科室培训能力。

（八）教学指标数据分析与挖掘无法做到信息联动

统计可量化的数据，为决策分析带来指标依据，但是目前很多医疗单位都无法做到将日常教学工作的数据进行量化分析与统计，使医院信息系统与其他系统数据处于比较孤立的状态。如以下几个指标统计。人员工作量指标统计：带教老师、监考老师、导师等教学工作量统计。带教活动指标统计：住院医师的临床绩效、指导老师的带教数据、科室轮转的考核评估等统计分析，为医院师资力量建设、临床决策分析、住院医师岗位胜任力技能模型提供有力数据支撑。评教指标统计：全方位分析培训过程中老师对学院的评价、学员对老师的评价以及学员对科室的评价，并且自动形成分析报表，为医院师资培养及科室发展提供依据。

（九）医疗动态教学资源无法长期保存

日常基础教学、综合技能训练、PBL教学、手术教学、名师专家优课资源等理论课程及临床实践教学资源，均无法作为医院教学资源进行存储传播，医院医疗动态影像资源库的组建无法完成。学员在有限的课堂时间无法全部掌握学习知识的难点，无法加强临床实践动手能力，教师难以达到运用重大、疑难手术教学资源有效地进行教学或学术交流的目的。

三、解决方案

实现全方位、全流程、一体化闭环管理。

要打破原有依赖人工收集科研教学信息的管理模式，就必须搭建覆盖科研活动全过程的管理与教学的信息化系统，通过信息化手段加强科研教学管理。

北京大学深圳医院基于医院科研教学的实际需求，结合最新的数字治理信息化技术，自主研发集科研信息发布、项目申报、专家评审、项目管理、成果管理、数据统计、绩效考评、决策支持为一体的科研教学信息系统，涵盖科研管理与教学的各个环节，打造智慧医院科教信息一体化平台，全面提升医院科研管理及教学的信息化水平（见图1）。

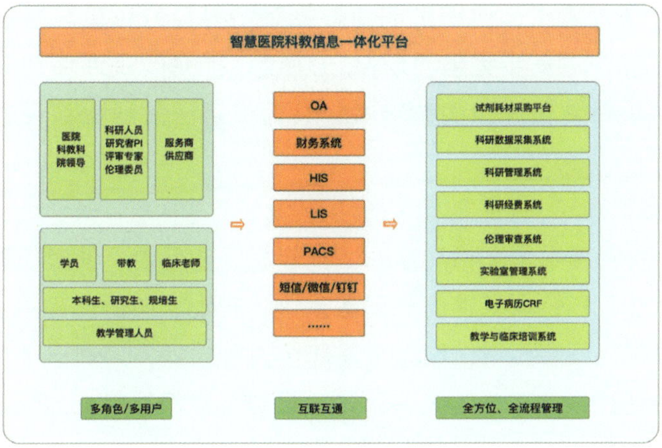

■ 图 1　科教信息化闭环管理整体架构图

（一）自研科研管理系统

1. 全流程闭环式动态管理

通过对接HIS、LIS、PACS、OA、财务系统等实现科教信息全流程闭环式动态管理。构建从科研立项申请、科研经费、临床数据、患者入组、CRF设计、实验过程、随访管理、科研分析、成果产出与转化、结题管理等全流程科研闭环式管理，科研数据全方位动态监控、预警、统计及分析，为探索“产、学、研、转”一体化模式奠定大数据中心基础（见图2）。

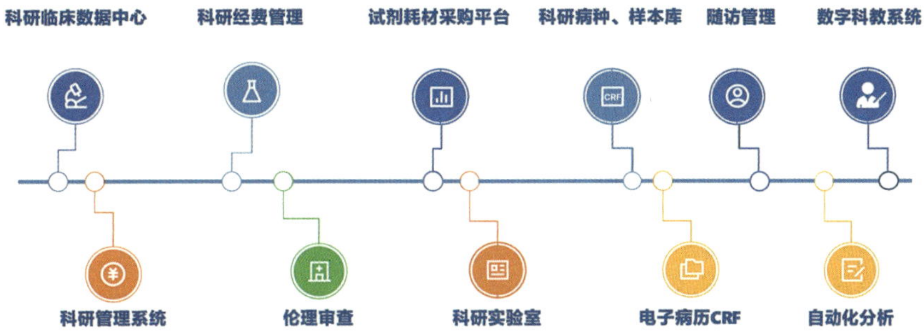

■ 图 2　科研全流程闭环管理规划图

2. 科研项目全周期管理

流程化驱动科研全过程体系，实现医院科研项目全周期在线管理，贯穿临床数据采集、项目申报审批、伦理审查、专家审批、经费管控、实验过程、中检、结题、成果输出、绩效考核、科研影响力数据分析等全方位流程管理，实现流程标准化、规范化流转，进一步完善科研队伍建设，提高项目评估和成果分析能力，辅助增强管理层项目评估决策的精准性，从而促进医院科研管理的规范化、高效化、精准化。

3. 科研经费管理

建立科研经费管理平台及相配套的试剂耗材采购平台，通过设置合理的对接原则，打通科研采购、科研项目管理和财务系统，实现从科研项目的立项、审批、预算申请审批、调剂、预算执行、结题考核等全过程管理，对科研项目的每一笔经费实行有效监控及跟踪，提高公立医院科研项目资金管理效率，加强科研项目资金的财务核算、监督功能（见图3）。

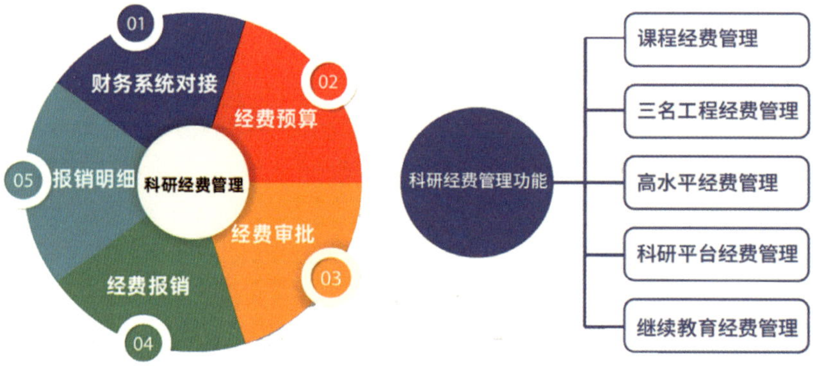

■ 图 3 科研经费管理功能图

4. 科研临床数据中心管理

将医院各分散、异构的业务系统产生的数据，利用先进的数据治理、数据处理、数据挖掘以及加工技术，将LIS、HIS、PACS等十年临床数据结构化，整合全院各疾病人群分布、疾病分类、患者来院、TNM分期、手术难度、工作量分析等各类临床数据信息，并进行数据清洗和加工，形成历史性科研数据回归、前瞻性队列研究CRF等有价值、可被利用的数据资产，可应用于医学研究（见图4）。

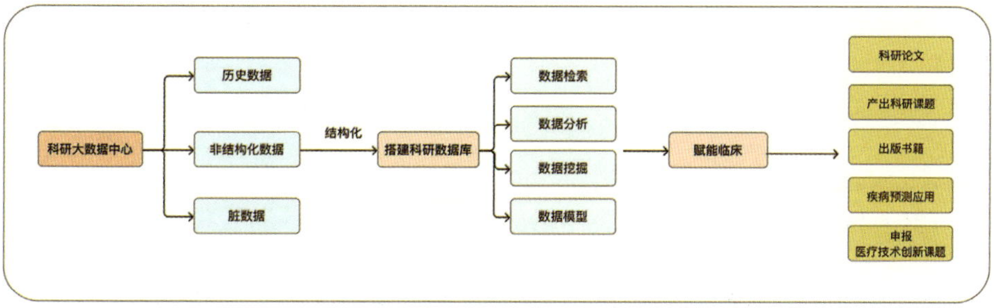

■ 图 4　一站式科研大数据服务示意图

通过数据治理实现医院数据的标准化、提高数据质量、提升业务处理的效率，为数据分析提供准确的数据支撑，赋能业务，助力医院实现数字化转型。此外，在数据安全体系保障下，提供数据权限控制、数据导出脱敏和访问加密以及数据泄密追溯等核心功能，保障数据安全。

5. 数字化试剂耗材技术服务平台

集成规范化、信息化科研试剂耗材采购电子平台，解决科研中“采购难、监管难、核算难”等问题，以实现信息对称、程序规范、科研采购便捷高效（见图5）。

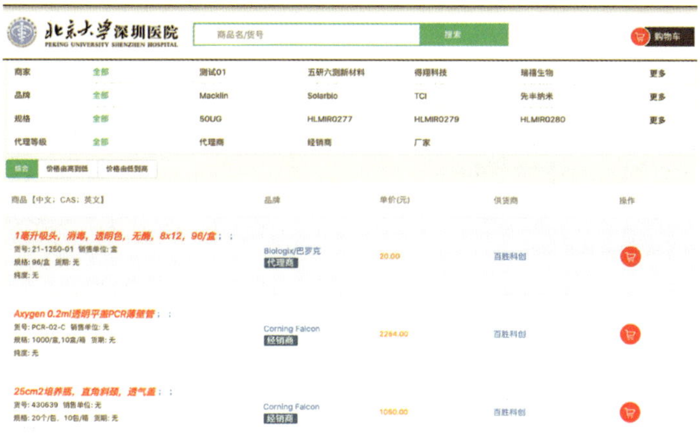

■ 图 5　数字化试剂耗材技术服务平台

以电商平台模式引进供应商、服务商，涵盖生物试剂及耗材、化学试剂、科研仪器、技术服务等采购内容，是集采购、预算管控、物流、配送、验收等的一体化线上管理（见图6）。以通俗易懂的页面设计，方便用户使用，科研人员可以根据自己的需要任意搜索、比价、下单。试剂耗材平台用户、科研预算、经费使用可与科研管理系统无缝对接，科研人员在本平台下单时，可关联课题预算经费，实时同步，动态管控各项支出分类，提交订单后，科研管理系统实时生成科研预算使用采购申请单，可实时查询支出明细。

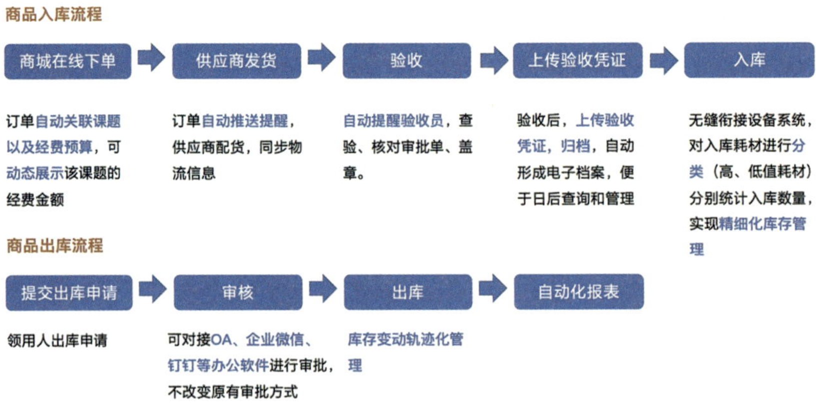

■ 图 6　试剂耗材采购出库、入库、验收全流程

科研试剂耗材采购电子平台可与院内财务系统、设备系统、科研管理系统、OA系统、招标采购管理系统互联互通，实现试剂耗材库存情况、出入库情况、经费管控、审批情况、采购自动分流等科研采购业务全面智慧化运营管理（见图7）。

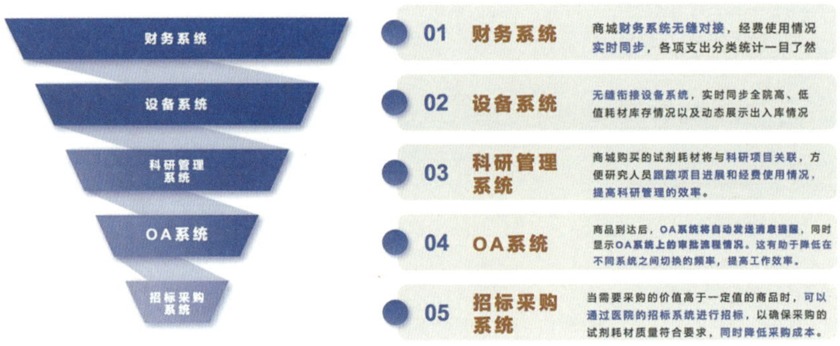

■ 图 7　多系统数据融合互通

6. 科研量值、科技影响力智能分析

应用大数据技术服务于预测和规划未来科研决策，科研数据影响力报表可实时动态呈现，科研全生命周期轨迹可溯源，涵盖重点学科、创新平台、课题、论文、专利、任职、著作、奖项等科研成果以及全院、个人科技量值排行自动化全院追踪

监测，并且可以跟随绩效政策变化进行全自动化调整（见图8），与医学中心深度融合，探索前沿技术临床研究，争创国家临床重点专科，实现医院高水平科研创新。

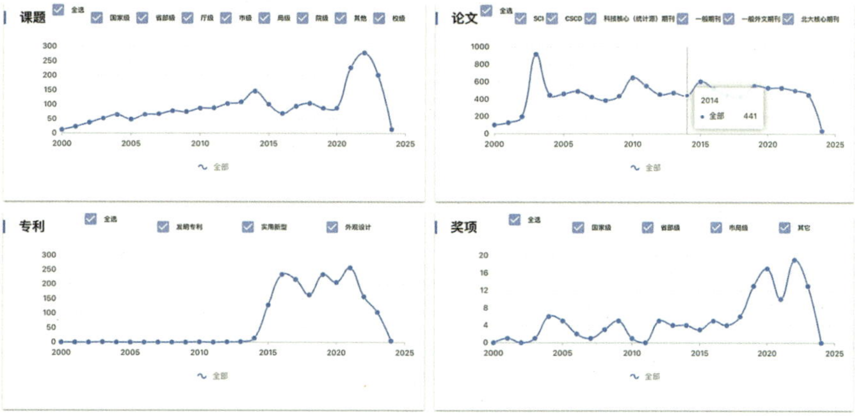

图8 科研成果自动化图表

（二）自研教学管理系统

1. 住院医师规培管理

根据最新2022年住院医师规培管理条例的相关规定，以教学组织管理全面信息化为目标，以学员为中心、老师为核心，结合北京大学深圳医院住院医师规培管理实际情况打造高质量信息系统，以全面覆盖教学活动的各个环节，通过信息交互、数据处理、智能分析以及电子资源数据库，有效降低医院教学运营管理成本，规范教学工作，提高教学效率与灵活度，为医院提供精确可靠的教学管理及评价依据，实现医院住院医师规培的一体化、高效化、过程化管理。

2. 教学全流程线上管理

以提升教学质量为目标，完善医院在院的学员从入科、轮转安排、出科考核、带教评价全过程的在线教学管理，实施本科生、研究生、规培生、进修生管理，临床教学管理，住院医师规范化培训管理，在线培训考试管理，教学综合管理（见图9）。

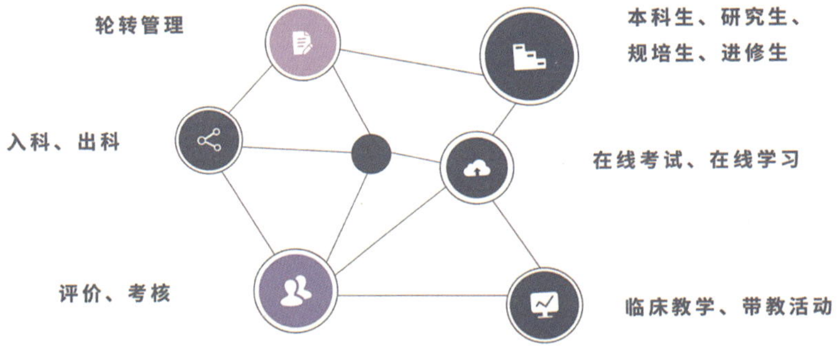

■图9　教学模块化全流程线上管理

3. 简化教学管理流程

教学过程中各种审批、报告、活动、通知、全面线上办理，几乎所有流程事件无需人工干预，全面自动生成待办提醒、预警，通过自动化、系统化、一体化的管理系统，极大简化教学管理的流程，提高管理效率。

4. 绩效考核与分析

根据既定规则生成任务、通知待办、收集和分析教学数据，生成带教老师的教学绩效以及教学科室的绩效，促进教学部更全面地了解教学情况，持续提升教学质量。

5. 教学质量管理

建立师生互评，支持自定义教学评价模板，自动汇总教学过程评价，数据量化管理，多角度统计分析，将晋级、绩效与带教考核挂钩，点燃带教激情，提升整体教学质量。

6. 在线考试与学习管理

可在企业微信、App等移动终端进行在线学习、在线考试等自我培训。本平台提供线上课件管理，带教老师可通过平台分类上传各种教学资料，包括视频、音频、图片、PPT、电子文献等，方便学员可随时随地查看学习资源，充分利用碎片时间，提高教学资源利用率。

针对学员的学习成果，可通过在线题库、在线试卷、考试计划等方式对学员进行考核，系统可自动评卷并输出分数，自动汇总统计试题错误率、参加率、合格率，保证管理人员实时查询统计分析，了解学员对所学知识的掌握情况，实现高度自动化、智能化（见图10）。

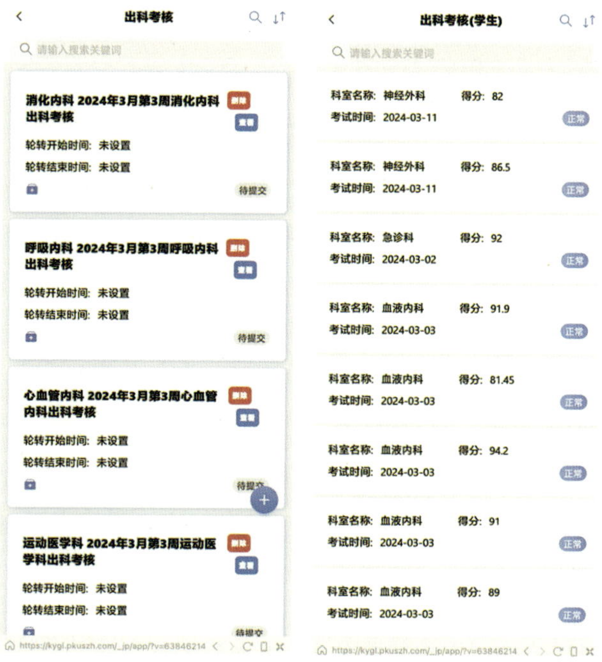
出科考核
请输入搜索关键词
消化内科 2024年3月第3周消化内科出科考核
删除
查看
轮转开始时间：未设置
轮转结束时间：未设置
待提交
呼吸内科 2024年3月第3周呼吸内科出科考核
删除
查看
轮转开始时间：未设置
轮转结束时间：未设置
待提交
心血管内科 2024年3月第3周心血管内科出科考核
删除
查看
轮转开始时间：未设置
轮转结束时间：未设置
待提交
运动医学科 2024年3月第3周运动医学科出科考核
删除
查看
轮转开始时间：未设置
轮转结束时间：未设置
https://kygl.pkuszh.com/_ip/app/?v=63846214
出科考核(学生)
请输入搜索关键词
科室名称：神经外科 得分：82
考试时间：2024-03-11
正常
科室名称：神经外科 得分：86.5
考试时间：2024-03-11
正常
科室名称：急诊科 得分：92
考试时间：2024-03-02
正常
科室名称：血液内科 得分：91.9
考试时间：2024-03-03
正常
科室名称：血液内科 得分：81.45
考试时间：2024-03-03
正常
科室名称：血液内科 得分：94.2
考试时间：2024-03-03
正常
科室名称：血液内科 得分：91
考试时间：2024-03-03
正常
科室名称：血液内科 得分：89
考试时间：2024-03-03
正常
https://kygl.pkuszh.com/_ip/app/?v=63846214

■ 图 10　在线考试与学习管理

7. 教学活动线上化

集实时发布教学活动、统计员工培训情况、自由约课、审批事项线上办理并且可集自动通知、预警、数据分析为一体的信息化培训系统，并能灵活设置活动规则，全面规避人为易出错操作，有效提高了医院职工工作效率，以及参与活动的积极性。

8. 轮转全流程管理

这是集智能创建轮转计划，实时发布轮转各项考核与评估功能为一体，为住院医师培训、学习提供全流程信息化管理的线上系统。通过在线轮转管理使住院医师管理更加方便，流程更标准化，并能从多方角色的视角对住院医师进行更综合更全面的评估。

9. 电子病历互联互通

支持与医院HIS、LIS、PACS互联互通，自动统计学员大病历书写情况、手术情况、病种例数等，无需人工干预。

四、实践成效

（一）科研管理智慧化

通过智慧科教一体化系统，可以实现科研工作从项目申报到档案归档的全流程追溯和管理，对包括科研课题、科研成果、科研经费、科研人员、绩效考核等科研项目进行全生命周期管理。系统通过统一的数据模型，提供科研课题、科研论文、科技奖项、学术活动、科研专著、外出参会、创新平台及重点学科等数据模块，对科研工作详情进行数据化分析统计，使科研主管部门能够为项目分配合适的资源，确保项目执行并跟踪项目的成果，从而提升科研能力及管理效率。

（二）日常事务自动化

教学管理的日常工作将以系统化、标准化、流程化的方式智能执行，全院管理人员将从日常烦琐的登记、备案、统计工作中解放，只需要在过程中把控数据真实、完整，使教培管理贯穿整个教学培训过程，极大降低管理成本和运行成本，提高管理者工作效率，简化教学部、临床技能中心或医学基地的日常事务。

（三）考核培训一体化

围绕医学人才规范化培训的各项考核、再培训、再管理等工作展开全流程化的考核体系建设，将住培工作（临床专硕）、本科工作、在线培训、在线考试与临床技能中心培训有机结合，对学员进行全过程考核管理，并采用信息化手段将各类考核数据进行量化储存，形成可视化统计和分析，可针对考核培训数据制定相应的培训计划，全面提升带教老师和培训医师的综合能力和素质。通过该系统应用，近五年医院参加北京大学医学部住院医师规范化培训考试通过率逐年增长，结业考核首次通过率提高至95%。

（四）教培方式多元化

通过信息化打造针对医学人才规范化临床技能培训的教学一体化平台。充分利用临床技能培训中心的基地优势，将临床技能全高清的记录上传到平台，形成视频教学资源库，同时结合系统功能和PBL等不同有效的教学方法，突出临床单项技能和临床综合技能的练习、示教、考核和先进的医学理论无纸化考试模式，打破传统的围观教学，实现碎片化记忆式自主学习，使教学更加贴近临床，并将医学模具与临床技能培训全流程进行关联管理，解决医疗机构同质化规培中“培训考核体系规范化”“培训教学管理流程化”“培训资源管理便捷化”等问题，为国家培养符合医学临床岗位胜任力的医学人才提供有力支撑。

五、工作经验

（一）数字化、精细化赋能临床科研管理

通过打造公立医院智慧科教一体化系统，有效杜绝数据信息扁平化，实现高效率的科研信息数据整合，有助于提升科研项目决策水平。一是动态数据辅助科学决策。从科研立项申请、科研经费、实验过程、临床数据、成果产出、专家管理、结题全流程在线办理、监控、预警、统计、分析，对科研项目管理、科研成果管理及绩效考核管理等进行全方位科研管理，提供强有力的科学决策依据。二是提高运营效率。依托全流程数字化管理平台，对科研流程及科研数据进行统一管理，模板统一达到标准化工作流程，提高运营效率，注重内涵式发展，通过信息化手段实现临床科研精细化服务。

（二）全周期、多元化提升医院教学质量

结合医院实际情况，独立研发教培管理系统，量身定制完全拥有独立知识产权的信息系统。一是提供自动化、智能化、系统化的整体解决方案。系统实现了临床教学、技能培训等业务全面线上作业，为教学管理人员、临床老师、实习医生、学生等人员提供了一整套医院教学管理解决方案。二是规范化质控体系贯穿培训教学全过程。以提高教学质量控制为核心，以人才培养为目标，涵盖教学计划、实施执行、督导考核等教学管理业务范围，达到维持教学秩序、简化教学管理工作量、提高教学质量的目的。

医院科研教学管理信息化建设是推动科研工作创新和发展的重要手段。未来，北京大学深圳医院将深入推进智慧医院建设，进一步完善科研教学管理系统，推动医院科研管理与教学的信息化建设，全面优化提升医院科研信息管理系统运行效能，为辅助现代医疗卫生科学研究迈向更高发展层次保驾护航。

专家点评

点评专家：广州医科大学附属妇女儿童医疗中心信息中心主任、研究员　曹晓均

北京大学深圳医院的科研教学信息系统与国家推动的医疗卫生信息化政策高度一致，体现了现代医院管理中对科研教学管理信息化的重视。该系统的应用不仅提高了医院科研教学管理的效率，也符合当前对医疗卫生服务高质量发展的需求。医院针对科研教学管理的多个痛点，如数据管理耗时、科研决策支撑不足、经费管理滞后等，通过自主研发的信息系统制定了有效的解决方案。系统的实施减少了人工操作，提高了数据的实时性和准确性，增强了科研教学管理的科学性和规范性。通过实施科研教学信息系统，医院实现了科研教学管理的自动化、信息化，显著提升了管理效率和质量。系统的成效体现在科研管理的智能化、日常事务的自动化、考核培训的一体化以及教培方式的多元化。

建议：随着医疗行业的发展，系统功能也应不断更新和完善，以适应新的科研教学需求。在信息化管理中，数据安全至关重要。应加强数据加密、访问控制等安全措施，确保数据安全和个人隐私。系统操作应更加人性化，简化流程，减少操作复杂性，提升用户体验。科研教学管理涉及多个部门，应加强部门间的信息共享和协作，形成统一高效的管理体系。将医院的成功经验进行总结，并与其他医院分享，促进整个医疗卫生行业的科研教学管理水平提升。建立有效的反馈机制，收集医护人员和学员的反馈，不断调整和优化教学内容和教学方法。强化科研成果的临床应用和市场转化，提升科研对医疗服务和社会发展的贡献。利用AI技术提升决策支持：进一步集成人工智能技术，对大量数据进行深度分析，为科研教学提供更精准的决策支持。通过这些改进措施，北京大学深圳医院可以进一步提升其科研教学信息系统的性能，为医院的高质量发展提供更有力的支持。

医院的经验表明，信息化手段是提升科研教学管理水平的关键。通过数字化、精细化管理，医院能够实现科研信息的高效整合和科学决策，同时全周期、多元化的教学管理系统有助于提升教学质量。

智能流程自动化系统（IPA）助力医院实现耗材报账智能化

部门：财务部
编写人员：王晓奕　洪乃坤　罗韵婷　曲笛　吕清明　潘谊

一、案例背景

过去，医院只注重临床疾病的诊治，甚少关心治病的成本优化和效率优化；财务部则只是关心“钱”的计算。但基于国家对公立医院高质量发展的要求，财务与运营管理应当从价值医疗视角下以优质高效为新的目标。一方面，财务部门，记录着院内所有的交易行为和信息往来，是医院天然的数据中心，承担着关键信息处理的重要职责。另一方面，从整个医院的发展来看，对财务部门工作进行提质增效，不仅可以保证数据的精确度、透明度，还可以从数据中发现规律，挖掘价值，为医院战略提供财务评价、实时经营信息、动态预测信息等，以便更好地以数据为基础加强对未来的预判，为决策提供支持。

近年来，北京大学深圳医院引入智能流程自动化系统（IPA），将财务智慧化改革的焦点首先对准了医用耗材。在临床诊断和治疗过程中使用的医用卫生材料，具有品种型号繁多、应用广泛、管理难度大的特点，很可能因管理不善而滋生腐败，因使用不当而造成浪费。需注意的是，医用耗材在整个医院医疗物资采购和支出中所占的金额比例很高，加强对医院耗材的管理会直接影响医院的经济效益。

从宏观层面来看，2021年国家卫生健康委和国家中医药管理局印发《公立医院高质量发展促进行动（2021—2025年）》，其中实施医院管理提升行动中提到建设耗材和药品“进、销、存”全链条信息管理体系，实现闭环管理；2022年，《广东省人民政府办公厅关于推动公立医院高质量发展的实施意见》中提出优化药品耗材采购使用机制，推进医保基金与医药企业直接结算，建立落实医药采购专户结算和履约保证制度。

2020年，深圳市医疗保障局为进一步完善医用耗材分类集中采购上线了深圳市政府采购阳光平台，阳光平台的上线统一、集中了采购交易行为，全流程线上操作，能够实现精细化管理，实现信息可比对、数据可分析、监管有手段，提高采购交易透明度，改变目前医疗机构分散的自行采购现状，能够有力促进医药流通领域改革，净化医用耗材市场环境。

传统的医院采购耗材流程，因为人工操作容易造成物流、报账、往来账等信息在医院耗材管理平台（SPD）和阳光平台上重复录入的弊端。为实现耗材报账智能化，北京大学深圳医院协同第三方公司共同研发的耗材报账智能流程自动化系统（IPA），IPA作为RPA和AI的结合，利用融合现有各项技术减少人为重复、烦琐、大批量的工作任务，实现耗材报账流程自动化，从而有效提升工作效率，减少错误。

二、管理痛点

通常情况下，医院采购耗材主要流程是：科室在SPD上先提出设备申请采购计划，SPD将采购明细发送至阳光平台，平台生成订单，平台上的供应商确认订单后进行配送，医院在收到耗材后入库，财务部门将对应的发票、采集单及结算单进行人工匹配，若匹配合适，通过报账、记账再付款流程后，可以在平台上生成回单。

在这个流程里，也存在一些弊端：

一是容易造成物流、报账、往来账等信息在SPD和平台上重复录入。即便付款后，银行回单没有匹配回报账系统，从回单找不到发票和对应的入库单，也无法对单据追根溯源。

二是传统的纸质报销流程已经无法满足医院日益复杂的财务需求。所有的发票需要人工签收和验真，并手动匹配发票、入库单和结算单。发票需要手动录入并人工进行审查，若发现错误，回查烦琐，出现人为因素的错误率较大；发票审核完毕后的结算单，需要人工进行大量的对比和核实解析；采购计划单、入库单和发票要人为进行手工匹配，工作量大且容易出错。

三是无法完全确保医用耗材支付的安全性、有效性、及时性。对生成后的回单，若想找到对应的发票和入库单，需要人工在大量单据里寻找。除了消耗大量的时间成本外，若其中一张单据遗漏或者不清晰，又需要重走一遍流程；财务付款方式也只能一笔笔地支付订单。

四是医用耗材监管难度较大。2019年7月，国务院办公厅发布了《治理高值医用耗材改革方案》，要求完善对高值耗材的全流程监督管理。但是在实际管理当中，由于信息化办法不多，信息可追溯性不强，导致没有办法定位到每件医用耗材，很难“追本溯源”，增加了廉洁风险点，从而提高了监管的难度。

五是报账效率较低。传统报账模式下，对报销人来说，报销单据需要不同部门、层级的领导审批。一方面，如果负责报销的人员出现流动情况，新来的人员没有办法快速掌握之前的情况，可能造成多跑路、跑错路的现象；另一方面，负责审批的领导一般公务繁忙、身兼数职，报销人员可能跑空路，这些烦琐的线下审批环节大大降低了报销效率。

总体来看，流程改造前耗材入账业务性复杂、数据质量不高、信息化程度低，从而造成传统入账模式效率和职工满意度均不高、缺乏数据共享，并且报销各环节的内部控制主要依靠人工执行，存在较高的内部控制风险。

三、解决方案

机器人流程自动化（RPA）是财务数字化转型的一部分，其核心在于“以软件机器人模拟和替代人类在计算机等数字化设备中”的操作。IPA（见图1）作为RPA和AI的结合，它的本质是将人的机器属性剥离出来，是将AI作为大脑去指挥RPA完成工作，在读取非结构化数据、智能决策、自适应流程自动化、保障执行任务准确率、衔接人机交互任务上更加具有优势，能够完成复杂应用场景的流程替代，为实现端到端的业务流程自动化创造条件。

（一）实现快速比对票据进行查真查重

在没有耗材智能报账系统IPA介入的条件下，后台更多地依赖人工进行处理。IPA运用到医院后，将复杂的程序简单化，财务人员只需打开IPA里智能签收页面，通过OCR将一家或者几家供应商的发票进行扫描，高速扫描后计算机可进行快速智能对比，并查验真伪，将审核完成的票据放在不同的票据夹，扫描后显示在屏幕上。

（二）实现结算单自动解析和智能化

可以通过对不同情况设置引擎规则，合理地进行单据解析，90%以上的结算单可以自动解析，需要人工参与完成解析；若无异议的单据，可在三单匹配完后，自动生成财务凭证，并上传至对应审批系统，对应负责人可以通过手机查看审核签章。较之前手工进行三单匹配，运用耗材智能报账系统后可以线上采集数据，进行智能化匹配，很大程度上提高了人员工作效率，降低了差错率。

（三）实现业务财务数据一体化

人工模式无法对供应商提供的单据进行穿透式查询。使用IPA系统后，提取完业务数据，自动推送到智能报账系统生成电子报账单，通过和阳光平台数据合作，减少线下手工操作；付款成功后自动回传付款状态。此外，较之前只能一笔笔订单的支付，现在可以同时支付多个订单，工作效率得到充分提高。

（四）实现耗材全流程动态监控

通过耗材报账智能流程自动化系统，将烦琐的纸质报销转变为便捷的电子流程，不仅减少了人为干预，还实现耗材可溯源，提升了财务管理的稳定性。通过IPA，可以达到一物一码，每个耗材都会有一个独一无二的编码，实现可视化监管，构建“不能腐”的机制。

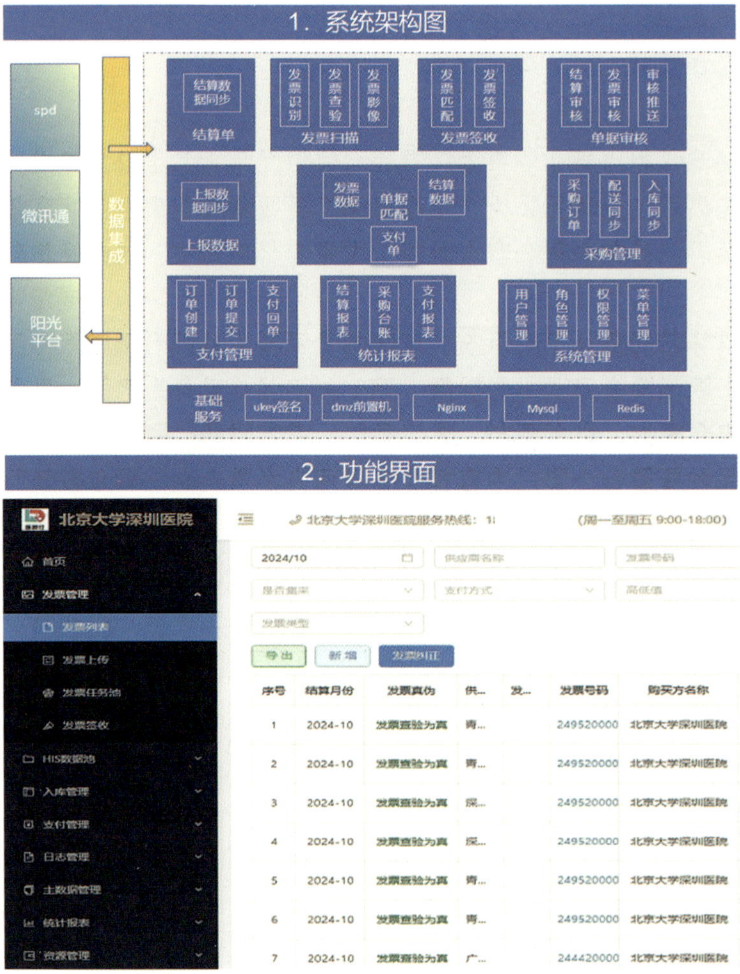

■ 图 1　耗材报账智能流程自动化系统（IPA）介绍

四、实践成效

在智能财务时代，需要的“业财融合”是要求财务端与业务端同时进行数字化转型，也就是业财数据体系的融合，只有将大量完整的、高质量的数据融合，才能逐步实现智能财务。耗材报账智能流程自动化系统（IPA）的应用，有以下三个方面成效：

（一）全流程可视化

流程操作记录者可以看到单据的状态标签以及整个平台所展示的信息，处理流程及整个环节都清晰可见，每一步都可以看到处理进程在哪个阶段；审批流程、操作流程可通过日志显示；从订单到付款全过程线上监控，操作流程和状态可查询，过程可审计，有效提高了流程透明度。

（二）系统准确度高

IPA的使用提高了工作的质量，避免出现基础的返工问题，为科学决策提供更精确的数据；除此之外，所有的信息安全可靠，都是由信息接口对接，系统不易泄密，也能为审计跟踪数据提供数据平台，更好满足合规要求。

（三）提质降本增效

IPA的核心价值是将人从重复琐碎的工作中解放出来，由于员工长时间进行人工核算、人工对账等工作易感到疲劳，出错率极高，若需要院内领导审批，时间较难预约，而且院内楼上楼下奔走，花费大量时间及人力成本。IPA的使用则没有空间和场合的限制，均可线上完成，同时系统运作降低人工出错率，信息透明化降低人工成本，可以释放人力去完成更为增值的任务。

五、工作经验

财务数字化转型是企业在财务领域运用云计算、大数据等技术来重构财务组织、再造业务流程，由此提升财务数据质量和财务运营效率，更好地赋能业务、支持管理、辅助经营和支撑决策，实现医院科学、健康、跨越发展目标。在此过程中，要高度重视以下关键举措：

一是医院领导层面要高度重视信息化建设的引领作用，完善智慧财务体系的顶层设计。信息系统的建设是现代医院运营管理的重要组成部分，其对医疗服务质量的提升，医院管理水平的改进具有重要的现实意义。医院管理者应充分发挥在信息化建设中的组织引领作用，只有高度重视信息系统建设，支持对信息系统人力、物力和财力的投入，才能促进并推动信息系统的改善与发展，带动全员更好地接受智慧财务中报销流程所带来的变革。此外，设计智能报账体系应具备战略思维，通过总揽全局、完整的顶层设计，保证信息系统的便捷性、可用性与战略性。

二是增强财务人员向管理会计转型的意识，提高自身服务能力。智能报账系统的上线极大地缩减了财务人员填单、计算与录入等基础性工作量，推动了财务职能由账务核算型向更具价值的业务财务及战略财务转化。为适应新环境的要求，财务人员应不断更新专业知识，积极适应新变化，加强对预算管理、成本管理、绩效管理等管理理论与工具的理解把握，提升专业素养与职业道德水平。通过熟悉医院各项经济业务，深入业务前端，业财融合，从而从财务视角为领导决策提供专业支撑，为医护人员与患者提供优质服务，促进医院精细化管理。

三是加强宣传与培训，逐步在各个领域应用智能报账系统。耗材报账作为率先迈向智能化改革的试点，对于整个医院的财务管理来说具有里程碑意义，它的经验可以复制到其他报账工作中。快捷、智能、可追溯、无接触的智能报销带来的将是一场财务变革，将是数字化财务治理体系的重构，标志着医院正式迈进智能财务时代。

专家点评

点评专家：国家卫生健康委医院管理研究所医疗政策部主任、研究员 董四平

该案例报告了医院采用智能流程自动化系统（IPA）改革医用耗材报账，解决传统流程中信息重复录入、效率低下和监管困难等问题，并以此推动财务职能向战略财务转化，强调领导重视信息化建设、财务人员转型和智能系统的广泛应用。该案例展现了医院在耗材财务管理方面的创新和特色：首先，智能化管理显著提升了医院耗材的采购、存储和使用的效率。通过科学、动态地制定采购计划，医院能够根据实际使用情况和需求进行调整，确保耗材的供应与需求相匹配。其次，实时监控和可追溯性使医院能够实时掌握耗材的库存情况、有效期等信息，从而有效避免耗材的浪费和过期损失。最后，通过自动化和集中化的智能管理方式，减少人为干预和错误，降低了医院耗材的财务成本和管理成本。

该案例还可从以下几个方面进行改进：一是需要进一步完善智能化系统的功能和性能。例如系统应能够更准确地预测耗材的使用量和需求趋势，以便医院能够更精准地制定采购计划。二是系统还应加强对耗材质量、安全性和合规性的监控和管理，确保医院使用的耗材符合相关标准和要求。三是加强对耗材智能化管理的培训和推广，积极宣传和推广智能化管理的优点和效果，鼓励更多的科室、部门和业务采用智能化管理方式。

RBRVS+DRG/DIP智慧绩效考评系统助力医院运营管理提升

部门：绩效办
编写人员：倪彬　姚月宁　王晓奕　何慧　李飞翔

一、案例背景

在医院管理中，有效的绩效管理可以将员工的个人目标与医院战略相结合，从而提升医院员工工作的积极性和创造性，激发员工潜力，并最终有助于提升患者的就医体验。

建立完善科学有效的医院绩效考核制度已成为当前各公立医院改革的重要内容。回顾我国医院管理工作的历程，建立科学有效的考核评价机制，是引导公立医院落实功能定位、完善服务模式、创新内部管理的重要手段。值得关注的是，尽管运营管理已在制造、服务等行业中得到广泛应用，但对于医疗卫生行业而言，它还是一个相对新兴的事物。医院运营的本质是合理配置资源，关键在于对人力资源的有效利用，最终的目标是提高医院内部效率和效益，核心目标是确保医院获得持续的竞争优势。

传统的绩效核算采用的是收支结余考评和绩效目标考评相结合的混合模式。该模式切实提高了医务人员的工作积极性，并在一定程度上缓解了看病难问题。医疗机构基本上认可了这种分配方式，并延续至今形成惯性运转。

随着我国医改工作全面展开并不断深入推进，推动公立医院绩效改革，完善公立医院分配制度已势在必行。北京大学深圳医院适时改革了传统的绩效核算方法，启用了基于RBRVS+DRG/DIP的全新绩效考评系统。

全新的绩效考评系统旨在打造“全维度”评价体系，依据员工完成任务的数量和质量进行量化积分，从而实现医院员工绩效水平的“精准画像”。

二、管理痛点

传统绩效核算产生源于各医疗机构对2004年印发的《关于加强医疗机构财务部门管理职能、规范经济核算与分配管理》的通知的贯彻执行。但随着国家政策、医保付费规则以及医疗机构内在管理需求不断发展变化，传统绩效核算方案存在的先天不足和缺陷也逐步显现出来，倒逼医疗机构重新构建更合规、更科学、更有效的绩效管理平台。

一是无法规避政策风险。2013年原国家卫生计生委印发的《加强医疗卫生行风建设“九不准”》明确规定不准将医疗卫生人员个人收入与药品和医学检查收入挂钩、不准开单提成。而传统绩效核算方案都与科室收支结余有着或多或少的联系，统计科室收入时很难完全避免以上两项政策要求。

二是无法克服定价缺陷。目前我国医疗服务价格明显低于医疗服务价值。医务人员技术与劳动价值收费过低，大型医疗设备检查或治疗费用偏高。因此以收支结余为主的传统绩效核算方案很难真正做到优绩优酬，无法保障医务人员劳务价值在诊疗过程中得到公平合理的绩效回报。

三是提取比例缺乏科学依据。按照收支结余一定比例提取绩效工资，其中制定比例标准是整个方案的核心，也是各核算科室最为关注的重点。多数医疗机构都是以历史数据为依据，以经验为基础，人为调整提取比例，缺乏科学合理依据。

四是缺乏成熟的操作程序。传统核算方案思路虽大同小异，内涵却千差万别，所以行业内一直缺乏规范成熟的操作程序，医疗机构大多使用自己制作的小程序完成日常核算。其中大量手工工作，引发了准确性偏低、及时性不足、有效性较差等问题。

三、解决方案

北京大学深圳医院选择采用基于RBRVS+DRG/DIP的全新绩效考评系统（见图1）替代传统考评方案。

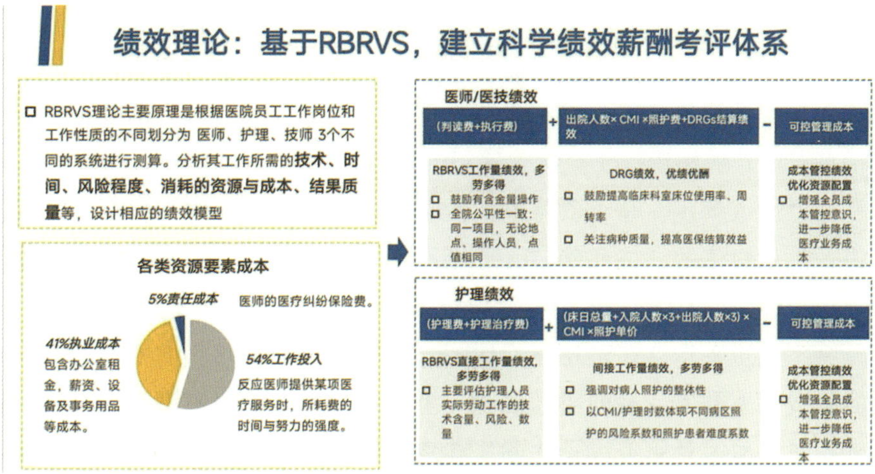

■ 图 1　基于 RBRVS+DRG/DIP 的全新绩效考评系统

具体由以下几个模块组成：

（一）临床工作量核算模块

该模块不再以收入（或收费金额）来衡量医护人员的劳动价值，取而代之的是 RBRVS（Resource-Based Relative Value Scale，以资源消耗为基础的相对价值比率）体系。该体系是根据医生在提供医疗服务过程中所消耗的资源成本客观测定其劳务费用，充分维护了医务人员按技术能力、劳动强度获取劳务费的权益。

1. RBRVS主要特点

一是符合医改新政不与收入挂钩政策，规避了政策风险，提高了员工积极性，医院绩效得到了有效提升，实现了“政府要公益、患者要满意、医保要控制、员工要待遇、医院要效益”的均衡。

二是体现公平性，RBRVS体系可以根据医疗服务所消耗的资源量和医务人员的劳动强度来确定收费标准，有利于实现医疗资源的公平分配，增强医务人员间的收入公平性。

三是适应性较强，可以根据医疗行为的相对价值进行评估，并针对不同的医疗行为给予不同的报酬，有利于激励医务人员提供更高效和高质量的医疗服务。

四是实现公益性，帮助医院和医务人员更有效地管理医疗资源，提高资源利用效率，同时也有利于控制医疗成本，最终为患者提供经济高效的医疗服务，满足公益服务需求。

2. RBRVS体系建立流程

一是数据收集，包括各类医疗服务项目的资源消耗情况、医务人员的工作时间以及医疗服务的相对价值等信息。这些数据可以通过医疗机构的内部记录、医疗保险支付信息以及专业组织的研究报告等渠道获取。

二是相对价值确定，基于收集到的数据，医疗专家和研究人员会对各种医疗服务项目进行相对价值的评估和确定，通常采用专业的研究方法和统计分析手段，如时间研究、观察研究和问卷调查等，以确定不同医疗服务项目的相对价值比率。

三是制定权重系数，在确定医疗服务项目的相对价值后，需要为各项医疗服务设定相应的权重系数，以反映不同医疗服务项目对整体医疗资源消耗的影响程度。这些权重系数通常由专业团队经过仔细研究和讨论后得出。

四是制定工作量评价标准：根据医疗服务项目的相对价值和权重系数，可以计算出各项医疗服务的工作量评价标准。同时，也需要不断监测和调整这些标准，以确保其与实际医疗资源消耗相符合。

（二）DRG/DIP核算模块

该模块用于整合、分析医院的医保结算数据，评估绩效并监测医疗服务质量。通过对医保结算数据的深入分析和挖掘，了解各项医疗服务的实际成本和收入情况，评估医院和临床科室的结算状况，并监测绩效改进的效果。

1. DRG/DIP核算主要特点

一是数据整合和分析，可以整合医疗机构的医保结算数据，包括医疗费用清单、报销比例、就诊人次等信息，并进行深入分析和挖掘。这有助于医疗机构了解各项医疗服务的实际成本和收入情况，发现潜在的成本节约点和业务增长点。

二是绩效评估和监测，可根据设定的绩效指标和标准，对医院和临床科室的医保结算情况进行评估和监测。通过定量化分析和比较，及时发现绩效问题和潜在风险，有针对性地制定改进措施，并监督绩效提升的效果。

三是成本控制和质量提升，帮助医院和临床科室合理控制医疗成本，优化医疗服务流程，提升医疗服务的质量和效率。通过持续监测医保结算数据，医疗机构可以及时调整策略，达到成本节约和服务质量提升的双赢效果，同时提升医院绩效水平。

2. DRG/DIP核算流程

一是数据采集：从医保结算系统中采集医疗费用清单、报销比例、就诊人次等相关数据。这些数据形成了医院的结算基础信息。

二是数据整合与清洗，包括去除重复数据、处理缺失项、统一数据格式等，以确保数据的准确性和完整性。

三是绩效指标设定，包括医保结算的绩效指标和标准，例如成本收入比、报销比例、就诊人均费用等。同时还需要设置部分特殊情况，如重症科、急诊科等部分科室、部分CMI值大于2的病种暂不列入核算等。

四是数据分析与评估：对整合清洗后的数据进行深入分析，根据设定的绩效指标，评估医院和临床科室在医保结算方面的绩效状况，发现潜在问题和改进建议。

（三）临床服务质量考核模块

临床服务质量考核模块是用于评估医疗机构临床服务水平的工具。该模块主要通过收集、分析和监测临床服务相关数据，对医疗机构的临床服务质量进行评估和考核。具体而言，临床服务质量考核模块通常包括以下方面：

1. 临床指标设定：设定一系列反映临床服务质量的指标，例如手术成功率、药物使用准确性、病人满意度等，作为评估的依据。

2. 数据采集与整合：收集和整合医疗机构的临床数据，包括病历记录、检查结果、治疗方案等，以便进行后续的分析和评估。

3. 数据分析与评估：利用采集到的数据对医疗机构的临床服务质量进行深入分析和评估，发现问题、优势及改进建议。

4. 绩效监测与反馈：建立监测机制，定期监测临床服务质量数据变化趋势，及时反馈给医疗机构，帮助其改进临床服务水平。

四、实践成效

新绩效考评模式相较传统核算方案优势突出（见图2）。院内主流系统形成无缝对接后，一是可以充分利用互联网技术、大数据计算知识以及云计算，完成各项数据快速匹配及有效处理，实现基础数据、加工数据、展示数据全程可追溯，增强了员工对绩效方案的认可度，保证了绩效考核的公正和客观。

二是嵌入出入院人数、占用床日数、CMI、RW等关键指标，引导各科室、各部门关注效率、效益与质量。比如，使用新绩效考评后，员工会增加对高尖精项目的重视程度，进而减少类似过度检查情况的发生。

三是强调了成本控制，特别强化对可控成本的管控，比如说像水电或不可收费耗材等，这类耗材小到类似棉签、纱布等，实际在整个行业内存在着巨大的浪费，成为新绩效考评加强管控的对象。

四是提高了医院的工作量以及业务质量。由于新绩效考评让医生关注点发生了转移，对服务水平和手术技术更加关注，进而提高了医疗质量，患者满意度也随之提升。

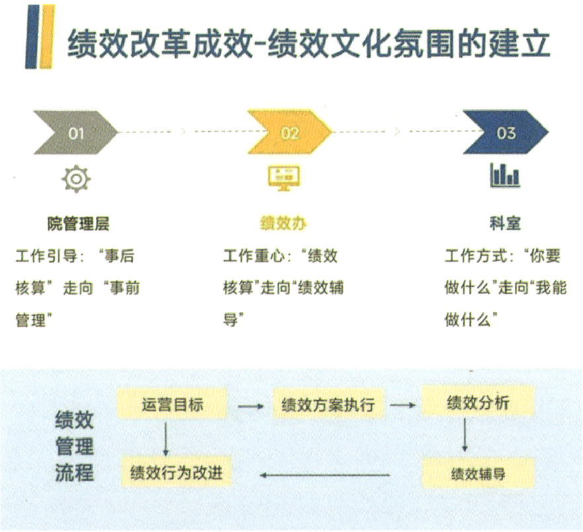

■图2 绩效考评改革成效

RBRVS模式的优点在于：对于传统方案中医疗价格与实际价值相背离的情况进行了有效纠偏；同时，符合“公立医院内部分配应充分体现医、护、技、药、管等岗位差异，兼顾不同科室之间的平衡，向关键和紧缺岗位、高风险和高强度岗位、高层次人才、业务骨干和作出突出成绩的医务人员倾斜”政策要求；医院还可根据自身发展需求，通过调整点单价实行绩效总额预算管理，达到公立医院全面预算管理要求。

五、工作经验

一是要充分认识改革传统绩效管理分配的重要性。随着政策的要求、医院管理的需求，传统的绩效管理分配模式已不再适用，推行科学、合理、高效的智慧绩效考评系统势在必行。RBRVS+DRG/DIP智慧绩效考评系统实施后，医院实现了由单纯绩效分配向运营管理的转变，助力医院由粗放管理向精细化管理转型。同时，医院实现了由院—科两级综合目标管理向院—科—组三级综合目标管理的转变，相当于在医师这级又再根据亚专业的不同分成了各个组。这在促进学科发展的同时，也达成了良性竞争，助力医院学科建设高质量发展。

此外，借助智慧绩效考评系统，建立了病区全院一张床核算模式，将医生和护士分开进行工作量核算，护士的绩效水平得以单独体现，进而提高对床位这一稀缺资源的有效利用。

二是绩效管理工作是一个持续改进的过程。金无足赤，RBRVS+DRG/DIP智慧绩效考评系统仍待持续完善，如仅从服务项目的角度对资源投入进行评价，未考虑患者最终治疗效果，未考虑不同级别医务人员在技术能力上的差异；对操作项目较少的内科系统评价不足等。因此，要对绩效管理体系进行实时监测和分析评价，持续优化智慧绩效考评系统，确保绩效考核分配平稳运行、科学合理。

专家点评

点评专家：杭州市第一人民医院互联网医院办公室信息中心主任、高级统计师陈斌

对于医院来说，绩效一直都是全院的“风向标”与“指挥棒”。好的绩效管理能够使医院持续稳固地向前发展。由于传统绩效考核方案存在的四点不足，北京大学深圳医院探索基于RBRVS+DRG/DIP的全新绩效考评系统替代传统考评方案。融合两个绩效工具的优点，并通过信息化建设，建立了较为完善、清晰的绩效考核独立模块来进行绩效管理。在目前已知的国内大型三甲医院当中，依然具有一定的先进性与示范性，值得学习。

该案例根据医生在提供医疗服务过程中所消耗的资源成本，客观测定其劳务费用，充分维护医务人员按技术能力、劳动强度获取劳务费的服务价值和权益，并为各医疗服务设定反映不同医疗服务项目对整体医疗资源消耗的影响程度的权重系数，计算出各项医疗服务的工作量评价标准，且动态监测和调整这些标准，以确保其与实际医疗资源消耗相符合。

需要指出的是，可能受限于篇幅的原因，该系统并未分场景（如住院、门急诊等）来进行细化的绩效工作展示，而这些可能是读者们所更加关心的内容。另外，痛点叙述部分占用篇幅有点过大，建议进一步规划篇幅设计，同时某些语句表述还请再斟酌一二。

该案例方法可行有效，对医疗管理意义显著，需要不断地持续改进和更新管理指标体系，在创新性和独创性上有其行业的实用推广意义。

降低能耗　增效减排　基于多模态 BIM 平台智慧医院后勤节能减排综合应用

部门：后勤保卫部
编写人员：钟振煌　姚月宁　刘攀　林春光　黄培峰　许瑞忠　李嘉妮

一、案例背景

一家医院一年下来，要用多少度电？其中有多少是浪费了？2019年，国务院办公厅发布《国家三级公立医院绩效考核》，其中提到运营效率体现医院的精细化管理水平，是实现医院科学管理的关键。而医院的后勤保障部门也是医院的一部分，需要提高运营效率，实现精细化管理。

2022年，国务院发布的《关于印发“十四五”节能减排综合工作方案的通知》提出，到2025年，全国单位国内生产总值能源消耗比2020年下降13.5%，能源消费总量得到合理控制。推行能耗定额管理，全面开展节约型机关创建行动。

医院节能减排迫在眉睫。现代建筑物中，中央空调系统的能耗占整个建筑物能耗的50%—60%。北京大学深圳医院外科楼有34个重点科室，根据历年能耗统计，外科楼能耗占比达到全院能耗的55%左右。

为节能减排，2022年起，北京大学深圳医院开始对外科楼空调进行智慧节能改造，同时对照明系统、地下水管进行智慧管控。通过大数据挖掘算法来建立节能优化策略，并且构建“后勤智能化综合节能云平台”，以此理念与技术架构进行建设及研究，以最大限度节省能源，降低医院后期运行和维护成本。

二、管理痛点

后勤能耗治理工作在传统操作模式下很难开展，主要存在以下痛点：

一是北京大学深圳医院配电房基本没有安装可靠的在线计量监测系统，个别楼层已安装计量仪表（非智能型），但大部分楼层没有安装计量计表，系统无法深入地进行能耗分析。

二是由于缺少计量监测系统，不利于培养医院各科室、单位人员的节能习惯，无法调动各单位人员节能的积极性，更无法制定相关的奖惩措施。同时，也缺少自动节能控制等干预手段，在传统的人工操作模式下，能源浪费现象难以改善。

三是缺乏科学的用能评价标准，难以量化及可视化效能评估数据，并制定有针对性的节能措施和进行节能效果评估，很难为医院的节能减排工作提供辅助决策。

三、解决方案

现代建筑物中，中央空调系统的能耗占整个建筑物能耗的50%—60%。而中央空调系统中，冷水机组的能耗占到整个空调能耗的30%—40%，同时水泵水塔的能耗占到整个空调系统能耗的10%—15%，则整个机房设备的能耗占整个空调系统能耗的30%—50%，所以冷热源机房设备的能耗占整个建筑物能耗的30%左右，由此可见对机房设备进行节能控制是非常必要的。

一般来说，机房群控系统在保障设备正常、安全运行的情况下可为业主节省约10%—15%左右的能耗。根据历年能耗统计，北京大学深圳医院外科楼能耗占比达到全院能耗的55%左右，外科楼面积占比为43.8%。由此可见，外科楼能耗支出占比大，而空调系统又占外科楼区域能耗占比的41%左右，具备节能措施的价值体现。

北京大学深圳医院创造性地基于物联网、数字孪生、区块链、大数据、人工智能以及“云”平台等技术，针对三大应用场景分别建立“智能决策系统”，该系统包含：布置传感器实时获取关键节点数据，对实时数据进行三维视觉建模并可视化，基于因子分析建立不可篡改的分布式数据库，通过大数据挖掘算法来建立节能优化策略，并且构建“后勤智能化综合节能云平台”（见图1）。

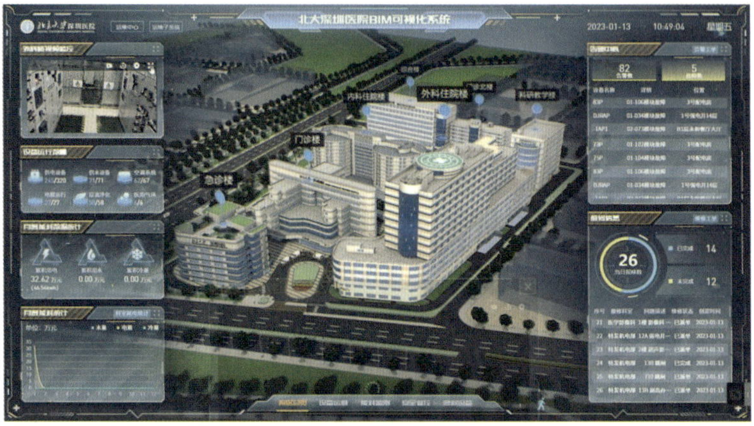

■图1 后勤智能化综合节能云平台

通过建设“后勤智能化综合节能云平台”，建立对外科楼各类能源数据采集：包含外科楼重点用电监控以及地下用水管线的智能化管控体系。同时，完成对能耗指标的量化、可视化以及效能可评估，并建立分析效能智能决策模型，进而实现对能耗的智能化、精细化管理以及对决策控制的优化。最终，通过智慧化手段实现“降低能耗、增效减排”的目标。

（一）场景1：外科楼空调智慧节能管控

建设任务：对北京大学深圳医院外科楼空调的智慧节能改造，并将其作为节能减排的干预措施之一。

实施方案：传统的地下室冷热源系统设备，要么采用单独的独立群控，或按照设备种类分为热源（锅炉）、冷源（plc群控或者机组控制）、动力柜远程采集系统等，我方系统之所以称之为机房智慧节能管控，是因为本系统可以控制内容不仅限于冷水机组，其控制内容还包括冷水机组配套的冷冻水泵、冷却水泵、冷却塔及其他相关设备及系统，另外在传统群控上面，更加侧重节能及管控双结合，实现群测群控，群联群动，以实现节能及管控双平衡的模式，达到稳定可靠、经济运行。

（二）场景2：智慧照明系统智慧管控

建设任务：对北京大学深圳医院外科楼地下室照明系统进行改造，并将其作为节能减排的干预措施之一。

实施方案：将地下室照明从常亮改为基于BIM可视化系统智慧控制，并分为若干个区间，精确控制当前区域照明开启或断开；可以实现远程操控，定时操控，隔一开一等多模式选择，多种节能模式选择，达到易用、可控、适应多场景、时控、自适应调节等节能手段。

（三）场景3：地下水管智慧管控

建设任务：对北京大学深圳医院外科楼地下管网系统进行改造，并将其作为节能减排的干预措施之一。

实施方案：对地下一层、地下二层、地下三层供水管线的主干线管道进行三维建模，分为竖向立管与水平横管；在主干线关键节点位置安装智能水表、压力表、流量计并实时监控管网运行状态；传感器数据同步到三维管线场景，实时物理设备与虚拟三维监测。

四、实践成效

针对医院外科楼空调系统节能控制、外科楼地下室智慧照明节能控制、外科楼地下用水管线三大应用场景分别建立“智能决策系统”，并构建“后勤智能化综合节能平台”从而实现一站式后勤智能管理，完成对能耗指标的量化、可视化以及效能评估，实现对能耗的智能化、精细化管理以及对决策控制的优化。最终，通过智慧化手段达到“降低能耗、增效减排”的目标。

以2022年为例，北京大学深圳医院全院耗电量4009万度，其中外科楼占全院的52%，耗电量为2095万度，消耗金额为1362万，每月114万；2022年，从电量消耗占比看，5—9月的5个月中，整体耗电1999万度，电费为1299万，占到全年消耗电量的50%；空调系统每年耗电约860万—900万度电能，随着节能减排的逐步推广，按照第一年节能10%测算，整体节能为80万—90万度电。

经过建设后，北京大学深圳医院通过空调和门窗磁节能管控系统，利用1047套门窗磁和空调温控联动（开门窗立即关闭空调）全年节能15万余元；基于多模态可视化节能管控系统，每年节能1 290 000 千瓦·时，节能金额91.59万元。

同时，对外科楼区域、内科楼区域历史3年（2020—2022年）能耗占比分析，外科楼能耗占比在逐年下降（见表1）。

表1　近三年外科楼、内科楼区域能耗情况

年份	外科楼区域能耗（千瓦·时）	内科楼区域能耗（千瓦·时）	外科楼区域能耗占比	内科楼区域能耗占比
2020 年	20 405 120.00	12 883 500.00	61.30%	38.70%
2021 年	21 675 040.00	15 642 700.00	58.08%	41.92%
2022 年	20 953 960.00	16 385 300.00	56.12%	43.88%

五、工作经验

（一）重视理论基础研究，构建全方位评价体系

智慧医院后勤管理平台建设之初就高度重视理论基础的研究，通过文献综述与两轮专家咨询，一方面确立了本研究三大场景下的能源消耗评价体系与计算方法，另一方面完成了三大场景下的能耗影响因素研究，并分别对其进行了定义，为数据模型校正工作提供了充分的依据和支持。从技术与管理的效果评价上看，既有基于智能化后勤BIM可视化系统的直观数据评价（在技术上考虑了混杂因素的影响），又有基于专家咨询的主观感知评价，能够从不同维度与视角来进行全方位评价，以综合兼顾评价的客观性、专业性与权威性。

（二）多方考虑制定具体实施方案，才能取得实效

针对不同的室内外环境和设备使用情况，北京大学深圳医院的控制策略是基于舒适性和节能的双重考虑，不仅实现对医院内的各种机电设备的控制，并依据它们之间内在的联系，实现对整个系统的连锁控制。另外，系统通过通信接口从水、电计量系统取得设备的能耗统计数据并进行各种分析与处理，进而优化系统控制参数、制定维护计划，使医院机电系统在稳定工作的基础上，最大限度地节省能源，降低医院后期运行和维护成本。

专家点评

点评专家：四川大学华西医院互联网医院管理办公室主任、高级工程师　师庆科

北京大学深圳医院通过采用多模态BIM平台、物联网、数字孪生、区块链、大数据和人工智能等先进技术，实现了对医院后勤系统的智能化改造，展示了医院在节能减排方面的创新实践。特别是通过智慧化手段对中央空调系统、照明系统和地下水管系统进行综合管控，有效提高了能源使用效率。医院通过构建“后勤智能化综合节能云平台”，实现了对能耗数据的实时采集、量化和可视化，这为医院管理层提供了准确的数据支持，有助于制定更加科学的节能策略和进行效能评估。这种基于数据驱动的决策模式，是现代医院管理的重要趋势。根据案例提供的数据，医院通过智慧节能改造，实现了显著的节能效果。例如，通过门窗磁和空调温控联动系统，以及多模态可视化节能管控系统，医院每年能够节省大量的电能和资金，这对于降低医院运营成本、提高经济效益具有重要意义。

医院在建设智慧医院后勤管理平台时，重视理论基础研究，并结合专家咨询，确立了能源消耗评价体系与计算方法。这种理论与实践相结合的方法，有助于确保节能措施的科学性和有效性。北京大学深圳医院的案例为其他医院提供了一个节能减排的典范，其在技术创新、数据驱动决策、持续优化改进等方面的实践，值得业界学习和借鉴。

医疗设备“六化”智能管理
数字赋能降本增效

部门：医学装备部
编写人员：姚辉　吴平凤　杨伟文　林栋　高宇　林建勋　黄丽贞　岑宏飞
陈科　喻林果

一、案例背景

随着科技的快速发展和医疗水平的不断提高，信息化和数据化管理已成为医院发展的大趋势。作为一家综合性医院，随着医疗设备的日益增多，如何确保全院医疗设备使用的安全性、治疗的有效性、检查的准确性，这是医院面临的巨大考验。

《公立医院高质量发展促进行动（2021—2025年）》提出，要将信息化作为医院基本建设的优先领域，建设电子病历、智慧服务、智慧管理“三位一体”的智慧医院信息系统。鼓励有条件的公立医院加快应用智慧服务软硬件，提高医疗服务的智慧化、个性化水平。

作为建立健全现代医院管理制度的试点医院，北京大学深圳医院主动扛起试点责任，在“智慧医院”建设的引领下，以医疗设备智能化管理为抓手，以数字信息化为依托，从自行摸索、总结经验到不懈尝试，逐步构建起集“采+管+养+控”于一体的设备全生命周期数字化管理平台，极大地推动了“招标采购”信息化、“资产档案”电子化、“运行监控”可视化、“效益分析”高效化、“计量质控管理”自动化、“维修管理”信息化的“六化”管理路径的实现。

实施了“六化”管理路径后，医院临床满意度得到大幅提升，医院运营效率显著提高，医院智慧化程度逐渐加强，真正改变了以往设备静态管理的思想观念，改进了设备管理的工作流程，同时改善了与供应商之间的合作关系，对推进现代医院管理制度的建立健全与落地见效发挥了重要作用。

二、管理痛点

“管理难、质控难、维修难、效益分析难”是大型公立医院医疗设备固定资产管理普遍面临的难题。

（一）医疗设备数量品种繁多，导致管理难

由于医疗设备数量庞大、品种繁多，医院在购置时项目多，购置准备工作繁杂、周期长。在进行盘点清查时，如果使用人工盘点，往往只能关注有无设备，而对每台设备的存放、使用、定期保养、维护等情况，以及调拨和使用效能监控难度大。如果医院没有建立从购置到报废的日常统筹跟踪机制，实物、台账与财务账之间存在差异，容易出现账目不清、账物不符、有账无实等情况。如果管理不到位，容易出现设备随意乱放、不该处置的设备非正常损毁、报废后没有及时进行妥善处置、设备丢失无人可追责等问题，导致设备损耗和国有资产流失。

（二）设备质控体系不健全，导致质控难

医疗设备“重利用轻管理”现象广泛存在，质控意识不足、质控体系不完善，制约了医疗设备的管理质量。设备质控有较强的专业性，但医院内部质控专业人才匮乏。现阶段，不少医院在设备采购环节仅做采购设备类型和数量的记录，没有及时通过信息系统录入设备使用环境、养护要求、技术人员配备、经济效益、社会效益等信息。设备日常出借、使用、维修检测等信息也录入不及时，导致设备质控管理难以到位，无法第一时间防范设备在临床使用过程中的风险。

（三）专业人才不足，导致维保难

一般来说，医院维保人才队伍存在人员不足、专业化程度相对不高、人员年龄断层、学历结构老化、分工不平衡等情况，不能很好地满足维修需求量大、设备更新迭代的技术要求。另外，医院以被动式应急性维修居多，维修周期长、效率低，响应不及时，影响设备正常使用和科室满意度。同时，医院设备缺乏维修系统前瞻性计划和定期保养，容易导致设备维修频率较高、临时仓促维修多、维保费用高、影响设备整体效率发挥等问题，增加了医院运营成本。

（四）信息化程度不高，导致效益分析难

一方面是效益分析数据获取难。医疗设备使用科室人员人工填报设备运行数据并汇总，导致统计周期长。另一方面，分析指标数据获取不规范，缺乏统计标准，数据统计不准确、不及时，无法真实反映设备运行状态并提供数据决策支持。此外，院内信息系统互联互通程度不高，难以对大型医疗设备进行效益、效率的量化评估。

三、解决方案

北京大学深圳医院聚焦医疗设备管理痛点，创新打造了基于物联网信息技术的“设备全生命周期数字化管理”信息平台（见图1），大幅提升临床满意度，达到降本增效提质的目的。

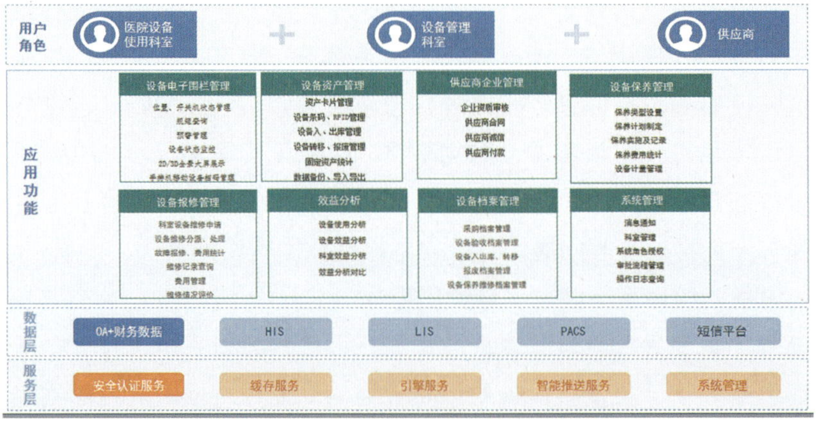

■ 图 1　设备全生命周期数字化管理平台架构图

（一）“招标采购”信息化，实现购置高效透明专业

“设备全生命周期数字化管理数字平台”的“招标采购”模块，首先是整合了购置申报与招标采购系统数据一体化。打通数据壁垒，及时响应临床科室的购置需求，与招标采购系统互联互通，实现设备信息实时动态查询、设备购置计划全程溯源。其次是在线投标高效。招标采购所有文档按照类别自动创建招标公告、招投标过程电子化实施，实现产品证件到期提前预警，医院公告、供应商投标全程在线办公，大大提高管理部门的工作效率和专业精确度。再次是开标、评标透明。线上就可以实现开标与评标，且评标后系统会自动生成采购结果，进行线上审批流程，中标通知书自动生成无需人工干预与纸质化审批，使招标采购过程更加公开透明，并缩短至1天完成。

（二）“资产档案”电子化，实现资产管理更清晰

“设备全生命周期数字化管理数字平台”的“资产档案管理”模块，一是实现了医院所有设备“一物一码”，做到一键盘点、设备档案电子存储、设备分类规范、统一编号、及时归档、实时查询。二是数据实现“动态管理”与及时获取，可实时了解设备的运行状态、库存、调配、折旧、维护、报废等动态信息。三是实现

"设备资产电子存储档案"，资产档案列表可以查看每一台设备的档号、单价、数量、供应商、合同号以及是否入库等，做到医院约1.5万台套、近20亿元的医疗设备资产账物相符、管理清晰。

（三）"运行监控"轨迹化，实现精准管理更高效

"设备全生命周期数字化管理平台"的"运行监控"模块，以急救类设备、超声影像设备、医学影像设备、手术室和麻醉科为重点，推动物联网RFID自动识别技术应用，实现可视化的设备轨迹管理和全方位运行监控。一是远程精准定位，3D显示设备实时定位、设备分布和所在楼层科室，设备发生报警时支持与院内摄像头联动，查看实时情况。二是实时轨迹管理，有效保障设备资产安全，有助于紧急状态下管理部门及时了解设备状态，精准进行调配。三是实时监测设备在线运行状态，自动获取设备的总工作时间、停机时间、使用率、人员操作、医生工作量等运行状态信息，为绩效考核提供决策依据。

（四）"效益分析"高效化，实现决策支撑更有力

"设备全生命周期数字化管理平台"的"效益分析"模块，以78台套价值200万元以上的大型设备为介入点，建立基于设备全生命周期数字化管理系统对接HIS、LIS、PACS、EMR等系统，自动、准确、高效、实时分析出设备的效益，包括但不限于开机时长、收益情况、阳性率、折旧情况、使用率、功能利用率、耗材支出、盈亏率等指标，为医院科学投资、成本核算、效益分析提供基本保障。以北京大学深圳医院超声设备为例，通过对接HIS系统，绑定设备收费条目及使用的耗材支出等，获取设备信息、运行轨迹、用电量、功率、开机情况、阳性率情况、检查人数及收入情况等，按月生成报表数据，及时反馈设备运行状态、成本回收情况。

（五）"计量质控管理"自动化，实现医疗质量有保障

北京大学深圳医院仅纳入强制检定的设备及耗品就有近1500台件，设备计量检测质控工作任务巨大且繁杂。"设备全生命周期数字化管理平台"中的"计量质控管理"模块，通过数字化管理平台，创建计量检测计划、检测周期、检测规范、计划实施时间等内容；设置计量日期提醒，基于设备资产信息，分类设置和周期提醒计量计划和质控检测计划；实时获取计量检测和质控数据；严格计量证书管理；实现计量设备定位与监测管理；做好质控情况记录、结果数字化入档，使重点监控设备覆盖率达到100%，实现"计量质控管理"工作的实时、高效、全流程追溯检查，大力保障了医院的医疗质量。

（六）"维修管理"信息化，实现维修处理更主动

"设备全生命周期数字化管理平台"中的"设备维修"模块，改变医疗设备的

管理与检修的被动状态，涵盖设备巡检管理、保养管理、预防性维护管理、不良事件管理等功能。一是在线报修便捷可追踪。“微信扫码报修、工程师认领派工、维修检测、处理、维修验收评价”一站式在线报修解决。二是设备维修情况可追踪。设备维修状态、历史维修情况、设备维修费用可供查阅，一目了然可追踪。三是实时监控维修预警。大屏实时智能监控设备运行情况，做到维修预警，让设备维修检测更主动。通过“维修管理”信息化线上报修，做到最晚30分钟内响应，维修进度及时反馈，设备6分钟内精准及时调配。

四、实践成效

（一）设备全生命周期闭环信息化管理，提高工作质量和运行效率

将设备管理的各个方面统一纳入数字化平台，实现设备全生命周期闭环信息化管理。在招标采购方面，大幅缩短时间周期，优化工作流程；在效益分析方面，数据更加便捷、精确、丰富，为医院决策层提供重要信息，为设备的再次购置与否提供可靠参考，使采购的新设备物有所值、物尽其用；整体看大大提高了设备管理部门的工作质量。同时，动态监测可以及时主动监测设备的运行状态，检测异常设备，科学主动制定维保计划，优化维保排班。医院重要设备年度查出设备异常50台套，年度提前对主力设备进行主动维保76台次，维保费用降低200万元，提升了设备运行效率。

（二）搭建双向服务数字化管理平台，大幅提高临床科室满意度

“设备全生命周期数字化管理平台”为临床科室医护人员开通登录账号，使设备管理部门与临床科室共同参与设备管理工作中，提高设备工作沟通效率和满意度。在计划申购方面，临床科室可以进行线上申报、审批、填报对应参数，并参与线上评标工作，减少医护人员报送纸质材料环节，提高临床科室满意度。在资产盘点方面，可以实现一物一码精准定位，一键资产盘点，并通过系统监测到设备移动轨迹，避免国有资产的流失。除此之外，将急救、生命支持类设备纳入平台统一管理，使原来调用急救、生命支持类设备通过轨迹追踪和运行监控，时间由10分钟缩短至6分钟以内，可及时应急精准调配，提升工作效率。

（三）构建医企“亲清”合作关系，提升双方沟通效率和满意度

在以往设备招标采购过程中，以纸质材料作为重要凭据，需要供应商与设备采购部门经常性面对面沟通联系，可能存在腐败风险。“招采线上系统”有效减少了采购部门与供应商之间面对面沟通机会，使各环节工作时间有效缩短，为投标人节省了大量的差旅费、打印装订费和时间成本，增加各类投标人参与公平竞争的机会，提高采购透明度，既实现与供应商之间坦荡真诚交往、积极支持发展的“亲”，也营造了与供应商之间关系清白、纯洁的“清”。

五、工作经验

建设医疗设备智能管理系统，提高医疗设备全生命周期的综合管理水平，具有良好的推广前景。但设备全生命周期数字化管理平台作为系统工程，其建设不能跟风逐流。

（一）高度重视高位推动，部门联动形成建设合力

建设“设备全生命周期数字化管理平台”，聚焦解决的均是医疗设备管理存在的“老大难”问题，除了建设过程复杂，且不仅仅是设备管理部门“独行侠”的问题，还需要信息、医务、质控、临床、财务绩效等各部门联动配合。因此，需要领导高度重视，一把手工程高位推动，促进多部门联动，共同参与流程梳理和智慧化平台建设过程，才能够形成建设合力。

（二）结合医院实际情况，以需求为导向进行建设

设备管理是医院管理的重要组成部分，并最终服务于临床使用。每个医院均有自身的特殊性，“设备全生命周期数字化管理”要基于医院的实际情况，权衡好医院管理和临床科室两者的需求。平台体系建设一方面促进医院管理流程不断优化，效益不断提升，另一方面，要牢牢把握住临床需求，对设备使用情况进行有效反馈，针对问题与使用科室共同探讨，立即改正，优化设备使用流程与科室内部管理。警惕顾此失彼或者“需求围着信息系统走”的尴尬情况。

（三）系统规划统一部署，做好智慧集约平台建设

紧跟互联网、物联网+等最新信息技术发展，探索把系统应用至设备全生命周期数字化管理平台中。设备管理部门要做到前置规划，统一部署，将复杂多样的管理系统尽量统一到集约管理平台，进而提高管理效率，告别传统的台账式、静态、滞后的管理模式，转向“科学、有序、高效、全面、直观”的管理模式，利用有限的人力资源，依托动态数字化建设，提升医院精细化、规范化、高效化的现代管理能力，这也是推动医院高质量发展的必由之路。

专家点评

点评专家：四川大学华西医院互联网医院管理办公室主任、高级工程师 师庆科

该案例体现了北京大学深圳医院在医疗设备管理方面的前瞻性和创新性，通过“六化”智能管理，实现了设备的全生命周期管理，这在提升设备使用效率和降低运营成本方面具有显著效果。医院通过建立数字化管理平台，通过物联网技术、互联网技术的整合应用，有效覆盖了医疗设备的采购、管理、监控、效益分析和维修等各个环节，推动了医院设备管理的数字化转型。通过数字化平台的实施，医院显著提高了临床科室的满意度，这不仅优化了工作流程，也增强了医护人员对设备管理的参与感和获得感，多部门联动配合提升了医院在设备管理方面的协同效应，这种跨部门合作模式对于提升管理效率和响应速度至关重要。平台的效益分析模块为医院管理层提供了准确的数据支持，有助于科学决策和资源的合理配置，这对于医院的长期发展和成本控制具有重要意义，符合当前公立医院高质量发展的要求。

随着医疗技术的发展和医院规模的扩大，管理平台需要具备良好的可持续性与扩展性，以适应未来设备种类和数量的增加。在数字化管理过程中，医疗设备的相关数据安全至关重要，医院需要确保所有数据的安全存储和传输，防止数据泄露。

总体而言，北京大学深圳医院的医疗设备“六化”智能管理是医院信息化建设的一次成功实践，为其他医院提供了宝贵的经验和启示。

提升医用耗材管理水平
SPD 助力医院高质量发展

部门：医学装备部
编写人员：姚辉　岑宏飞　陈科　黄丽贞　喻林果　吴平凤　杨伟文　林建勋
林栋　高宇

一、案例背景

医用耗材管理，被称为医改难啃的“硬骨头”。作为医疗行业重要的组成部分，医疗耗材涉及医院运营、患者治疗等多个方面，占医院总支出的大头。

传统的医疗耗材管理模式存在许多问题，如库存积压、监管缺失等，无法满足现代医疗的需求。因此，医用耗材的精细化管理成了医疗行业关注的焦点。

随着医疗卫生体制改革的不断深入，医用耗材治理、医保控费和全面审计工作的开展，对医院医用耗材管理提出了更高要求。规范医用耗材的管理流程、有效降低医用耗材的成本、减轻患者的经济负担，已成为医院管理当前必须应对的挑战。

近年来，《治理高值医用耗材改革方案》《关于印发医用耗材专项整治活动方案的通知》《医疗机构医用耗材管理办法（试行）》等各级政策文件陆续出台，均要求医院要建立医用耗材全过程治理和管控长效机制，对医用耗材的采购、储存、使用、追溯、监测、评价、监督等全过程进行有效管理，进一步提高医用耗材精益化管理水平并助力医用耗材成本管控和医保基金规范使用工作，防范化解廉政风险。

北京大学深圳医院在全国率先推行行业最优的、以物联网+为载体的“医用耗材精细化管理服务模式（SPD）”，作为现代医院强化管理、规范行为、推进高质量发展的重要抓手，规范流程、解放人力、提升效率的同时，通过数字化大数据分析，精准决策，构建线上线下+院内院外多方融合的一体化发展体系，打造互联互通互享的高质量医用耗材供应链数智生态，实现医院医疗质量与效益最大化。

二、管理痛点

传统的医用耗材管理更多采用的是“以入代买”“以领代耗”“跟台带货式”或“寄售式”的粗放式管理模式，容易出现管理漏洞，带来使用上的安全隐患。

（一）容易导致“购销存退”混乱

医用耗材品类繁多，专业性要求高，容易出现退换货现象，而传统的人工登记、手动记录、纸质翻查等管理模式和手工结算方式，容易导致“购销存退”混乱。如果没有实现基础数据库统一、信息互联互通，在耗材申购、采购、使用、计费、出库等各个环节很难实现规范管理，可能就会导致出现经济损失和质量安全等风险。

（二）无法准确统计出实际消耗数量

由于信息化程度不高，导致科室对耗材需求计划不准确，采购供应速度不匹配。比如，有些耗材用得多，往往用完了才去补货，有可能会耽误医疗救治；有些耗材用得少，因为事先不了解需求计划，从而导致库存积压等问题，产生需求与供应出现结构性矛盾。在医疗及护理过程中，使用的普通医用耗材领用“以领代支”，导致科室内耗材库存过期、丢失等现象经常发生，且后续难以管控，无法准确统计出实际消耗数量。

（三）与供应商信息交互时容易出现问题

在采购、验收、入库、出库等环节的信息化、智能化程度低，与供应商信息交互时容易出现问题，造成数据滞后，而无法及时补货或者补货过剩。

三、解决方案

北京大学深圳医院通过与运营服务商、耗材供应商共建“医用耗材精细化管理服务平台”（SPD平台），以SPD数字化平台的海量数据为基础，发挥数据的核心价值，赋能业务管理，不断契合医院业务发展需求，持续优化管理流程。

医院建立的医用耗材全生命周期管理体系基本架构如图1所示，涵盖了耗材管理各个环节。同时，智能设备的广泛应用、数据平台的互联互通，推动了医用耗材物资编码、计费编码、医保编码和医疗器械唯一码（UDI）即“四码合一”的实现，为医用耗材全生命周期管理体系的构建与应用奠定重要基础。

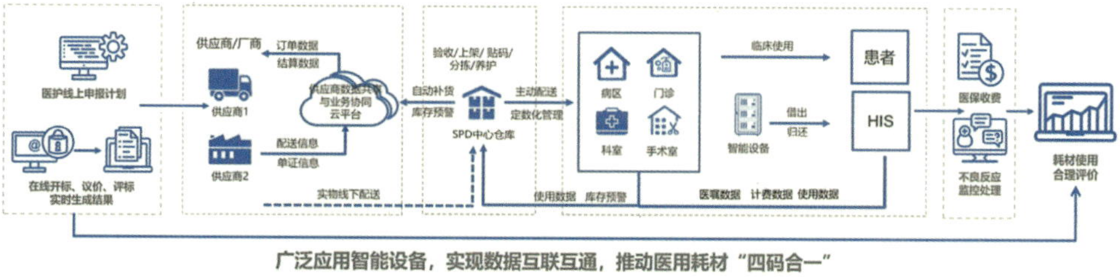

■ 图 1　医用耗材全生命周期管理体系基本架构

（一）智能设备广泛应用

医用耗材智能管理设备具体而言，主要分为三大类：

一类是医用耗材智能存储设备，包括高值医用耗材智能柜、高值医用耗材智能屋、中低值医用耗材智能柜/智能货架、检验试剂智能柜/智能冷库，主要支持IC卡、生物（人脸、指纹）识别、RFID射频技术自动批量识别物品、二维码和重力传感技术实现定数化管理等功能。

二类是智能移动终端设备，能够实现各临床使用科室（二级库）领用、收货、入库、出库、计费、盘点的智能化管理。

三类是智能仓库设备。一方面，使用耗材机器人进行自动化取送，具备自主导航、主动避障、自动充电等功能，实现智能搬运、拣选和分拣。另一方面，利用RFID射频识别技术对医用耗材进行赋码贴码、利用电子标签实现物品库位状态指示、利用现代传感技术实现仓库温湿度、火警等环境全天候监控及预警。

（二）数据平台互联互通

在数字化转型之前，院内各信息系统医用耗材数据“各自为政”，大量数据没有得到充分利用并发挥支持决策的作用。在建立健全医用耗材全生命周期管理体系的过程中，首先是建立院内医用耗材管理系统，主要包括医用耗材遴选准入、数据字典与资质管理、计划备货、中心库赋码作业及仓储管理、二级库管理、手术耗材智能库管理、特殊专科耗材管理、冷链监控与预警设备数据对接等实现不同管理功能的模块。

以此系统为基础，承担对接院内外信息系统医用耗材数据的中枢功能，消除信息孤岛，实现数据互联互通。

一是建立面向全院医用耗材供应商的业务信息共享云平台，供应商可以与医院之间实现公司资质、产品信息、计划订单、物流配送、数据结算等业务信息流的实时互联互通，医院也可以通过此平台，提高业务效率，加强对供应商各项工作的指导与监管，提高对供应商服务评价的客观度。

二是与院内HIS系统、HRP系统实现端口对接，对医用耗材医保计费、财务结算等数据进行智能化的追踪、分析与监控，完成医用耗材“最后一公里”的精细化管理，从而推动实现真正意义上的医用耗材全流程闭环管理。

三是按照医用耗材管理的政策法规要求，使院内医用耗材管理系统与政府部门相关平台系统进行数据端口对接，如深圳市医用耗材阳光交易平台（医保部门）、医疗器械唯一标识追溯平台（药监部门）。推动医院将医用耗材采购、使用等数据按照政府监管要求定期传送至相关平台；医院也可以利用平台数据，实现耗材遴选、议价、采购、追溯等功能。

（三）手术高值耗材全流程管理模式

手术高值耗材由于其价格昂贵、专业要求高，以往主要采用由临床科室先购入使用，再由耗材管理部门进行入库登记、结算的事后管理方式。

北京大学深圳医院手术高值耗材管理主要依靠高值耗材数字化智能间、指纹或人脸识别和RFID射频识别技术来实现。

具体管理流程如下：术前医护人员准备领用前通过指纹或人脸识别身份，领取耗材时RFID批量识别耗材详细信息和数量，同时医用耗材管理系统与HIS系统数据实现对接功能，术后可以一次扫码完成精确计费和溯源（UDI）登记。

除此之外，高值耗材管理可以实现库存预警管理，在耗材库存达到上下限、效期或存在未计费、未归还等情况时，会及时进行预警提示。最终可以实现对领用人、耗材数量品规、计费情况、使用患者、手术医生及计费科室等各流程环节的溯源管理。

（四）DSA介入耗材全流程管理模式

DSA介入耗材由于其在介入术前无法确认其使用的规格与数量，往往只能采取事前管理的方式。

北京大学深圳医院DSA介入耗材管理主要采用物联网+RFID无感识别技术，探索开发了医用耗材溯源标签无感识别智能盒，创新性地将智能识别、智能存取、自动控制、二维码技术应用于DSA介入耗材的二级库管理中，可以在手术使用后同时自动识别单个或多个医用耗材，完成手术中所用耗材的精准计费与溯源登记，既能够促进DSA介入耗材的精细化管理，又能够大幅减少介入手术医护人员的工作量。

（五）骨科手术耗材全流程管理模式

骨科手术耗材的收费管理一直是不易攻克的难题，其价值高、套包组成复杂且往往还有伴随服务的收费问题。

北京大学深圳医院针对骨科手术耗材特点，形成了如图2的全流程管理模式，由SPD系统按照手术实际使用消耗的耗材设定的组套策略生成套包计费二维码，经过主刀医生和手术护士核对确认后扫“一码”即可完成计费动作，并自动生成正式的验收入库信息和手术耗材追溯链信息。

通过SPD模式下骨科耗材的精细化管理，医院骨科耗材的申购方式、质控方法、监管模式、追溯过程和档案管理与之前传统模式相比都发生了根本的变化，实现了骨科耗材使用前、使用中、使用后的全程监管。

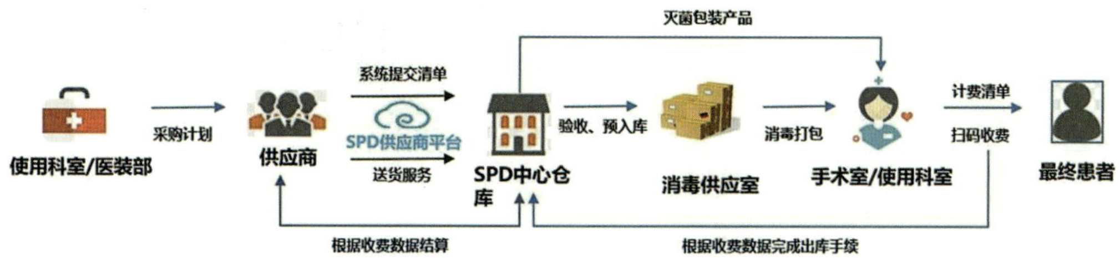

■ 图 2　骨科手术耗材全流程管理模式

（六）体外诊断试剂全流程管理模式

体外诊断试剂具有冷链、效期、批号等特殊属性管理需求的特点，其全流程追溯管理作为北京大学深圳医院在耗材管理中的特色，通过与运营服务商共同研发并率先启用国内首个“嵌入式双门智能试剂冷库”，实现了科室二级库贮存及取用等环节的透明化与线上化管理。

智能冷库可以24小时自动监测和记录温湿度，具备超限三级预警、开门时限预警和控制、一站式冷链交收试剂的功能，既能够实现以智能冷库为中心的验收、上架、入库、拣选、复核等智能仓储作业，又能够推进以实验组为中心的申领、补货、存取等科内智能化、精细化管理，实现体外诊断试剂使用后结算和成本效益分析。实现基于质量保障为核心的IVD全流程管理，具体模式见图3。

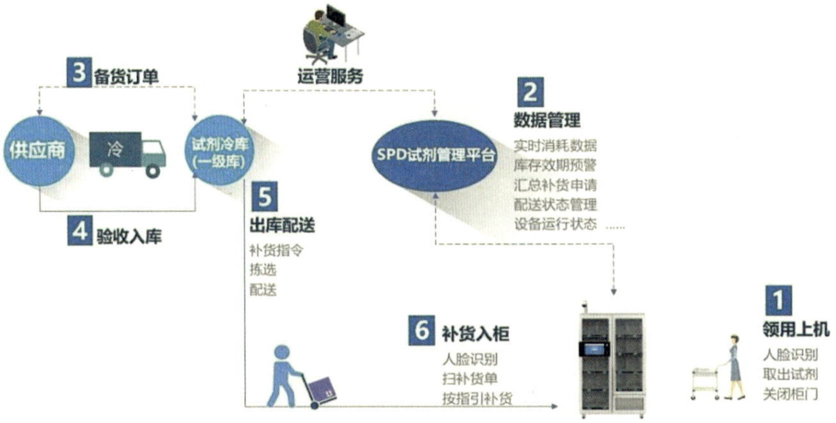

■ 图 3　体外诊断试剂全流程管理模式

（七）编码对应与医保收费

医用耗材的使用与收费管理是医保基金飞行检查的重中之重，因此，大力推动耗材管理部门与物价医保部门实现数据联动，杜绝医保虚记、串收等不合规现象尤为关键。

为了建立统一的医保计费联动体制，形成医疗保障“通用语言”体系，医学装备部、医保物价部和信息中心不断纵深推进医保信息业务编码及库存联动工作，将HIS耗材医保目录代码与SPD目录代码直接映射，利用信息化手段，对新增耗材，系统自动比对判断并进行医保分类管理（医保计费耗材判断原则如图4所示），生成计费条目及计费编码。

如果映射标识为可收费耗材，科室计费累积数不得超过科室二级库净入库数，

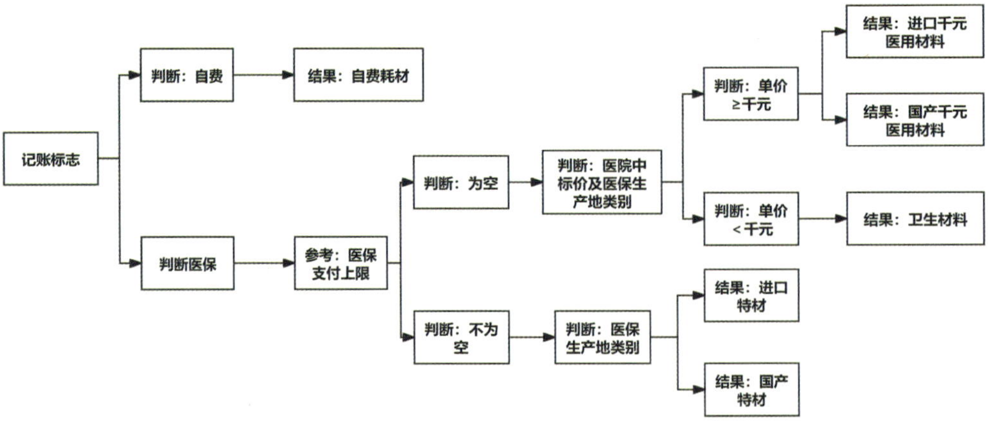

■ 图 4　医保计费耗材判断原则

否则设置为禁止收费，并可予提示，从而防止中低值可收费医用耗材计费“溢库”。通过二级库库存与医保计费信息的实时联动，将传统极易忽视的中低值可收费医用耗材也纳入重点管控品类范围。

推行二级库库存与医保计费信息的实时联动，提高了中低值医用耗材管理的质量和效率。该机制通过HIS录入医保计费编码，实现了耗材信息与医疗机构内部收费信息“一规一码”的关联，计费编码与SPD联动所含的产品规格、有效期和库存等数据，并且自动绑定患者信息和治疗详情，为后续溯源管理提供数据支撑。

SPD平台与HIS系统科室二级库存实行定期库存对账，确保使用与收费结算的一致性从而达到耗材使用的用后结算、以收定支，做到耗材计费与入库、出库及领用数据完全一致，从根源上杜绝医用耗材医保费用的虚计、串收、漏记、溢库等现象。

（八）合理使用与科学评价

医用耗材的合理使用关系着医院的成本控制与医疗安全，对其进行科学、有效、全面的评价至关重要。医院在医用耗材全生命周期管理体系的构建中，将耗材的合理使用与评价作为重要一环开展探索实践。

一是根据医用耗材管理系统、供应商管理系统、HIS以及阳光采购平台等业务系统中获得的有关耗材数据，统计分析医院所有消耗点的耗材使用情况，并从多个维度开展耗材使用评价。

二是将评价结果的好坏纳入临床科室的考核指标，持续推进纪医审多部门联动点评督导机制，耗材专项查房。通过多部门联合高值耗材入科专项查房，对高值耗材使用情况进行数据分析和成本效益分析，讨论临床耗材使用的存在问题（如部分科室单一耗材用量异常增高、选用品牌过于集中、单件耗材单价过高等），对具体问题分析原因、研究制定管理措施及办法。耗材管理部门会根据评价结果，科学评估耗材引进或退出的合理性，并在招采过程中适当考量，做好耗材管理的“守门员”，并为医院的成本管控提供精确的数据支撑与建设性的政策建议。

（九）构建医用耗材运营大数据平台

SPD数字化平台将以海量数据为基础，通过深度挖掘，发挥数据的核心价值，数字赋能业务管理。在医院各类医用耗材应用系统的基础上，建立以医用耗材为核心的专项大数据平台，实现SPD基础数据标准化、项目运营数据可视化、运营评价智能化、消耗数据资产化的目标。

整合HIS、LIS、HRP、SPD等系统中的医用耗材全生命周期数据，进而借助数字孪生等研究方法和多种大数据分析挖掘工具，以服务患者使用和院内科学经济管理为中心的医用耗材供应保障体系视角，全方位完善医用耗材智慧管理，从而推动医用耗材临床应用的规范性，提高相关产品临床应用的安全性、有效性和经济性。

四、实践成效

（一）实现医用耗材全生命周期闭环溯源管理

根据医用耗材管理要求结合医院运营实际情况和SPD管理模型，制定并不断完善医用耗材全过程管理制度、流程、操作规程（SOP），截至2023年8月底，共制定完善相关制度25项、操作规程11项。SPD平台还对医院耗材字典数据库进行规范和统一，建立了耗材主目录平台，与院内相关信息系统进行数据共享和分发。将物联网技术应用于科室医用耗材二级库管理中，在临床科室安装部署了自动化、智能化的高值耗材智能管理间、智能管理柜、普通耗材智能管理柜和IVD智能管理冷库等设备。

在此基础上，通过各类医用耗材全流程管理模式的应用实施，实现了医用耗材遴选、准入、计划、订单、配送、验收、入库、领用、补货、盘点、计费、结算、质控等环节全流程溯源管理，为医用耗材的使用安全与质量监管提供重要保障。

（二）提高医用耗材供应运行效率

医院每天需要补充的医用耗材备货的采购计划条目较多，平均每天备货计划40单、涉及品规数达300多个，计划产品又分属不同供应商（共390多家）供货，传统手段跟进效率不高。医院的SPD平台与供应商B2B平台实现了信息共享和业务协同，可对所有备货计划进行信息化的跟踪和提示，同时配备专职人员跟进备货计划完成情况，及时反馈至科室和管理部门，大幅提高了供应链各环节的沟通效率。

（三）医护人员满意度大幅提高

医用耗材运用物联网+SPD系统全流程管理后，能够自动识别产品信息、库存量，自动盘点感知出入库信息和实现智能补货，免除了过去医护人员取用物资时采取的人工登记、盘点、采购等工作流程，而且实现全过程的追溯管理，大大减轻了医护人员对耗材管理的工作负担。比如，护理单元用于请领、库存清点（盘点）、整理收纳等时间大幅度降低，由原来近93%的护理单元每天需要花费至少100分钟，降低到18分钟以内。如此一来，减少了医护人员非医疗护理专业工作负担，让他们可以从繁杂的物流事务工作中解放出来，从事专业医疗和护理服务，因而医护人员对医用耗材供应服务满意度大幅提高。

（四）通过科学数据收集实现成本管控

基于国家医保控费和院内成本管理的管理要求，SPD平台可开展手术关联用耗分析管控。事前，通过医疗方案触发用耗历史数据分析，为医用耗材使用种类、数量、时间提供依据，达到“定量”“定容”“定时”管控。事中，通过UDI赋码的物流供应链定数、骨科套包等管理模式，可对医疗行为执行全程追溯。事后，实现临床使用数据、财务计费数据、物流流通数据的完整闭环，满足医保控费背景下对医疗器械精细化管理、现代医保审计的要求。

（五）维护公益性和社会效益

SPD管理模式借助数字化平台，通过信息化管理的程序性、系统性和透明性，优化医用耗材物流管理流程，确保医护人员能够准确计费，物价管理人员能够及时掌握价格的变动，及时完成价格数据更新，有效提高医用耗材计费的准确性，保障临床使用耗材的安全性。同时，通过网络信息管理，对科室耗材品种的使用情况进行随时跟踪监管，以便管理人员对科室的计费情况进行科学的指导和纠正，提升医院的满意度和社会信誉。

五、工作经验

一是全新的SPD服务模式需要真正落地，项目实施需要医院明确方向，并主导流程按照智慧供应链模式执行，在实施过程中有组织、有步骤地执行改善。同时，项目实施要做到真正的降本增效必须不断优化流程，改进制度，提升供应和配送效率，保障使用安全，实现决策的数据化、科学化，真正降低院内流转的损耗和管理成本。

二是大数据平台建设，HIS、LIS、HRP、SPD等系统全面贯穿是医用耗材精细化、智慧化运行的重要保障，SPD平台与HIS系统科室二级库存实行定期库存对账，确保使用与收费结算的一致性，有效解决了信息不同步导致的收费失误，保证了院内物流、信息流、资金流数据一致。精准管理院内科室库核算、院外供应商结算，使消耗数据资产化的账目准确清晰，为医院提供准确的运营数据，精准评估实施效果。

三是加强使用监督管理，根据不同形态、科室间、时间趋势等多特征，定期对医用耗材使用情况进行精细化管理与分析，常态化数据评价与追踪，做到高值耗材可追溯、业务流程可监控、安全库存可预警，逐步实现降本增效。

随着国家医改的持续深入，面对医保支付及业务增长的天花板，医院管理由粗放向精细化转变的需求，愈发强烈。未来，北京大学深圳医院还将进一步发挥智慧医院优势，持续充分地利用物联网技术和现代卫生经济学理论，持续升级优化SPD平台的功能，实现医院医用耗材管理标准化、信息化、自动化，探索医院消耗类物资管理的有效模式，为保障医疗和护理物资供应安全不断发挥示范引领作用，助力医院高质量发展。

专家点评

点评专家：四川大学华西医院互联网医院管理办公室主任、高级工程师　师庆科

SPD模式通过整合物联网技术和数字化平台，创新了传统的医用耗材管理方式，实现了全流程的精细化和智能化管理，这在提升医院运营效率和保障患者安全方面具有重要作用。北京大学深圳医院SPD平台覆盖了医用耗材的采购、存储、使用、追溯和监管等所有环节，实现了耗材全生命周期的闭环管理，这有助于医院更有效地控制成本和提高服务质量。

在耗材管理中，智能设备的广泛应用实现了耗材领用、收货、入库、出库、计费、盘点的自动化和智能化管理，同时，通过数据平台的互联互通，推动了医用耗材物资编码、计费编码、医保编码和医疗器械唯一码（UDI）即“四码合一”的实现，为医用耗材全生命周期管理体系的构建与应用奠定重要基础，并在手术高值耗材、DSA介入耗材、骨科手术耗材、体外诊断试剂等管理上有丰富的应用落地。通过大数据平台的建设和应用，医院能够基于海量数据进行深度挖掘和分析，为耗材的采购、使用和库存管理提供科学的决策支持。

耗材使用是医院特别敏感的数据，医院需要确保数据的安全性和患者隐私的保护，防止数据泄露和滥用。

总体而言，北京大学深圳医院的SPD模式是医院医用耗材管理领域的一次成功实践，为其他医院提供了宝贵的经验和启示。

重塑医院信息安全运营体系
支撑医院高质量发展

部门：信息科
编写人员：卢红　周小虎

一、案例背景

随着信息化技术广泛应用于医疗机构各项工作中，其已经成为医疗机构运转的重要支撑，对医疗机构的发展起到了积极的促进作用。

然而长期以来，医院信息化建设只是持续地内化总结医院的内部复杂业务流程，围绕构建可以覆盖当前医院从临床服务到运营管理各个场景的各类信息系统为目标开展。在这个建设过程中也确实形成了医院内逐渐统一的流程标准与模式，使医院的临床业务更加规范、运营管理更加科学，但是这不足以支撑起医院未来高质量发展的要求。

无论是分级诊疗、重点专科（群），还是医学技术创新、医疗模式创新，乃至现代化医院运营管理，医院在信息化方面需要充足的数据服务能力作为基本支撑（不限于数据治理能力、数据共享能力、数据挖掘能力等），业务层面和数据层面也需要提供更大开放性和可用性，这既涉及内、外部机构的业务交互，还涉及医院数据、患者数据在不同机构间、区域间的大量传输调度和共享利用。这不仅使信息安全管理工作更加复杂，也要求信息安全工作更加细致。

北京大学深圳医院通过多年来的信息化建设，达到电子病历六级、互联互通五乙水平。信息安全按照等保三级标准建设，总体安全、可靠、稳定，能够防范来自外部的各类安全攻击，为业务系统和医院数据构建了基本完善的保护措施。

二、管理痛点

然而，以医院高质量发展为导向，结合高质量发展对信息化提出开放性、可用性要求，北京大学深圳医院在安全技术应用虽已相对完善，但是安全上仍未形成一个完整、灵活、高效的安全运营体系的短板也很突出，业务运行和数据利用方面很难做到对风险进行细致管控、即时响应，更无法做到持续安全能力提升与改善，难以应对层出不穷的新型威胁。

在日常基于事件型的安全管理过程中，问题发现往往依托于各专业运维人员逐个排查，无法形成全方位、立体综合的分析，安全威胁的定位完全依靠安全管理人员经验，无法组织起快速有效的响应。

三、解决方案

北京大学深圳医院通过“智慧医院”建设项目，医院信息中心重新梳理医院信息安全建设，将技术应用与安全管理深入融合，形成一套完善的信息安全运营体系，为医院高质量发展夯实信息化基础。“智慧医院”项目信息安全运营体系建设在结合了北京大学深圳医院信息化的基础上，以形成体系化的安全运营管理为目标，完成了从信息安全运维向信息安全运营的转变。

（一）规划安全运营中心

安全运营是一个技术、流程和人有机结合的复杂的系统工程，通过对已有的安全产品、工具、服务产出的数据进行有效地分析，持续输出价值，解决安全风险，从而实现安全运营的最终目标。北京大学深圳医院的安全运营，以业务系统的安全为目标由信息中心牵头形成安全运营团队、规范安全运营流程、组织安全支撑技术，开展安全运营管理用于解决安全问题、实现最终安全目标的复杂安全保障体系（见图1）。

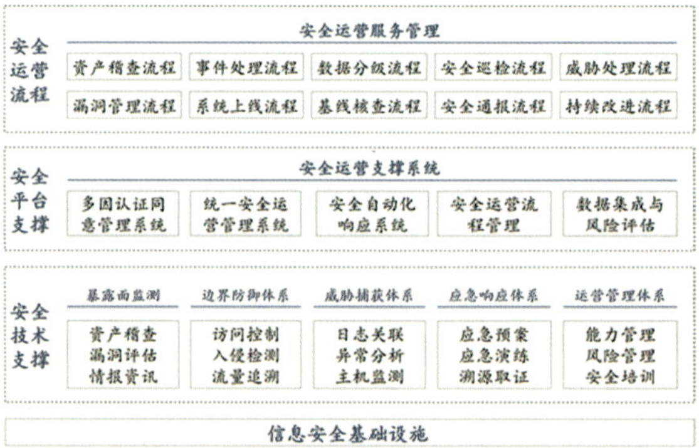

■ 图1　北京大学深圳医院信息安全架构图

从攻击者视角全面评估业务系统的安全威胁，找到存在的安全能力建设差距，补齐安全建设的防御短板，指导用户基于最小权限原则通过架构设计、分区分域、分层防御、深度检测、访问控制、人员安全、管理安全、数据安全等手段构建纵深、动态、联动的防御体系。

（二）构建暴露面监测体系

暴露面分为显性暴露面和隐性暴露面，如资产名称、端口、协议等直接可视的即为显性暴露面，资产指纹信息，API接口，WAF防御等隐性信息，也包括泄露在公共资源平台的敏感数据。构建暴露面监测体系暴露面监测能力，将外部信息收集、资产探测、漏洞跟踪、情报稽查、网站安全监测结合为一体，从而及时发现暴露在外的安全风险，并全面展现当前暴露在互联网资产的安全风险点，最终实现资产风险可视、可控、可管的安全目标。

（三）构建安全防御体系

北京大学深圳医院在“智慧医院”建设中，全面考虑医疗行业业务特点，科学划分安全区域（见图2）。

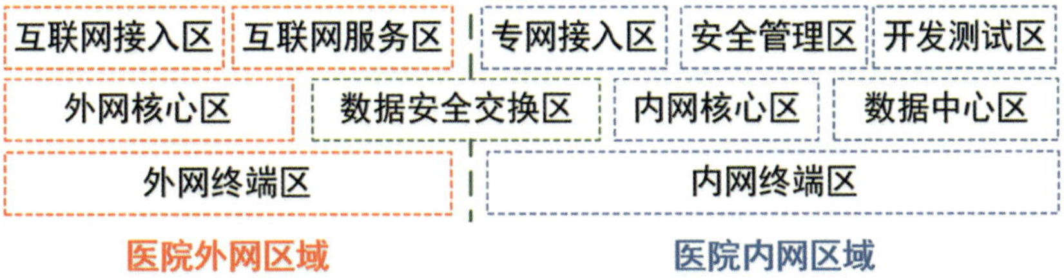

■ 图 2　北京大学深圳医院信息安全区域划分

基于区域划分，对互联网资产边界入侵到内网资产（由外到内）、内网边缘资产漫游入侵内网核心资产（由内到内）、在内网建立与外网连接的隐秘隧道（由内到外）等方面进行全方位安全设防。在部署上通过异构安全边界的方式，充分整合安全行业中不同产品厂商的安全情报（威胁、漏洞、事件、特征、规则等）优势，在边界防护的设计上力求整体防护能力的完备性。深入分析业务系统的访问关系、数据流向、防护措施、传输安全、隐私安全，梳理安全关系，实现全方位安全控制策略、规则部署落地。

（四）构建威胁捕获体系

高级威胁往往具备很高的隐蔽性，并持续相当长的时间，而通过设备或系统进行的传统自动化监测和分析又很难发现。北京大学深圳医院通过“智慧医院”项目信息安全建设，完善全流量监测与分析系统，并将日志系统、审计系统、主机监测系统进行全面关联，构建威胁捕获体系进行立体分析、主动防御、结合完备的安全资讯快速定位失陷位置，打破攻击与防御之间双方时间和精力不对称的局面，持续进行安全风险评估与管理，实现威胁深入监测与管理。

（五）构建应急响应体系

在“智慧医院”项目组建的安全技术能力的前提下，根据医院业务场景组织开展应急处置预案的设计，初步建立了信息安全事件应急工作机制，明确应急处置环节、步骤、工具、方法及岗位，并将预案学习、研讨、考核、执行流程随机抽查等形成管理规范制度，使应急处置在巩固和加强中不断升级，持续提升方案的适用性和科学性。在安全事件处置时，“智慧医院”项目完善全流量镜像系统，为安全运营人员提供了全流量追溯与分析系统，帮助工作人员对安全事件进行取证固化，通过报文上下文还原攻击链，锁定攻击源，复原攻击手法，结合威胁情报精准绘制攻击者画像，并在法律许可的范围下开展适当的反制，迟滞网络攻击进程，为威胁处置预留时间窗口。

（六）构建运营管理体系

结合“智慧医院”项目所构建安全运营平台，北京大学深圳医院信息中心成立规范梳理及制定小组，进行标准化安全运维流程设计，包括管理类（绩效考核、定级备案、服务连续性、对象识别等）、调度类（应急处置、问题处置、安全演练、通报预警、持续监测等）、运行类（资产管理、配置管理、安全加固、风险评估、策略调整、巡检巡查等）。中心还依托安全技术持续开展安全风险评估和管理，优化安全管理能力，有效管控安全风险，提升安全能力。

四、实践成效

通过“智慧医院”项目信息安全建设，初步构建起了北京大学深圳医院安全运营中心，实现安全风险的集中管控、动态适应和主动防御，使原先在通信、边界、计算环境等各维度离散的安全能力合而为一，从决策层、管理层、执行层等不同业务视角出发，快速、完整、准确地感知当前的信息安全态势，了解安全监管的现状和进展。

此举，不仅进一步巩固了医院安全防御体系，实现了业务发展和安全管理的协调统一，同时也使医院的安全服务能力具备了持续更新、持续加强的新特性。解决了医院资产类型多、数量多，安全管理复杂，安全管理数据分散，应急处置和溯源困难，安全服务质量管控难等信息安全工作难题。

五、工作经验

（一）泛化边界安全思维

传统意义上的安全边界，通常是指医院内外网间，或者内外网各区域间的边界。安全是一个整体层面的思维，任何一点的疏漏，可能造成的是全面的崩溃。北京大学深圳医院此次“智慧医院”建设，泛化了边界安全的概念，将边界安全概念扩大至信息通信安全、主机安全、应用安全、数据安全各个层面，逐层设防、层层叠加，同时又进行纵向整合使安全防护具备全面性、统一性与合理性。

（二）动态适应持续改进

开展集预测、检测、分析、响应、恢复于一体的安全运营体系化建设，需要借助安全运营平台实现技术、流程、人员的有机结合，开展常态化安全运营工作，借助SOP流程和安全设备实现整体防控、联防联控，实现对安全风险的实时感知、智能化分析和自动化响应，快速提升和持续改进安全能力，实现对安全风险的纵深防御、精准防护，有力保障医院业务与数据的安全。

专家点评

点评专家：四川大学华西医院互联网医院管理办公室主任、高级工程师 师庆科

北京大学深圳医院通过“智慧医院”项目，展现了高度的战略性和前瞻性，认识到在信息化快速发展的今天，医院信息安全是支撑医院高质量发展的关键。医院从安全运营中心的规划到暴露面监测、安全防御、威胁捕获、应急响应和运营管理体系的构建，形成了一个全面、系统的信息安全运营体系，这为医院提供了强有力的安全保障。医院不仅重视技术应用，还强调了流程和人员在信息安全管理中的重要性，实现了技术、流程和人的有机结合，这是信息安全管理的先进理念。通过构建威胁捕获体系和应急响应体系，医院能够实现对安全威胁的主动发现、快速响应和有效处置，这体现了医院在风险管理上的主动性和动态适应能力。医院建立的运营管理体系和持续的风险评估机制，保证了信息安全管理工作的持续改进和优化，这是实现医院信息安全长效管理的关键。

当然，信息安全不仅仅是技术问题，更与医院文化密切相关。医院需要加强对全员的信息安全教育，培养全员的安全意识。同时，信息技术发展迅速，医院需要持续关注最新的安全技术和趋势，定期更新和迭代安全技术和设备，也需要医院各相关部门的协作，建立有效的跨部门协作机制，确保信息安全管理措施的全面落实。

北京大学深圳医院在信息安全运营体系建设方面为其他医院提供了宝贵的经验和启示，构建了医院信息化建设高质量发展的安全保障。

医务管理信息模块组合运用赋能医疗质量管理和效率

部门：医务部
编写人员：张宁波　朱思奇　郭胜伍　黄永晖　蔡美健

一、案例背景

患者作为医疗服务的核心对象，其需求和体验始终是医院关注的焦点。随着医疗技术的不断进步和信息化社会的快速发展，医院信息化和数据化管理已成为提升医疗服务质量、优化运营管理、降低成本的关键手段。为了更好地满足患者需求、提高患者满意度，如何通过信息化建设克服传统的诊疗方式中存在的不足，提高医务管理的工作质量和效率，已经成为医院信息化建设的重要课题和工作任务。

《公立医院高质量发展促进行动（2021—2025年）》强调医院需建立完善的医务管理信息系统，实现医疗质量、医疗服务、医学教育、临床科研、医院管理等方面的全面数字化管理。在高质量发展背景下，如何为患者提供既便捷高效又优质安全的医疗服务？如何实现医务管理的真正高质量？

智慧管理作为智慧医院建设的重要组成部分，是推动医务管理提质增效的关键抓手。北京大学深圳医院搭建医务管理信息化管理平台，通过优化诊疗流程、提高医疗服务效率等方式，降低患者等待时间和住院时间，实现了医疗服务智能化、高效化和便捷化，这不仅提高了医院服务质量和工作效率，也提升了患者的满意度和信任度。同时还为医院的科学决策提供了更加准确、及时的数据支持，为公立医院的高质量发展提供了有力支撑。

二、管理痛点

在医疗领域，医务管理是至关重要的一环，涉及众多复杂的过程和信息。在过去，医疗质量管理主要依赖烦琐的手动操作，工作人员通过手工处理和口头通讯来完成这一过程。然而，这种方式容易造成信息传递错误和信息传递不及时等问题。

（一）多学科协作增多，原有的工作模式已无法满足需求

随着现代医学模式的发展，多学科诊疗（Multi-disciplinary Treatment，MDT）已成为重要趋势。它简化了就医流程，提高了诊疗效率，改善了患者就医体验，提升了患者满意度。通过多学科协作，医生们可以共同制定和执行综合性的治疗方案，为患者提供全面的医疗解决方案。

然而，因为多学科的协作缺乏统一管理、流程规划及配套的制度和政策支持，所以学科间沟通存在困难。同时，院内会诊工作量较大，涉及学科众多，从会诊单生成到会诊意见反馈的环节繁多，因而临床工作中存在诸多问题和困难。例如，会诊的时效性难以有效监督，会诊的有效性难以评估，会诊记录不规范，以及会诊质量控制困难等。

（二）临床工作繁重，交接班质控困难

医院的交接班管理是日常医疗活动中的核心环节，也是确保医疗安全、提高工作效率、防止纠纷发生的重要一环。

传统的交接班采用手写记录本进行交班，存在字迹潦草、辨认不清、错项漏项、格式不符或涂改等问题，或直接在业务系统中构建部分交班模块，满足局部的交班工作需求，但由于数据信息零散、信息综合利用率低、功能单一、缺乏可追溯的监管途径等原因，依然存在较多的应用局限，在实际操作中，交接班管理也面临着信息传达不畅、缺乏标准化和规范化、难以追踪和监管等难题。

（三）床边检查规范难，时效性难以保障

床边医技检查（以下简称“床边检查”）主要包括床边X线检查和床边超声检查，随着检查技术的发展，床边医技检查对于协助临床医生准确评估危重患者的病情，提高诊疗效率发挥日益重大的作用。同时，床边检查减少了危重患者因活动而病情加重的风险，有利于患者愈后。

随着北京大学深圳医院医疗业务的发展，床边检查逐年增多，诸多问题也逐渐凸显，例如，临床医生并未严格按照床旁检查的申请流程和项目范围来开具检查单，这导致真正需要急诊床旁检查的危重患者无法及时获得规范检查。检查医生因此面临巨大的压力，检查与报告的质量和时效性受到严重影响。这种情况不仅让临床科室和医技科室感到不满，更重要的是，它可能带来医疗安全隐患，增加医疗纠纷的风险。

（四）住院患者需求高，医院床位有限，导致患者入院困难

随着人口老龄化和医疗需求的增加，医院床位资源日益紧张，且在传统的床位管理模式下，各科室拥有独立的床位管理权，这导致床位资源无法在整个医院范围内得到充分利用，得不到有效整合。有些科室可能存在床位空闲的情况，而其他科室则可能面临床位紧张的问题，这导致患者入院等候时间过长，出现入院困难及就诊体验不佳等问题。

此外，传统的床位管理模式通常依赖人工管理和纸质文件记录，导致医院无法实时掌握全院床位资源的情况，也无法实现床位资源的动态监控和管理。信息化水平的不足会给医院带来管理上的困难和效率低下的问题。

（五）日间手术术前检查周期较长，手术分级管理分析汇总难

日间手术治疗作为一种介于门诊、住院手术的新型诊疗模式，指病人在1个工作日内安排住院、手术、手术后短暂观察、恢复（一般数小时）和办理出院，病人不在医院过夜。开展日间手术可明显降低医疗费用支出，减轻国家和个人的经济负担，减缓医疗保险部门对政府的压力。

根据国家卫生健康委《关于印发开展三级医院日间手术试点工作方案的通知》《深圳市卫生计生委等部门关于推进我市三级医院日间手术工作的通知》等文件精神，北京大学深圳医院2017年启动日间手术试点工作，并制定了完善的日间手术管理制度，在前期试点过程中遇到了以下方面问题：一是日间手术患者术前检查周期较长。由于日间手术患者督导术前检查需要在门诊完成，术前检查与普通门诊患者同样需预约排队，且北京大学深圳医院门诊就诊量较大，导致部分患者的术前检查周期过长，严重影响医生安排日间手术的计划，降低了日间手术的目标，导致医生和患者体验的下降。二是日间手术质控管理压力大。在未建立日间手术管理系统前，无法对所有日间手术及手术医生权限进行质控督导，存在未授权的医生进行日间手术的可能。三是日间手术工作量统计困难且有偏差。启动日间手术工作后，依托北京大学深圳医院手术分级管理系统，能够顺利完成日间手术全流程，但是无法通过系统自动分出日间手术与常规手术，需要根据时间、名称等条件进行分析汇总，且存在偏差问题。

三、解决方案

针对医疗领域医务管理的问题，需要从多个方面进行考虑和解决，包括医务管理的重要制度、信息化技术的应用、医务人员的培训和管理、医疗流程的优化以及监督和反馈机制的建立等。

在此基础上，北京大学深圳医院结合医务管理需要和临床工作需求，在信息科的大力配合下，组织了超声影像科、医学影像科等相关科室，联合医务部、护理部、财务部、信息科、急诊科等多部门协同合作自主研发了多个医务管理信息模块并应用到实际工作中，减轻了工作负担和人员成本，提高了工作效率和效益。

（一）基于互评机制的院内会诊精细化管理

医院自主开发的会诊质量评估系统，与院内HIS系统对接，通过会诊平台强化环节质控、简化业务流程，增加会诊质量自动评估功能。申请会诊时，系统自动判断会诊申请单内容填写完整性，对不完整的会诊申请进行限制。所有会诊操作都在会诊病历上完成。系统通过CA电子签名严格控制会诊人员资质。会诊时间超过规定时限，系统自动发送消息警示医师，规范会诊行为。统一会诊记录模板（见图1），统一使用电子签章，存档留痕管理，简化操作流程，所有会诊操作都在会诊病历上完成，每次保存均记录痕迹，可溯源管理。

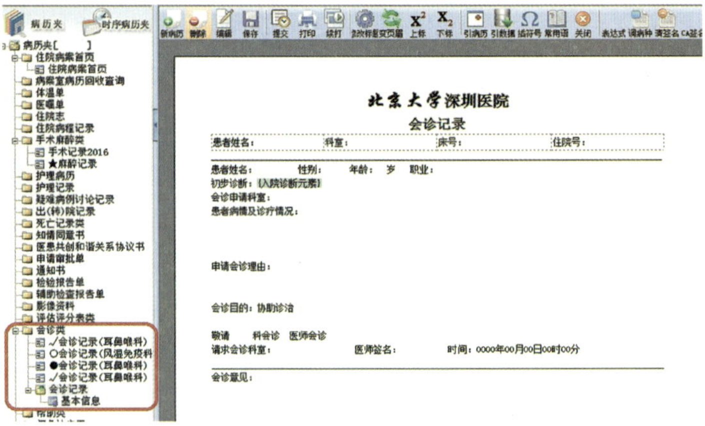

■ 图 1　会诊记录模板

设置互相评价功能，受邀科室对会诊申请必要性进行评价，邀请科室对会诊意见参考性进行评价，通过管理端进行统计分析，为医疗质控管理提供参考。

（二）构建电子交班系统，实现临床交班细致化管理

在总结现有的交班制度的基础上，医院电子交班系统以业务运行和管理需求为导向，梳理各级各类交班流程，结合交接班管理规定，打通交班系统各功能模块与临床信息系统的数据交换壁垒，以满足临床交接班和管理的需求，实现数据的互联互通（见图2）。

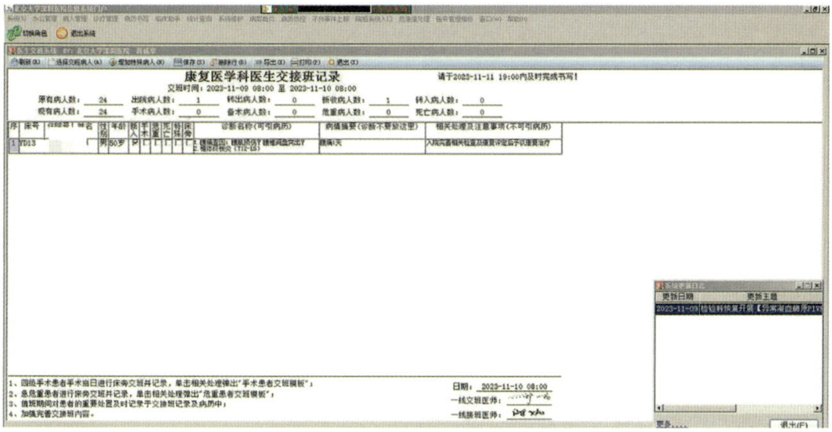

■ 图 2　交接班记录

该系统在原有病房医生站的基础上，加入临床交接班系统的入口，方便医生在同一个系统内实现相关临床活动。系统以不同的背景色标注需要交接班的病人，并提供参考（见图3）。系统能判断病人数是否匹配交班病人数，保证数字一致性，并实现智能实时监控交班记录的修改权限。

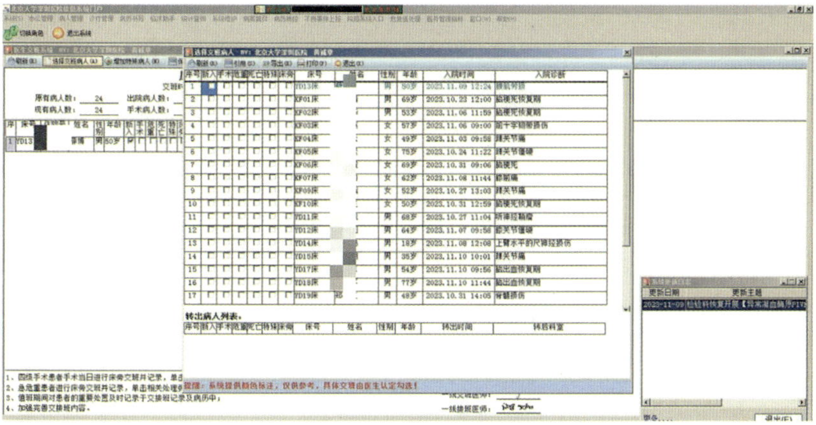

■ 图 3　交接班病人列表

操作过程包括新增交班记录、核对并完善记录等步骤。使用该系统可提高交班工作效率、规范管理、节省人力成本等，同时可保证医院信息管理的系统性和合理性。

（三）构建临床医技协作系统，提升床边检查管理效能

通过对近三年床旁医学影像及超声检查的开单及报告数据进行深入分析，构建临床—医技协作系统解决临床开单、运单传递、患者情况、医技检查等4个重点环节存在的问题。对床旁现阶段可检查项目进行梳理确认，通过系统采用菜单化的方式对床边开单项目进行限制，根据技术进展及临床需求动态调整项目目录，有效避免科室随意增减开单项目的行为（见图4）。

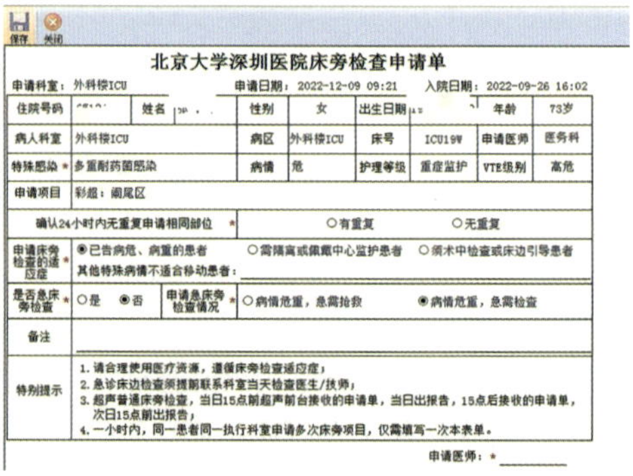
保存 关闭

北京大学深圳医院床旁检查申请单

申请科室：外科楼ICU　　申请日期：2022-12-09 09:21　　入院日期：2022-09-26 16:02

住院号码		姓名		性别	女	出生日期		年龄	73岁
病人科室	外科楼ICU			病区	外科楼ICU	床号	ICU19W	申请医师	医务科
特殊感染*	多重耐药菌感染			病情	危	护理等级	重症监护	VTE级别	高危
申请项目	彩超：阑尾区								

确认24小时内无重复申请相同部位*　○有重复　○无重复

申请床旁检查的适应症*　◉已告病危、病重的患者　○需隔离或佩戴中心监护患者　○须术中检查或床边引导患者
其他特殊病情不适合移动患者：

是否急床旁检查*　○是　◉否　申请急床旁检查情况*　○病情危重，急需抢救　◉病情危重，急需检查

备注

特别提示
1. 请合理使用医疗资源，遵循床旁检查适应症；
2. 急诊床边检查须提前联系科室当天检查医生/技师；
3. 超声普通床旁检查，当日15点前超声前台接收的申请单，当日出报告，15点后接收的申请单，次日15点前出报告；
4. 一小时内，同一患者同一执行科室申请多次床旁项目，仅需填写一次本表单。

申请医师：*

图 4　床旁检查申请单

开床边检查单时将患者的病情（是否病危病重）、VTE等级、护理等级等信息与HIS系统直接关联，方便临床医生填写患者信息，供检查医生参考。对平诊床边检查实行预约制度，临床医生通过系统预约检查时间，医技科室按照已预约检查任务目录安排工作，床边检查医生可提前统一规划路线，减少重复奔波，提高检查效率，按时完成检查及报告。通过增加互相评价功能，对临床医生开单的必要性、检查医生的及时性与准确性进行分析管理，进而提高医疗质量（见图5、图6）。

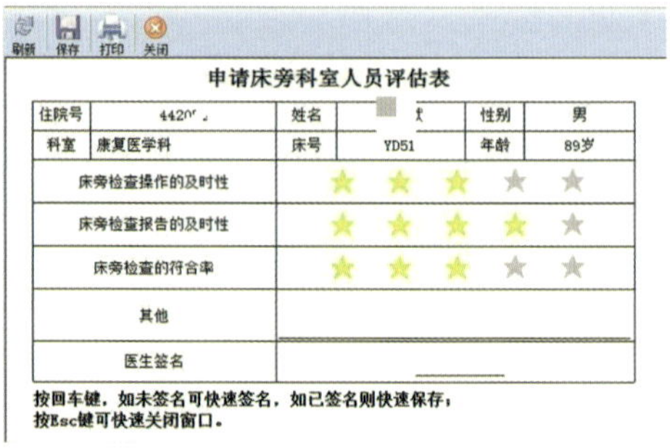
刷新 保存 打印 关闭

申请床旁科室人员评估表

住院号	4420	姓名		性别	男
科室	康复医学科	床号	YD51	年龄	89岁
床旁检查操作的及时性					
床旁检查报告的及时性					
床旁检查的符合率					
其他					
医生签名					

按回车键，如未签名可快速签名，如已签名则快速保存；
按Esc键可快速关闭窗口。

图 5　检查后临床开单科室评价界面

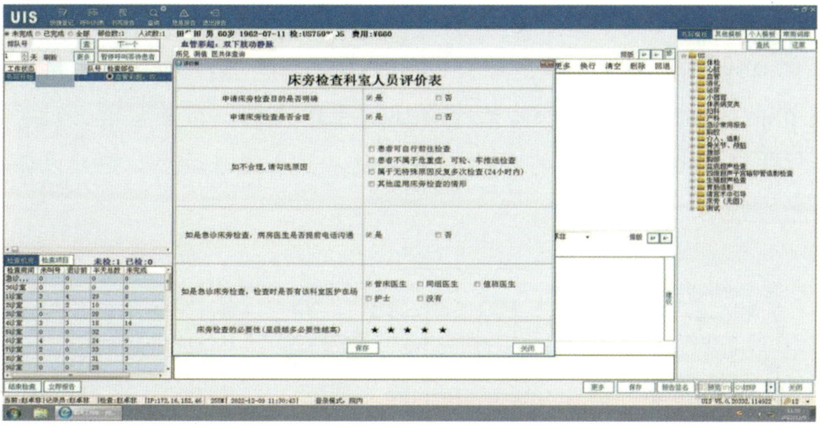

■ 图 6　检查后医技检查科室评价界面

（四）构建全院一张床服务模式，充分利用医疗资源

以地缘相近、相对集中、专业相似为原则，制定全院一张床床位调配模式（见图7），明确共享床位的条件要求，收治的患者以非危重为主，如为手术科室共享床位，收治患者范围仅限于手术前患者，患者术后应转回本科室。共享床位开通前，双方医护人员应开展培训，熟悉对方科室疾病的护理流程及注意事项。明确床位调配原则，细化收治流程，床位租借科室负责患者在院期间所有医疗诊治，但如若患者发生危及生命等需紧急治疗情况，出借科室值班医师应及时对患者展开紧急救治诊疗工作。出借科室负责患者所有护理工作。

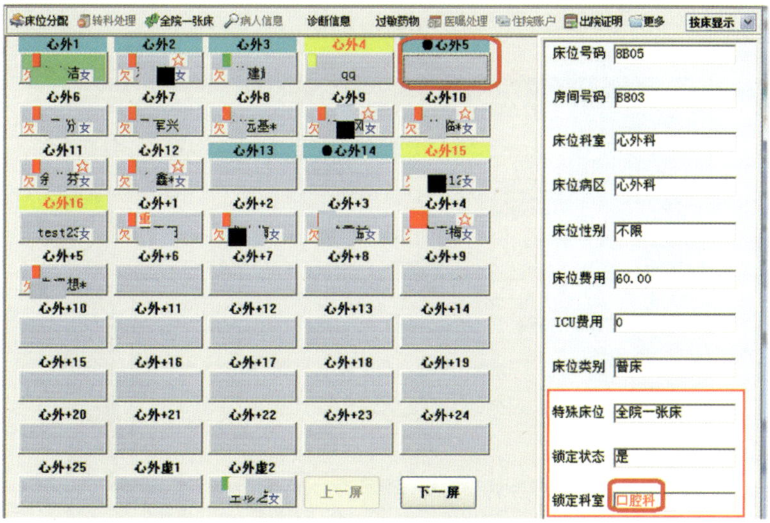

■ 图 7　共享床位一览界面

（五）日间手术智慧平台，改善患者就诊体验

智能化日间手术管理系统在原有HIS的基础上改造，系统智能高效，便于操作，容易上手（见图8）。进一步规范了日间手术流程，方便管理，杜绝手术越权行为，确保手术安全。增加手术分级权限控制，并在此基础上，进一步加入日间手术医师资质控制。

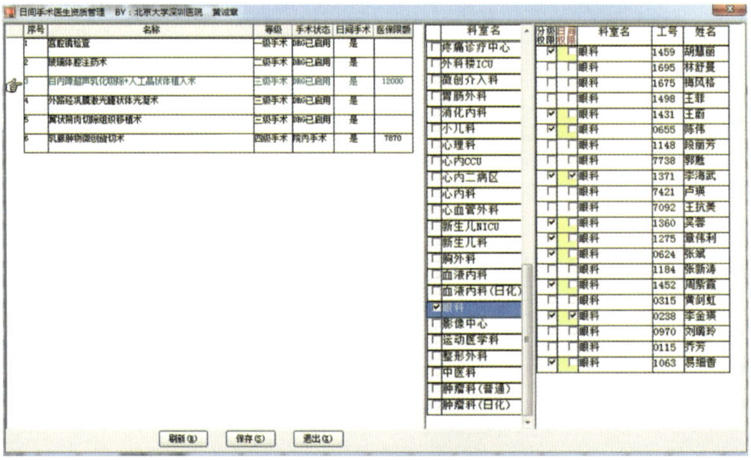

■ 图 8　日间手术权限管理界面

日间手术管理系统打破了门诊和住院的手术预约壁垒，门诊日间手术病人，不用办理入院登记，即可提前预约日间手术，手术室可及时接收到预约单（见图9），并安排手术，提前做好手术准备。

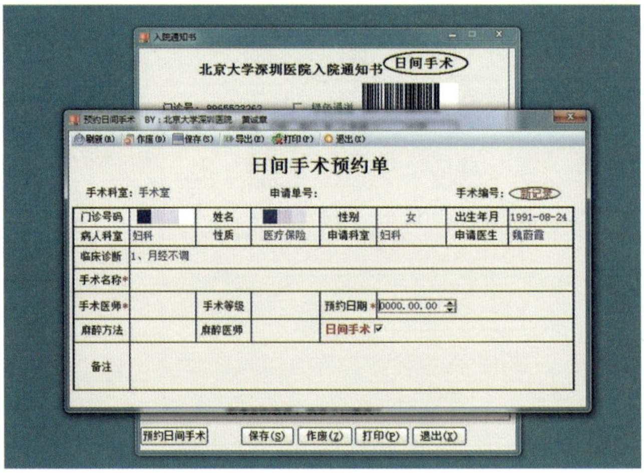

■ 图 9　日间手术预约单

经医生确认并进入日间手术通道的患者，术前的各种检查检验申请单及入院通知书上均有明显的“日间手术”标识（见图10），患者享受类似于“绿色通道”的待遇。医生工作站和护士工作站等患者诊疗流程的各个环节，也均有明显的标识，在合理安排临床工作的基础上优先安排日间手术患者。

日间手术

北京大学深圳医院
PEKING UNIVERSITY SHENZHEN HOSPITAL

25[redacted]230

检验科申请单（急诊室）

姓名 [redacted]	性别 女	年龄 49岁	医疗证号
科别 急诊科	就诊卡号 [redacted]		门诊号码 666
费别 现金	Tel: [redacted]	体温	已用抗生素 否
诊断 1、鼻窦炎,2、鼻外伤		孕周: 0	样本 全血(XCG)

检验项目：

1 血常规五分类[急]

费用合计： 20.00

图10 日间手术患者检验申请单

根据临床工作需要，医生可以修改手术时间及申请的相关信息。通过管理端可以对各项指标进行质控，包括住院日间手术病人列表、门诊日间手术病人列表、手术单据列表、登记人工作量、医生工作量、科室工作量、工作量明细表、各科室手术量汇总表、绩效表、手术名称统计、质控指标等，自动完成统计分析，助力质控管理。

四、实践成效

（一）会诊流程信息化，提高会诊工作效率和医疗质量

通过对会诊流程信息化，强化了环节质控，简化了业务流程，节省了大量的人力资源，消除了人工传输导致的会诊消息滞后问题，有效提高了会诊工作效率和质量，管理部门可抓取到全院、各科室、每位医生的会诊工作开展情况，实时对院内会诊工作进行质控。

（二）上线电子交班系统，实现交班规范高效和信息准确

电子交班系统不但具有以往交班方式的重点突出、一目了然等优点，而且查找

患者信息操作简单快捷，使用非常方便。使用该系统，有序地保存病人的资料，支持多条件的查询统计功能，对患者信息进行方便、有序的管理。电子交班系统提高了交班工作效率，交班质量，让医护人员宝贵的时间回归到患者病情诊治。

（三）搭建临床医技协作平台，提升医疗安全和效率。

以开单管理为基础，临床医技互评为核心，信息化手段为依托，医务督导为抓手，构建临床医技协作系统，做到床旁开单前把控指征，平诊开单预约，检查有沟通，检查后有评价，后期有汇总监管，以充分合理利用医疗资源，提升床边开单及检查的质量、效率、满意度，确保医疗安全与质量，进一步规范床旁检查申请流程与项目。该系统已获得计算机软件著作权登记证书（证号：软著登字第11795657号）。

（四）构建全院一张床协调平台，提高医疗资源利用率

“全院一张床”的执行，对临床科室在跨科患者管理和病区医护人员的专业技术能力上要求较高，医院通过加强对临床医生和护理人员管理，促使医生提升自身诊疗能力和水平，提升护理人员跨病区接收患者的能力。在未实施“全院一张床”管理模式之前，医院平均住院日为7.4天，实施后降至7.1天，有效降低了出院患者平均住院日，提高了病床使用率。

（五）构建日间手术管理平台，提升患者就医体验

日间手术管理系统上线后，日间手术开展量从每年1000例左右，逐年提升至近7000例，优化了医疗资源，将优质医疗惠及更多的患者。患者术前等待时间缩短，就诊体验更好，医生的诊疗流程更顺畅更规范，开展日间手术的积极性提高。通过日间手术管理系统，可实时掌握各科室、各医生开展日间手术情况，可对每一例手术进行质控，进一步规范诊疗流程，保障医疗安全。

五、工作经验

一是结合临床实际情况，以需求为导向进行建设。

首先，医务信息系统的构建和运行不能脱离医院实际情况，否则系统将会造成临床工作的复杂化；其次，信息系统运行操作要尽量简洁方便，适应临床医务人员年龄跨度大的特点，复杂的操作会影响系统的推广和使用，降低临床工作效率；最后，在新系统的推广过程中要由点及面，逐步推广，在试点推广过程中要不断调整系统中不足的地方，使之能够更好地贴合临床工作。

二是重视医疗政策要求，制定医院医疗资源利用方案。

制定医院医疗资源利用方案需要充分考虑医疗政策要求和医院实际情况，从多个角度出发进行全面分析和研究，以确保方案的科学性、可行性和有效性。要明确医院医疗资源利用的目标，根据目标制定项目方案。为提高医疗资源的利用效率、优化医疗流程、提高患者满意度，结合临床工作实际，北京大学深圳医院实行了“全院一张床”管理模式，并上线了日间手术管理系统，既可以提升患者就医体验，又能减轻医务人员工作负担，提高医院医疗资源利用效率。

专家点评

点评专家： 杭州市第一人民医院互联网医院办公室信息中心主任、高级统计师 陈斌

《公立医院高质量发展促进行动（2021—2025年）》强调医院需建立完善的医务管理信息系统，实现医疗质量、医疗服务、医学教育、临床科研、医院管理等方面的全面数字化管理。智慧管理作为智慧医院建设的重要组成部分，是推动医务管理提质增效的关键抓手。北京大学深圳医院搭建医务管理信息化管理平台，通过优化诊疗流程、提高医疗服务效率等方式，降低患者等待时间和住院时间，实现了医疗服务智能化、高效化和便捷化，这不仅提高了医院服务质量和工作效率，也提升了患者的满意度和信任度。

该案例根据18项医疗核心制度，针对医疗领域医务管理的重要制度、信息化技术的应用、医务人员的培训和管理、医疗流程的优化以及监督和反馈机制，结合临床实际情况，以需求为导向，以医疗政策要求，制定医院医疗资源利用方案，优化医疗流程，提高患者满意度。

需要指出的是，与之前的案例（如手术、MDT等）存在一定的重复性，建议请作者团队理清相关概念和叙述内容。若一定要加上，请自行调整叙述比例，使之详略得当。

该案例方法可行，有效解决了临床会诊多学科协作（MDT）模式、科室交接班困难、床旁检查受限、床位紧张导致的患者入院困难、手术分级管理等问题。该案例对医疗管理意义显著，需要根据导向持续改进和更新管理流程和指标体系，在创新性和独创性上有其行业的实用推广意义。

基于公立医院高质量发展的“三位一体”智慧医院研究院建设与运营示范

部门：智慧医院研究院
编写人员：许昌　成思　李思莹　温海燕　吴世超　吴小龙　陈伯睿　陈涛　刘颜
卢红　易黎　陈芸　周丽萍

一、案例背景

近年来，全球各大医院把互联网技术、智能技术应用于医疗服务的各个领域，我国在智慧医院领域的探索跟全球基本保持了同步，为民众提供更加便捷、精准和高效的医疗服务。在2022年7月国家卫生健康委发布《关于印发公立医院高质量发展评价指标（试行）的通知》中，直接将“智慧医院建设成效”作为“创新增效”维度当中的一项重点指标。我国更是在电子病历应用、智慧服务等级、智慧管理等级三个方面对智慧医院建设作出了明确要求。

然而，仅依靠文件进行“照本宣科”，在智慧医院建设过程当中机械地执行相关政策，难以保证取得理想的管理成效，能够将“提质增效”这一目标贯彻到“三位一体”智慧建设与运营实践当中的医院更是屈指可数。全国，乃至全世界医院在智慧医院整体建设领域仍缺乏可供参考的建设标准、示范标杆。

为实现公立医院高质量发展目标，响应国家关于智慧医院建设的要求，应对现代医疗服务的持续变革与患者需求的演进，北京大学深圳医院创建国内首个医院内设的智慧医院研究院，并率先纳入医院管理体系。2023年国家卫生健康委医院管理研究所联合深圳市卫健委为北京大学深圳医院智慧医院研究院正式揭牌（见图1），标志着国家卫生健康委部门对北京大学深圳医院建立智慧医院研究院这一研究型智慧医院示范标杆的高度认可。

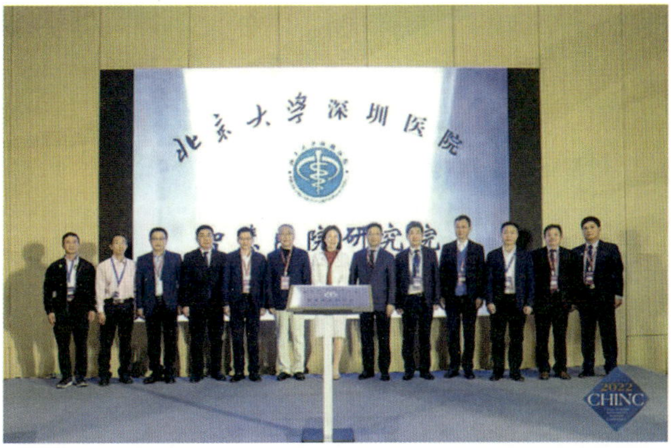

■ 图 1　国家卫生健康委医院管理研究所与深圳市卫健委联合为北京大学深圳医院智慧医院研究院揭牌——2022 年度中华医院信息网络大会（CHINC），2023 年 2 月 25 日

二、管理痛点

智慧医院建设虽然具有巨大的潜力，但面临的多重挑战，涵盖技术、管理、文化及标准化等多个方面，亟需战略性规划和多方协同解决。

（一）技术生态与多元融合的复杂性

智慧医院建设不仅仅是单一技术的应用，而是涵盖了多维技术生态的系统性融合。随着5G、AI、大数据和物联网的快速发展，技术的多元化带来了更大的复杂性和管理难度。医院需要从底层架构到应用层，构建一个全方位的技术生态系统，这种系统需要同时具备高度的互操作性、扩展性与安全性。然而，由于技术更新的速度远超行业标准的制定，很多医院面临技术决策的不确定性，难以有效预见技术演进的方向，这使医院容易陷入技术锁定效应，即过度依赖某种技术而导致后期调整成本极高。

（二）全院协同与流程再造的阻力

智慧医院的核心目标之一是通过数字化提升全院的协同效率和流程优化。然而，实际操作中，流程再造的阻力是智慧化推进的主要瓶颈之一。医院内部传统的科层制管理模式使信息与资源的分配趋于分散化，难以形成统一的智能化管理机制。此外，医院的各个部门之间在资源、数据以及利益分配上的“孤岛效应”加剧了这一问题，这导致智能化建设更多局限于部门或局部优化，而非整体协同。

（三）文化转型与组织变革的滞后性

智慧医院的建设不仅是技术与管理层面的变革，更是组织文化的深层次转型。传统医院多年来依赖手工操作和经验决策，而智慧化建设要求医院走向数据驱动与智能决策的运营模式。这一转型的核心在于医院职工的适应能力和认知的改变。数字化转型往往会引发对现有工作的不安全感和对新系统的抵触情绪。同时，医院内从高层管理者到一线职工之间的认知差异，使推行数字化转型变得更加困难。

（四）数据安全与隐私保护的系统性挑战

随着智慧医院的逐步深入，患者数据的规模和复杂度显著增加，而与此相关的数据安全与隐私保护问题也成为医院管理的重中之重。医院所面临的威胁不仅来自外部的网络攻击，还包括内部数据管理的漏洞和隐患。由于涉及患者的健康数据、财务信息和临床记录，一旦数据泄露或被不当使用，将直接威胁到医院的公信力和患者信任度。

（五）政策导向与标准体系缺失的风险

在当前阶段，智慧医院建设在多个关键领域缺乏统一的政策引导和标准体系，包括技术集成规范、数据互联互通标准以及智慧医院建设的效益评估体系等。政策与标准的滞后不仅限制了技术创新的规模化推广，还导致了各医院在建设过程中的不一致性和重复投入。同时，缺乏科学合理的评价标准，使医院难以客观衡量智慧项目的投入产出比，从而增加了建设过程中的不确定性和潜在风险。

（六）智慧医院相关技术应用研究与多维评价的广袤蓝海

智慧医院的技术应用研究与多维评价在推动医院数字化转型中扮演着关键角色。技术的多层次应用如AI、物联网和大数据分析，为智慧医疗、智慧管理和智慧服务提供了创新方案，但同时也带来评估技术效果的复杂性。医院如何构建覆盖临床效果、患者体验、员工满意度等多个维度的评价体系，以科学衡量智慧项目的实际效益面临挑战。此外，智慧医院的建设如何与科研机构和企业紧密合作，通过产学研结合推动创新技术在实际场景中的应用和验证，促进智慧医院和相关行业的共同进步与标准化，呼唤更具先进性的解决方案。

三、解决方案

为解决以上问题，北京大学深圳医院智慧医院研究院以医院实际业务场景为依托，创立智慧医院研究院以及伴随的一系列组合拳：

（一）设立智慧医院研究院：构建创新发展的战略高地

智研院立足于“发现问题—提出方案—实施建设—总结转化”基本思路，遵循“以科研理念打开智慧信息建设新格局”的逻辑主线，理清各应用部门、场景、版块内容的联系与逻辑关系（见图2）。探索实现以信息化与智慧化为手段的医疗效率提升与质量改进的整体目标，着力解决当前智慧医院建设与运营管理面临的卡脖子问题。

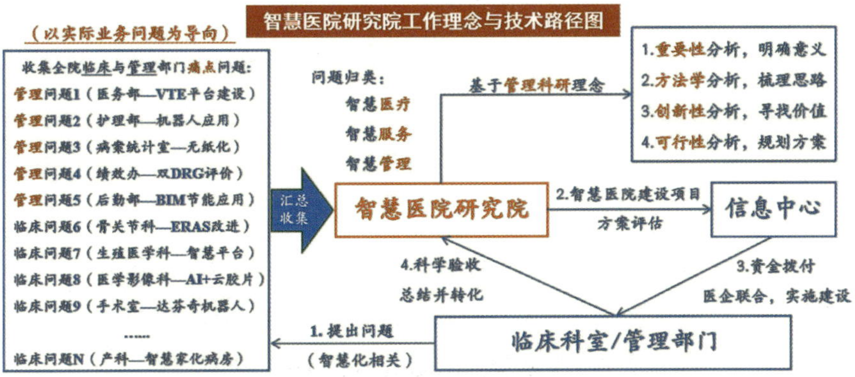

■ 图 2　北京大学深圳医院智慧医院研究院基本工作路线图

（二）夯实智慧化建设的基础：资金、技术、人才体系的整合

智慧医院研究院自2016年起，积极推动“弯道超车”战略，依托医院信息化与智慧化的核心建设。通过设立专款专用的“智研基金”并制定基金管理办法，激发职工的智慧化建设动能，并通过完善的项目管理制度和层级奖励体系，形成智慧创新文化。

智研院不仅集结了临床医学、信息技术、人工智能领域的专家，还通过高水平管理岗位引入跨领域的专家人才，组建了高效的智慧医院建设团队，为智慧化发展奠定坚实的人才基础。研究院管理架构如下（见图3）。

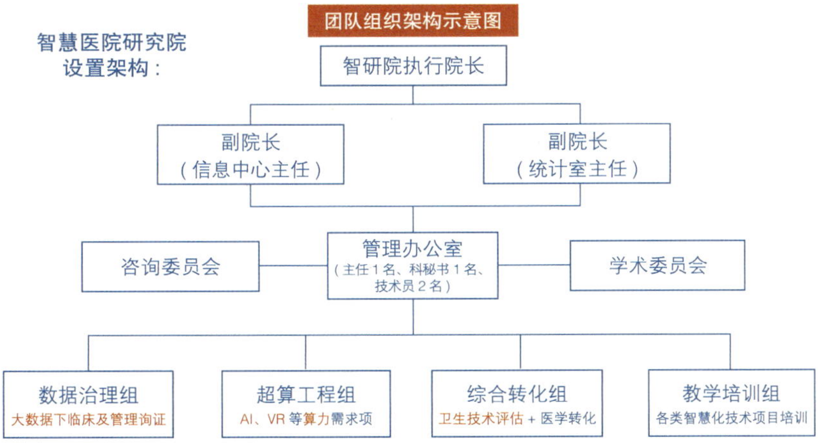

■ 图 3　北京大学深圳医院智慧医院研究院管理架构

（三）强化技术平台：构建强大的计算与服务支撑体系

2022年9月，智慧医院研究院新建图像型超算中心（见图4、图5），该超算中心拥有目前全球最高密度、性能最好的显卡16块，总算力达到5P，是目前国内医院中，整体算力和设备规格最高的超算中心，也让北京大学深圳医院成为国内第一家搭载5P算力图像型超算中心的医院。同时，依托超算中心技术平台，北京大学深圳医院开展多种疾病下各类预测及诊断模型的开发，真正实现智慧医院相关领域的技术创新及研发。

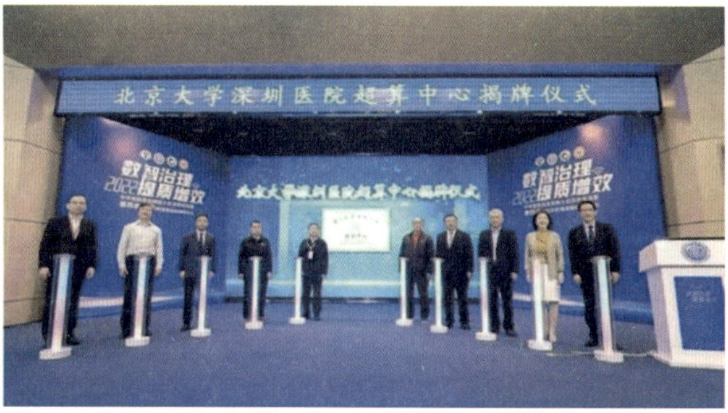

■ 图 4　北京大学深圳医院超算中心揭牌仪式

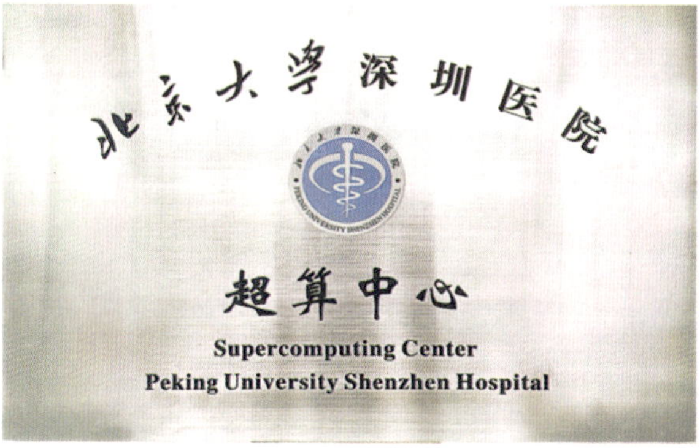

■ 图 5　北京大学深圳医院智慧医院研究院下属 5P 级别超算中心

（四）推动产学研结合：以科研驱动智慧化成果落地

智慧医院研究院以“智研基金”为抓手，构建科研成果转化平台，鼓励全院临床和管理职能部门的参与，促进智慧医院相关研究的产出。通过交叉学科的深度融合，研究院不拘一格产出各种形式、多项科研成果，如论文、专利、软著、标准等，还推动了智慧医疗、智慧服务和智慧管理的创新应用，实现了产、学、研一体化闭环（见图6），确保医院创新成果能够反哺临床和管理实践。

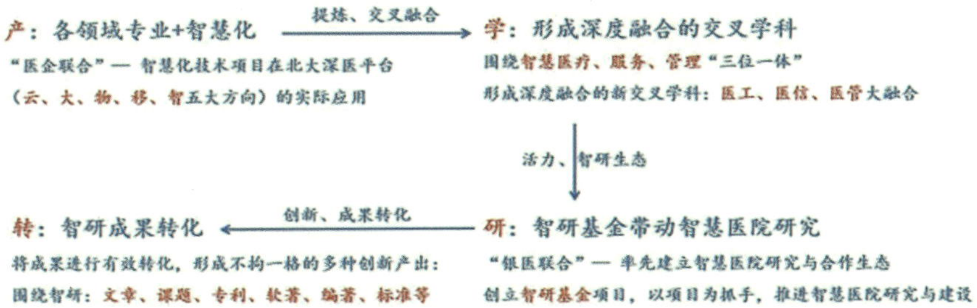

■ 图 6　北京大学深圳医院智慧医院研究院“产、学、研、转”特色智研服务框架图

（五）持续创新与反馈机制：打造高效协同PDCA项目管理体系

智慧医院研究院通过项目预研制度，对全院上报智慧化/信息化建设项目进行预研（未开展的新项目由医务部或护理部组织相关部门先进行项目可行性论证），基于管理科研的理念从重要性、方法学、创新性、可行性上进行论证，确定是否进行推进。以科研项目的形式，明确专项计划的目标、计划与项目实施路径（P）；联合信息中心，在合规招采后，与企业紧密合作，推动项目的实施反馈（D）；在项目执行过程中，和预期的目标与里程指标进行对比，发现问题并提出整改方案，智研院发挥良好的项目跟踪、记录、检查与监督作用（C）；按照短期符合目标的要求进行整改，保障正常验收，同时通过对过程中出现问题的根本原因进行研究，在新的项目中不断改进执行的过程（A）；形成了颇具特色的智慧医院研究院PDCA项目管理体系。

北京大学深圳医院智慧医院研究院通过打造全方位的研究、技术与管理体系，不仅实现了院内的智慧化升级，更为行业提供了宝贵的实践经验与标准化指南，推动智慧医疗行业的整体进步与创新发展。

四、实践成效

在全国三级公立医院绩效考核中，北京大学深圳医院连续五年跻身全国百强，并获得A+等级。2022年度，我院排名全国第38位，蝉联深圳市第一名。

（一）项目建设取得丰硕成果

智慧医院研究院（智研院）聚焦智慧管理、智慧医疗和智慧服务三个核心领域，通过核心技术、大数据综合应用、智能手术机器人和智慧医联体平台等进行产品研发和成果转化。自试运行以来，智研院已在智慧医院的相关研究中发表高水平

SCI论文6篇、中文核心期刊论文（医院管理类）13篇，获得2项专利、5项软件著作权和10项团体标准。此外，智研院还获得了国家医院管理研究所智慧后勤大型课题立项和深圳市发改委“立足双区，构建5G+智慧医疗健康服务平台”课题立项；荣获广东省科技进步奖二等奖、第六届广东省医院协会医院管理创新奖二等奖，并于2024年获批广东省首个国家自然科学基金卫生管理面上项目。

（二）“三位一体”智慧建设效益明显

在智慧医疗方面，智研院通过数据治理提升医院运营效率，改善医疗质量和安全。组织建设的临床决策支持系统和各类智能服务终端每天提供超过5000次辅助决策支持，帮助临床医生提高诊疗能力、减少医疗差错、规范医疗行为及合理化医疗费用，显著节省了人力成本和患者等待时间。药物调配机器人系统和全闭环智能药品管理系统每年减少超过4000例配药错误，涉及近30万剂药物，每年节约药物资金近94万元。

在智慧服务方面，智研院基于人工智能、大数据、物联网和区块链技术打造了各类患者智能服务云平台，如线上问诊系统、影像云胶片平台和“云随访”系统，显著改善了患者体验，降低了患者往返医院次数、医院内重复排队、门诊候诊时间和平均住院日。同时，各类线上系统的推行实现了医院检查报告单、处方单和影像结果的无纸化传输，节约了大量纸张和胶片。

在智慧管理方面，智研院规划的医院管理系统提升了医院的精细化管理水平。例如，5G+VR人工智能虚拟影像技术在超声教学培训中的应用，实现了培训经费的节省，每年节约约15万元。医用耗材智慧管理系统减少了15%的耗材消耗成本和20%的管理工作量。通过推进智慧医院研究院的建设，规范了医院的管理流程和效率，间接提升了医院的营收，尽管短期内经济效益难以量化。

（三）共建共享项目在多家医院成功应用推广

依托“智研基金”系列项目，智慧医院研究院与多家企事业单位开展联合共建，成功开发了多项全国领先的智慧化技术，并已在多个医疗单位中应用，包括深圳平乐骨伤医院、南方医科大学珠江医院、广东省人民医院、汕头市中心医院、萨米医疗中心、深圳市前海蛇口自贸区医院、贵州省人民医院、昆山市第一人民医院和深圳市保健办等。应用的技术涵盖智能输液系统、AI配药机器人、智慧药房全闭环管理系统、智慧SPD耗材管理系统、智慧结算管理、高级临床智能辅助决策系统、线上图片预分诊系统、手术全闭环管理和智慧干部保健系统等多个方面，显著提升了医疗质量与服务效率，取得了良好的社会效益和经济效益。

在这一过程中，智研院以创新为核心，优化管理模式和科研机制，融合学科交义，提升了医院的品牌效应和知名度，逐步树立了以北京大学深圳医院为代表的全国智慧医院建设与运营管理行业标杆。

五、工作经验

在科研成果转化方面，智研院要继续扩展共建共享的范围，从“智研基金”项目中持续产出的文章、课题、专利、软著、编著、标准等成果，并将其中具有潜在应用价值的科研成果进行推广，形成特有的智研成果转化，从而引领全国智慧医院建设。

（一）基于对国家公立医院高质量发展下的“三位一体”智慧医院建设与新质生产力的深入思考，拟定出前瞻性规划与战略设计

“十四五”期间，两大概念在各行各业当中反复被提及：一个是高质量发展，另一个是新质生产力。北京大学深圳医院智慧医院研究院正是基于这两大理念，在该院院领导的前瞻性规划与战略设计下，应运而生。智慧医院研究院的卓越成果离不开前瞻性的规划和战略设计。领导层应基于医院未来至少10年的信息化发展需求，精准对接国家信息化规范与标准，确保软硬件设施具备适度的前瞻性。通过与高校及企业的深度合作，积极推动智慧项目的试点和实施，积累宝贵的实践经验。在智慧医疗方面，需制定电子病历系统应用的分级评价标准；在智慧服务层面，应致力于提供全流程智能化服务；在智慧管理方面，则重点关注区域医疗的联动与协同发展。整体而言，以院内信息系统的一体化为主线，推动核心业务系统、财务系统的融合，以及线上线下服务的整合；技术方面，通过AI、大数据和SaaS的应用，强化数据治理和架构重塑，为临床、科研、服务和管理提供全面的数据支持。

（二）引领变革的创新理念

引领智慧医院建设的关键在于创新理念的引导。首先，将医疗业务的日常操作提升至科研水平，将医院内部的每一个细节都视为研究的课题；其次，深入剖析问题的根本原因，理解其本质，并制定有针对性的解决方案；最后，为科研课题提供全方位的场景支持和资源保障，这种做法在全国医院中独树一帜。此创新理念激发了医院在新方法、新技术和新管理模式上的探索，不仅提升了医疗质量和服务效率，还大幅提升了患者满意度。这种理念推动了医疗行业的全面革新，将科研精神与智慧化建设紧密结合，致力于医院管理质量和效率的全面提升，为未来医疗行业的发展奠定了坚实的基础。

（三）跨学科的深度融合

智慧医院研究院注重跨学科的深度融合，充分发挥信息技术在医学中的关键作用。研究院通过医工融合、医信融合和医管融合三个创新领域，推动智慧医院的全面发展。医工融合推动智慧医疗技术的进步；医信融合提升智慧服务的效率；医管融合则实现智慧管理的优化。通过这些多学科的融合，智慧医院不仅在技术层面取得突破，还在医疗质量、服务效率和管理水平上实现了全面提升。这种跨学科的整合模式为智慧医院的发展注入了强劲的动力，构建了医院建设与运营的行业标杆。

六、未来展望

未来，智慧医院研究院将从以下几方面进一步开展工作：

（一）引进和应用新质生产力

智慧医院研究院将大力引进和应用新质生产力，特别是人工智能（AI）、物联网（IoT）、大数据、云计算和区块链等前沿技术，以提升医院整体运营效率。研究院将继续推进产学研协同创新，积极与高校、科研机构及科技企业合作，共同开发前沿的智慧医疗解决方案。通过设立联合实验室和技术研发中心，促进科研成果的转化和实际应用。同时，建立灵活的科研项目资助机制，鼓励医务人员和技术人员提出创新想法并开展试验，推动智慧医院领域的技术进步与模式创新。

（二）建立“临床+管理”循证数据平台

智慧医院研究院将建设一个综合性的循证数据平台，集成电子病历、患者监测系统、诊疗设备和管理系统等多源数据，构建一个完整的数据生态系统。利用人工智能、机器学习和自然语言处理等新兴技术，提升对循证数据的分析和应用能力。通过智能算法，快速检索和精准分析海量医学文献和临床数据，找到与当前临床和管理问题最相关的证据。这将帮助医生做出更科学的诊断和治疗决策，为管理者提供基于证据的决策支持，进而提升医院整体运营效能和患者满意度。

（三）推进智慧医院卫生技术评估

卫生技术评估（Health Technology Assessment, HTA）是一种系统的、多学科的方法，用于评估新技术在健康、经济、伦理和社会等方面的影响。智慧医院研究院将引入和深化卫生技术评估，拓展卫生技术外延，以科学地选择和应用新技术，优化资源配置，提升医疗质量和效率。发展和应用卫生技术评估将成为提升医院管理质量和医疗服务水平的重要策略。

（四）完善智慧医院标准化建设

研究院将积极参与国家和行业智慧医院相关建设标准的制定和完善，推动智慧医院的广泛应用与推广。通过总结成功经验和先进实践，编制相关技术指南和标准，为智慧医院建设提供科学指导，推动智慧医疗、智慧管理和智慧服务的标准化与规范化。

（五）扩展跨学科合作和人才培养

智慧医院的发展离不开多学科人才的参与。研究院将继续推动医学、信息技术、管理等多学科的深度融合，通过引进国际化的高端人才和培养本土复合型人才，打造一支具备创新能力和跨学科背景的专业团队，以支持智慧医院的持续发展。

（六）发展智慧医院相关教学培训

研究院将根据内部四个主要团队的特点，制定定制化的培训策略。数据治理组将重点培养大数据分析、数据安全和循证医学能力；超算工程组将专注于高性能计算、AI与机器学习、大模型和VR/AR应用；评估转化组将集中在卫生技术评估、经济学分析、临床转化及政策法规培训。通过在医院内开展跨组联合培训和定期的内部分享会，促进团队间的协作，推动智慧医院研究院的整体发展。系统化、针对性的培训将培养具备前沿技术能力和协作精神的专业团队，为智慧医院的高质量发展提供坚实支持。

专家点评

点评专家：国家卫生健康委医院管理研究所医疗政策部主任、研究员 董四平

该案例展示了北京大学深圳医院智慧医院研究院作为我国首个智慧医院研究院，以医院实际业务场景为依托，鼓励职工提出智慧化建设的新想法与解决方案，通过“智研基金”项目为抓手，联合企业及智慧领域科学家共建共享，打造智慧医院研究院。该研究院在技术、人才、标准化等方面面临挑战，通过创新战略和长期努力，成功应对了这些挑战，实现了医院内部的智慧化建设动力。智研院基于人工智能、大数据等科技打造患者智能服务云平台，实现医疗质量与服务效率的双提升，降低耗材管理成本。与多家医院共建共享项目，成功推广多项全国领先的智慧化技术。通过多元学科交叉融合，推动智慧医院建设，实现医疗行业的发展。研究院的成果显著，获得了多项科研奖项和认证，为行业树立了标杆。

该案例显示出智慧医院研究院在四个方面的创新点和特色：一是理念创新，将日常医疗提升至科研水平，鼓励全院探索新技术和管理方式；二是多元学科交叉融合，提出医工、医信、医管相融合的新兴学科；三是实施策略，如“智研基金”激发员工创新，组建跨领域的专家团队，并通过实际应用推动科研成果的转化；四是表现在以“三位一体”为核心，构建智慧医疗、服务和管理的深度融合体系，并通过与企业合作，形成产、学、研、转的闭环体系，推动医院高质量发展。

今后可从以下几方面进一步开展工作：一是培养跨学科复合型运营管理人才，强化医疗、信息技术和数据分析等多领域知识的融合；二是完善智慧医院研究院的标准化和评价体系，推动建立相应共识、指南或标准，逐步统一智慧医院的技术和系统，同时建立有效的评价标准来评估建设效益；三是可继续扩大“智研基金”的影响力，促进更多科研成果的转化，并深化与企业的合作，加速智慧项目的实施和优化。